N 农药
出口登记实用指南

申继忠　主编

化学工业出版社

·北京·

本书在收集与整理农药出口登记工作中经常用到的农药知识的基础上，从实用的角度重点介绍和分析了当前亚洲、非洲、拉丁美洲等地区相关国家的农药管理概况和农药登记要求，包括农药的原药全分析与残留分析方法、国际实验室认可与GLP实验室认证、毒理学和毒性试验、剂型与加工、产品质量和分析方法、使用技术、对环境及生态的影响等。

本书特别适合从事农药出口登记与国际农药管理人员阅读，也可供农药出口业务员、农药国际贸易管理人员以及高等院校植保、农药等相关专业师生参考。

图书在版编目（CIP）数据

农药出口登记实用指南/申继忠主编. —北京：化学
工业出版社，2010.11
ISBN 978-7-122-09494-0

Ⅰ. 农⋯ Ⅱ. 申⋯ Ⅲ. 农药-出口商品-药品管理-
法规-中国-指南 Ⅳ. D922.4-62

中国版本图书馆 CIP 数据核字（2010）第 178972 号

责任编辑：刘 军　　　　　　　　　文字编辑：张林爽
责任校对：吴 静　　　　　　　　　装帧设计：关 飞

出版发行：化学工业出版社（北京市东城区青年湖南街 13 号　邮政编码 100011）
印　　装：北京云浩印刷有限责任公司
720mm×1000mm　1/16　印张 22　字数 360 千字
2011 年 1 月北京第 1 版第 1 次印刷

购书咨询：010-64518888（传真：010-64519686）　售后服务：010-64518899
网　　址：http://www.cip.com.cn
凡购买本书，如有缺损质量问题，本社销售中心负责调换。

定　　价：80.00 元　　　　　　　　　　　　　版权所有　违者必究

《农药出口登记实用指南》
编写人员名单

主　编　申继忠

参编人员　秦恩昊　刘庆华　董国伟　刘　丹

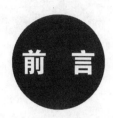

前　言

十年前，第一本关于农药出口登记的著作《中国农药境外登记指南》出版，她带着一身稚气伴随着中国的农药出口登记工作者走过了不平凡的十年。后来，为了适应我国农药出口发展的要求，《国际农药管理入门》一书也于 2005 年应运而生，她是对《中国农药境外登记指南》一书的补充和提高。这两本书内容各有侧重，但都为我国农药出口登记工作做出了应有的贡献！

如今，我国农药出口登记又跨入了一个新的历史时期，对出口登记工作者也提出了更多和更高的要求。我国农药十几年的出口实践确实培养了一批出口登记人才，其中也不乏佼佼者，但是我国的农药出口登记工作总体来说还处于相对落后的状态，从业人员的业务素质仍然需要进一步提高。

有鉴于此，我们组织具体从事农药出口登记工作的几位同仁，共同编写了《农药出口登记实用指南》一书。

本书是在前两本书的基础之上，针对目前农药出口登记工作的实际要求，从理论基础到实践经验逐步介绍了出口登记工作者需要系统掌握的有关基础理论和基础知识以及部分国家的农药管理和登记要求，为从业者系统学习农药出口登记知识和技能提供了参考。

本书编者分工如下：秦恩昊负责撰写第十章中的亚洲和拉丁美洲国家的农药管理和登记，刘庆华负责撰写第十章中的非洲国家农药管理和登记，董国伟负责撰写澳大利亚农药管理及相似产品登记，刘丹负责撰写第八章的第一至四节以及第六节，其余各章节均由申继忠撰写，并最后由申继忠修改并统稿。本书适于农药出口登记工作者、出口销售人员、农药管理工作者以及相关专业的大专院校师生参考。

由于编者水平有限，书中疏漏之处在所难免，望广大读者批评指正。

愿此书能继续为中国农药出口事业尽绵薄之力！

编者
2010 年 8 月

目 录

第一章

农药出口登记概论

第一节 农药登记制度

农药是特殊的化工产品，除了能够杀死或控制有害生物之外，还对有益生物有一定的危害。农药使用对环境和有益生物构成的威胁是世界各国普遍关注的。

为了管理好农药这个特殊的化工产品，避免其对人和有益生物以及对环境产生破坏作用，各国政府都对其生产、销售和使用实行严格的管理。建立农药管理法规和制定农药登记制度是在世界粮农组织（FAO）指导下世界各国普遍采取的措施。农药登记制度是农药管理的核心，严格执行登记制度是避免危害较大的农药上市的重要措施。所以即使在没有严格农药立法的国家也有农药登记制度。农药登记制度不仅仅影响到本国的农药生产、销售和使用，还影响到农药的国际贸易以及农产品的国际贸易（控制农药残留）。在新加坡这样几乎没有农业的国家也有农药登记制度，我国香港也有农药登记管理部门对农药实行登记，其登记目的主要是管理农药进出口贸易。不这样就无法与国际接轨，农药贸易就无法正常进行。比如中国农药出口到世界其他国家，往往进口国要求我们提供农药自由销售证明（FSC），这个证明实际上就相当于英文版的农药登记证，它证明该农药在产地国（中国）已经取得合法的生产、销售和使用权。

为实现农药管理，世界各国先后制定了农药管理法规。最早制定农药管理法的是法国（1905 年），之后是美国（1910 年），加拿大（1927 年），德国（1937 年），澳大利亚（1945 年），日本（1948 年），英国（1952 年），瑞士（1955 年），韩国（1955 年），马来西亚（1974 年），印度（1971 年），印度尼西亚（1973 年）等。中国于 1982 年制定农药登记制度，1997 年颁布农药管理条例，2001 年进行了修订。1999 年颁布《农药管理条例实施办法》，该办法经 2007 年修订后于 2008 年 1 月 8 日起开始执行。

美国首先于 1947 年开始农药登记，日本开始于 1948 年。1982 年，FAO 调查的 33 个国家中有 30 个实施了登记制度。1989 年，亚太地区 22 个国家中有 17 个实行了农药登记制度。目前为止，几乎所有的国家都实行了农药登记制度。

农药管理法规是农药管理的重要法律依据。但从世界各国的实际看，除农药管理法规本身以外还有其他一些法规也与农药管理密切相关。如毒品法，食品法，食品、药品、化妆品法等。从执法机构看，各国除农业部门外，一般还有其他如环境、卫生、食品、商业等部门也参与农药管理法规的制定或/和实施。甚至有些国家的农药管理不由农业部负责，而是由其他部门如环保局、卫生部负责。

农药登记制度是在农药管理法规框架之下制定的。最早全面系统制定农药登记要求的是世界粮农组织（FAO）。概括地讲，FAO 在农药管理中所做的工作主要有下述几个方面：①对农药管理和农药立法提出建议，供世界各国参考；②制定农药标准，作为农药国际贸易的推荐标准（与WHO 合作成立农药标准联席会议 JMPS）；③对农药登记和农药登记要求提出建议，供各国参考；④制定农药供销和使用的国际行为准则；⑤制定食物中农药残留限量标准（与 WHO 合作成立农药残留联席会议 JMPR）。在制定农药标准和农药残留标准方面，FAO 还与世界卫生组织（WHO）之间一直密切合作。

FAO 农药登记有关的各种指导供世界各国参考采用，各国也可以根据自己的国情进行适当修订。随着农药国际贸易的发展以及农产品国际贸易的发展，FAO 的这些指导越来越受到各国的重视，成了农药国际贸易和农产品国际贸易的重要参考标准以及解决纠纷的依据。

当然除了 FAO 指导以外，经合组织（OECD），欧盟（EU）等国际组织也制定农药登记有关的指导，供成员国执行。此外，世界各国依据FAO 指导制定本国的具体指导，视国情不同所制定的指导与 FAO 指导之间的依从程度也不相同。有些国家要求相对简单，有些国家甚至比 FAO的更严格。

FAO 关于农药登记资料要求的指导，目的就是进行国际间的协调。FAO、OECD 以及 EU 在这方面的工作，《中国农药境外登记指南》（1999）和《国际农药管理入门》（2005）两本书里都有比较详细的介绍，这里不再赘述。

第二节 农药登记资料要求

农药登记一般要求产品技术资料、与产品或生产者有关的法律文书以及产品的样品等。

技术资料，各国要求大同小异。新农药登记一般需要全部资料，并且以实验室或田间试验报告为主。老产品或相同产品登记部分资料必须是拟登记产品的试验报告，有些资料可以引用先前登记者的资料或者公开发表的资料。

技术资料主要包括产品化学、毒理学、药效、残留、代谢、环境行为和归宿、生态毒理学等。

法律文书可能要求产地国颁发的登记证或自由销售证明，以证明该产品在产地国的合法生产和销售的地位。还有要求工厂营业执照的，以证明生产厂家的合法地位。登记授权书也是经常需要的法律文书之一。

发达国家一般不要求中国农业部农药鉴定所的自由销售证明（登记证）。因为发达国家主要依靠自身的技术力量对申请登记的产品进行科学评价，并不以产地国的登记证为依据，如美国、欧盟各国、澳大利亚和新西兰、俄罗斯等。而发展中国家，尤其是中东各国对自由销售证明等各种法律文书比较倚重，可能是因为他们缺少评审专家。

关于对相同产品登记的要求，FAO 也做了大量工作。其中之一就是制定相同产品认定的标准，即农药原药等同性（equivalence）认定要求（参见 Manual on Development and Use of FAO and WHO specifications for Pesticides，March 2006）。

世界各国纷纷采用 FAO 相同产品认定原理，对相同产品的登记减免登记资料要求，以降低登记费用，引进更多竞争，降低农药使用成本，有利于本国农民和农业生产。目前欧盟、澳大利亚、新西兰、拉丁美洲部分国家（巴西、阿根廷、巴拉圭、哥斯达黎加、尼加拉瓜、萨尔瓦多、危地马拉、墨西哥、洪都拉斯、伯利兹)、南非、肯尼亚等众多国家和地区都已经实施了相同产品登记政策，这对于中国农药出口登记有减少成本的作用，但是也是促使中国农药降价的手段。

一般来讲，农药登记主要涉及两个类型，即新农药登记（新化合物）和相同产品登记（老化合物登记）。新农药登记依据其特性不同，依次要求提交全套登记资料。而相同产品登记可以减免部分资料。哪些资料可以减免，不同国家差别很大。某国农药登记门槛的高低可以从这里看出来。减免资料越多登记就越容易。亚洲、非洲及拉丁美洲的多数发展中国家农药登记相对容易，而发达国家比如日本、韩国、美国、加拿大、欧盟各国等要求相对高出很多。

第三节 农药登记协调

农药登记在地区间的协调是 FAO 和 OECD 等国际组织、地区性合作组织、自由贸易区等多年努力的结果。

最早进行农药登记协调尝试的是 20 世纪 60 年代 WHO 和 FAO 联合成立了食品法典委员会（CAC）。其任务就是确定食品中农药最大残留限量（MRL），以减少贸易摩擦。此外，一些欠发达国家可以直接采用食品法典委员会的 MRL 值以代替自行设立 MRL 值。但不幸的是，食品法典委员会的 MRL 值并没有得到所有国家的认可，因为一些国家对食品法典委员会 MRL 值的制定程序有不同意见，而且不同国家的公众饮食结构也有很大不同。

OECD 是成立于 1961 年的经济合作与发展组织。它于 1992 年开始涉及成员国之间的农药管理工作，以减少成员国之间在农药管理和登记要求上的差异。OECD 在这方面的工作主要有五个方面：①试验指导；②资料要求；③毒害评价；④老农药的重新登记；⑤风险评价。

欧盟（EU）成员国间的农药登记协调开始于 1991 年颁布的欧盟理事

会指令 91/414（Council Directive 91/414/EEC）。它是关于在欧共体市场上获准农药登记上市的指令。该指令奠定了欧共体农药登记协调的法律基础。在指令的附录Ⅵ中详细规定了农药登记资料要求，只有按此要求提供充分的试验资料后各成员国才能授权其登记。EU 农药登记协调是目前世界上工作最深入、动作最大、影响最大的。经过 18 年的工作，欧盟市场上的农药产品从 800 多个减少到 334 个。

2009 年欧盟颁布了新的法规 Regulation（EC）No 1107/2009，在很多方面修改了欧盟理事会指令 91/414。与过去的指导相比，新法规的变化主要体现在如下几个方面。

（1）欧盟分成北、中、南三个区，由一个区域内的一个代表国家评审登记申请，登记批准之后可以得到跨区域强制互认。北区包括丹麦、爱沙尼亚、拉脱维亚、立陶宛、芬兰和瑞典。中区包括比利时、捷克共和国、德国、爱尔兰、卢森堡、匈牙利、荷兰、奥地利、波兰、罗马尼亚、斯洛文尼亚、斯洛伐克和英国。南区包括保加利亚、希腊、西班牙、法国、意大利、塞浦路斯、马耳他和葡萄牙。

（2）引入比较评审政策。申请新产品登记时，如果有现成的产品可以替代拟申请的新产品，则新产品将不会获得登记批准。

（3）评审标准采纳了更透明的危害标准，而不是 91/414/EEC 的风险评估。这样可能会使更多的产品退出市场。

（4）有效成分、安全剂、增效剂的规格需符合 FAO 标准或更严格。

（5）尽力共享对脊椎动物的研究数据，否则强制使用于第二家登记。

（6）评审过程中公布非保护性的数据清单和概要。

（7）数据保护期缩短：续展登记和再评审数据的保护期为 30 个月。

除上述国际间大规模的农药登记协调之外，地区间的小范围内的国际协调也在发展。北美洲自由贸易协定区（NAFTA）内包括美国、加拿大和墨西哥三国之间的登记协调。西半球包括阿根廷、巴拉圭、乌拉圭和巴西在内的区域性贸易区内的协调（Mercado Comun del Sur-Mercosur）。

西非的区域合作组织（Comite Permanent Interstates de Lute Centre le Secheresse dans le Sahel，CELLS）包括布基纳法索、乍得、冈比亚、几内亚、马里、毛里塔尼亚、尼日尔和塞内加尔，他们建立了一个中央管理机构，将代表各国对农药登记进行评审和审批。

阿拉伯农业开发组织（Arab Organization for Agricultural Development，AOAD）：17 个国家根据 AOAD 的倡议采用统一的登记标准，包

括阿联酋、也门、阿曼、约旦、埃及、叙利亚、苏丹、卡塔尔、黎巴嫩、沙特阿拉伯、突尼斯、巴林、阿尔及利亚、摩洛哥、毛里塔尼亚、伊拉克、利比亚。

中美洲地区的一些国家建立了一个共同体系用于农药标签的制定。南美洲北安第斯地区（玻利维亚、哥伦比亚、厄瓜多尔、秘鲁和委内瑞拉）1992年开始形成自由贸易区，后来就探讨农药登记协调工作。

此外，亚洲的SAARC地区包括孟加拉、不丹、印度、斯里兰卡、马尔代夫、尼泊尔和巴基斯坦，七个国家也在发展农药登记协调工作。因为这几个国家的农业生产、害物发生及气候条件等非常接近。

在实行登记协调的地区，在一国获得登记就可以更容易地在该地区其他国家获得登记或免除登记。这对于农药出口是有利的。

第二章

农药产品化学

农药产品化学是农药登记需要提交的技术资料的第一部分内容，可见其重要性。农药产品化学资料可以说是拟申请登记的农药产品的身份证。在这里需要告诉登记主管部门，拟申请登记的产品是什么，有什么特性，是已经登记过的产品还是新产品，从而决定需要提交什么样的其他技术资料。产品化学资料通常要求三部分：有效成分的化学资料，原药化学资料，以及制剂化学资料。也有些国家的登记资料要求表中不单独要求有效成分的化学资料，而只要求原药和制剂的化学资料。

有效成分的化学资料应该提交相当于纯物质（有效物含量足够高，远高于原药中的有效物含量）的资料。这些资料一般工厂是没有的，只能从文献中寻找。目前比较权威的资料来源应该是英国作物保护委员会（BCPC）编写的《农药手册》(The Pesticide Manual)。

原药和制剂的化学资料应该来自生产厂家。因为每家工厂生产的同一种原药由于工艺路线不同或操作不同等会有所差别，制剂则由于原药来源不同、配方不同或加工工艺不同而差别很大，更需要厂家提供其化学资料。然而不幸的是，国内工厂对原药或制剂的化学资料掌握太少，很多性质或指标根本没有测量数据。所以只好到处拼凑这些资料。这是中国工企业要大大改进的地方。一个连自己的产品性质都不掌握的厂家生产出来的产品怎么能谈得上质量可靠呢！BCPC的农药手册除了提供有效成分的化学资料以外，有时候也提供某些产品的原药化学资料。再有就是FAO出版的农药残留评价报告中会提到某些产品的原药化学资料，但那毕竟是别人的产品资料，而且含量有可能跟我们的产品是不同的。需要说明的是产品化学资料实际还包括物理性质资料，所以本章在后面常提到理化资料。本章主要介绍农药登记对原药和制剂的理化资料要求。

第一节 原药和制剂的产品化学

一、有效成分的鉴定

有效成分鉴定（identity of active ingredient）是农药产品化学资料的第一项重要内容。"identity"一词很难找到非常对等的中文翻译。作者认为在农药登记资料要求中，该词的含义是原药产品的身份鉴定，就是其化学本质，或者说是有效成分的特性。欧盟农药登记资料要求中没有提到原药一词，而用有效物质一词（active substance）。所以本章对原药和有效成分也不特别强调。对于一些区分原药和有效成分的某些国家的登记资料要求，读者可以根据上述的方法寻找有关资料。

1. 农药通用名称

为了方便贸易、登记和管理以及日常使用和科技出版，每一个农药需要有一个短的、区别于其他的、非某个机构或个人专有的并被广泛接受的一个名称，这个名称就被称为通用名称（common name）。通常化合物的系统名称（化学名称）都比较长，不适合一般情况下的使用，所以标准化部门根据发明人或开发商的建议就给每一个农药化合物批准一个合适的通用名称，便于使用。目前已有 1100 多个农药化合物获得了国际标准化（ISO）组织批准的通用名称。ISO 专门制定了农药及其他农用化学品通用名称制定原则（ISO257：2004）。此外还有一些农药化合物还没有获得ISO 的通用名称，但是已经获得了某些国家或国际组织指定的正式名称。除了 ISO 之外，日本农林水产部（JMAF 或 JMAFF）、英国标准化协会（BSI）、美国标准学会（ANSI）等都给农药化合物指定正式名称。英国作物保护委员会（BCPC）出版的《农药手册》（以后提到的均指该手册）都使用了 ISO 通用名称，并提供了其他组织指定的名称。

根据英国的农药手册，井冈霉素（有效霉素，validamycin）以及春雷霉素（kasugamycin）只有 JMAF 的正式名称，而没有 ISO 通用名称。而氧化萎锈灵（oxycarboxin）的通用名称同时得到 BSI，ANSI，JMAF 三个组织或机构的承认，而以法语拼写的 ISO 名称是 oxycarboxine。以上这些通用名称和正式名称已经作为通用名称得到接受和被广泛应用。建议中的 ISO 通用名称也可以使用。中国目前尚有一些自行研发的新产品或已经使用多年的产品还没有国际通用名称。

在给出通用名称的同时，还可能需要提供其他同义名（synonymes）。同义名就是某个农药的其他名称，可以是其他正式名称、商品名、生产商的开发代码、甚至化学名称等等。

2. 化学名称

化学名称一般指根据国际纯粹与应用化学联合会（IUPAC）及美国化学文摘（Chemical Abstracts，简称 CA）的命名系统给出的化合物名称。所以分别被称为 IUPAC 化学名称和 CA 化学名称。这两个名称均可以从英国作物保护委员会编写的《农药手册》上获得。此外，欧盟 Directive 67/548/EEC 的附录Ⅰ也给出了常见农药的化学名称。

3. 生产商的开发代码（manufacturer's development code numbers）

科研单位或者生产商在开发新产品时为了保密起见，往往给正在研发中的新化合物一个代号或代码。比如对硫磷（parathion）的开发代码是 E-605，但是在国内当时就把他称为"1605"（E 与 1 谐音）了。过去的 Ciba-Geigy 公司开发的很多产品都有一个用"CGA＋数字"组成的开发代码，如精甲霜灵（metalaxyl-M）的开发代码是：CGA329351。其他如 FMC 公司常用"FMC＋数字"作为产品代码。还有杜邦公司用"DPX＋数字"作为代码等。这在跨国公司的产品中很常见。读者可以参考有关农药名称的辞典或手册查到这些代码。

4. CA，EEC 和 CIPAC 编号

CA 登记号（CA Registration Number，简写为 CARN）是化合物的一个非常重要的身份标志。美国《化学文摘》创刊于 1907 年，由美国化

学文摘服务社（CAS）编辑出版。它报道了世界上 150 多个国家、56 种文字出版的 16000 种科技期刊、科技报告、会议论文、学位论文、资料汇编、技术报告、新书及视听资料，还报道 30 个国家和 2 个国际组织的专利文献。CA 收录的文献占世界化学化工文献总量的 98%，每年新增 50 万左右的新文献数据。从 1995 年 4 月起，美国化学文摘社开始增加电子版文献。

1965 年，美国化学文摘社针对化学物质一物多名的问题，建立了庞大的 CAS 化学物质登记系统（Registry system）。该系统利用化学物质结构图的正确一致的特点，对其分子结构图进行算术运算，并经一系列差错检测后，使每一化合物达到一物一名，生成独一无二的 CAS 化学物质登记号 RN（Registry Number）。所谓登记号，是 CAS 将收录的文献中有一定结构、化学键性质已确定的化学物质登记下来，给予一个号码，这个号码就叫登记号。至 2007 年 10 月，已有 32813596 个有机化合物和无机化合物以及 59404558 个序列（sequences）在 CAS 获得登记。每周约有 50000 个新的登记号。CAS 登记号已登记的化合物总数超过 1800 万个。CARN 也称 CAS numbers 或 CAS♯s。

一个特定的化学物质对应一个登记号，一个登记号只对应唯一的化学物质。登记号由三部分构成：前一部分 2～6 位数，第二部分 2 位数，第三部分 1 位数作为校验数位（check digit）。如水的 CAS 登记号是 7732-18-5。

对于同一分子的不同的光学异构体给出不同的 CAS 登记号。如 D-葡萄糖的登记号是 50-99-7，而 L-葡萄糖是 921-60-8，α-D-葡萄糖是 26655-34-5 等。偶尔会出现整族分子只有一个登记号的情况：醇脱氢酶的登记号是 9031-72-5。混合物只有一个登记号的例子是芥末油（mustard oil），登记号是 8007-40-7。

可以在以下文献中查找农药化合物的 CA 登记号：《The Pesticide Manual》、SciFinder 或 SciFinder Scholar，STN 上的线上数据库，CAS 印刷出版物，手册、指南和技术报告等。

EEC number 或 EC-No（EINECS and ELINCS）是一个七位数字编码，也称 EC♯或者 EC Number。它是欧共体委员会在欧盟范围内给商业化学品分配的编码。注意不能与酶学委员会给出的有关酶的 EC Number 混淆。EC♯取代了过时的欧洲现有化学品目录（the European inventory of existing commercial substances，EINECS）和欧洲已登记化学物质清单

（European list of notified chemical substances，ELINCS）指定的代码。

此外还有一个不再作为聚合物的物质名录（No-longer polymers，NLP）。被列入该名录的物质是 1981 年 9 月 18 日至 1993 年 10 月 31 日之间存在于欧盟市场的物质。这些物质是根据 EINECS 的要求被认为是聚合物而在第七次修订时又不被作为聚合物的物质名单。

EINECS number 是给 1971 年 1 月 1 日至 1981 年 9 月 18 日之间在欧盟市场上可购买到的化学品的登记号（Directive 67/548/EEC）。该登记号必须出现在危险化学品的商标和包装上。从 1981 年 9 月 19 日开始，EINECS 目录被欧洲已登记化学物质清单（ELINCS）所取代。所有向欧洲化学品管理局告知的"新"化合物都被分配一个 ELINCS 登记号。该号码也是必须在商标和包装上出现的。在 EINECS 目录中有 100204 种不同物质，在 ELINCS（2006 年）中有 4381 个物质，在 NLP 中有 703 个物质。

而 EC number 是取代 EINECS、ELINCS 和 NLP 编号的新登记号，目前将这些号码均称为 EC♯。这些号码可以在网上查询：http://ecb.jrc.ec.europa.eu/esis/。

EINECS 编号是一个 7 位的编号，样式为 2××-×××-× 或 3××-×××-×，由 200-001-8 开始。ELINCS 编号是一个 7 位的编号，样式为 4××-×××-×，由 400-010-9 开始。EINECS/ELINCS/EC 编号都可写成以下的样式：

NNN-NNN-R

123-456-0

CIPAC 是国际农药分析协助委员会的英文缩写（Collaborative international pesticide analytical council）。CIPAC 编码体系（CIPAC code numbers）是 FAO 农药管理专家组 B 组（农药标准组）于 1968 年在罗马召开的第四次会议上提出的，给每一个结构不同的农药有效成分分配一个编码，以示区别。

制定该编码的主要原因是农药化合物的通用名称往往是由不同的国家标准化组织给出的，通用名称还会因为某些原因而改变，不同的语言对通用名称的拼写又各不相同。鉴于上述原因，CIPAC 编码可以做到在任何地方都一致，不会引起误解。CIPAC 编码规定及各种农药化合物的 CIPAC 编码均可以从 http://www.cipac.org 网页上获得。CIPAC 手册也有 CIPAC 编码可供查询。

5. 异构体、杂质、添加剂（稳定剂）

原药的化学合成往往不能按照人的意愿仅仅生成我们需要的物质，会产生各种副产物。这些副产物包括有效成分化合物的异构体、非对映异构体和其他副产物等。此外还会有很多杂质存在于原药产品中。这些物质的信息也是需要提交给登记主管部门的重要资料，而且越来越重要。有些产品由于本身化学性质不稳定而容易在储存过程中分解或变质的还需要在原药产品中或制剂中添加适量的稳定剂，这些稳定剂的信息也是需要提交的。比如代森锰锌原药中添加的乌洛托品，二嗪磷原药中添加的环氧大豆油。

二、原药和制剂的理化性质

农药登记需要提交的理化性质数据有很多，不同状态的物质应该提交不同的理化数据。这是由于液体物质和固体物质具有不同的理化性状，所以需要提交的理化数据的种类也不同。为节省篇幅，这里只介绍部分平时容易混淆或了解不够深入的理化性质指标。有些性质只适合有效成分和原药，有些只适合不同的制剂，有的则同时适合所有物质。

1. 外观

外观（Appearance）包括物理状态、颜色和气味。原药、有效成分和制剂都需要外观描述。

农药化合物或农药产品（原药和制剂）的物理状态主要有固态、液态、结晶态等。农药产品物理状态的描述目前没有见到任何标准，所以描述的随意性很大。为了方面读者，这里收集整理了一些常用的描述性词汇及其使用方法。

表示物理状态的词汇常见的有：固体（solid），液体（liquid），晶体（crystals），半固体（semi-solid），粉末（powder），小球（pellet），薄片（flakes），颗粒（granule），针状固体（needles）等。这些是描述基本物理状态的词汇，在这些词汇前面加上一些形容词，再构成更为完整和细致的物理状态描述词语：油状液体（oily liquid），黏稠液体（viscous liquid），吸湿性的固体（hygroscopic solid），蜡状固体（waxy solid），乳脂状晶体（creamy crystals），膏状固体（cream solid），无定形固体（amorphous solid，非晶质固体），清澈液体（clear liquid），透明液体（transparent liquid），水性溶液（aqueous solution），棒状固体（rod-shaped solid），结晶状固体或粉末（crystalline solid or powder），斜方晶体（orthorhombic crystals），粉末状固体（powdery solid），微晶状固体（microcrystalline solid），可流动液体（mobile liquid，free-flowing powder），毛状粉末（woolly powder），多块状粉末（lumpy powder）等。此外还有些词汇后面加上"-like"表示"类似-"，如蜡状的（wax-like）。表示气味时，也用到类似的表达方式，如似酚味（phenol-like），似酯味（ester-like），似鱼味（fish-like），似酸味（garlic-like）等。

表示颜色的词汇也有很多，常见的表示基本颜色的词汇主要有：无色（colourless），白色（white），黄色（yellow），蓝色（blue），紫色（purple），褐色（brown），黑色（black），绿色（green），琥珀色（amber），灰（白）色（grey），水白色（water-white），棕褐色（茶色）（tan），紫红色（magenta），红色（red），橙色（orange），黄色（或米色，beige），草黄或淡黄色（straw-coloured），略带灰色或黄色的白色也可称米黄色或灰白色（off-white），浅黄色（buff），金黄色（golden-yellow），柑橘黄（orange-yellow）。这些基本词汇前面可以加上表示颜色深或浅的形容词，形成更准确的描述。

常见的形容词有：浅的（light），暗的（dark），苍白的（pale），深的（deep），如浅褐色或淡褐色（light brown），暗琥珀色（dark amber），深蓝色（deep blue），淡黄色（pale yellow），淡褐色（light brownish）等，可以根据需要选用。在表示"带有某种颜色"这种含义时，可以把基本颜色词汇加上后缀"-ish"，如呈褐色的（brownish），带（略）灰色的（greyish），微黄色的（yellowish），发白的（whitish），带蓝色的（bluish），呈绿色的（greenish），为红色的（reddish），略带紫色的（purplish），略带桃色的（pinkish）等。

此外还有将两个表示颜色的词汇联合使用表示"兼色"，如蓝绿（bluish-green），青绿色（blue-green），赭黄色（yellow-green，yellow-white，yellow-orange，reddish-brown，ochre-yellow），棕红色（red-brown），灰绿色（yellow-brown，grey-greenish），褐黄色（brownish-yellow），金黄色（golden-yellow），橘黄色（orange-yellow，wine-red to yellow，yellow beige）等。两个词的顺序颠倒一下，其含义也发生细微变化。

表示介于两者之间的颜色可以用：White to beige，yellow white to wine red，beige to grey，white to off-white，cream to yellow 等。需要注意的是，表示颜色的词汇非常丰富，这里仅仅举出了描述农药颜色常用的词汇。

表示农药气味的基本词汇主要有：无味（odourless），愉快的气味（pleasant odour），不愉快的气味（unpleasant odour），防腐剂味（antiseptic odour），硫黄味（sulfurous odour），霉味（musty odour），焦味（burnt-like odour），芳香味（aromatic odour），蒜味（garlic odour），酚味（phenolic odour），特征性气味（characteristic odour），甜味（sweet odour），辛辣味（pungent odour），本质味（intrinsic odour），似鱼味（fish-like odour），硫醇味（mercaptan odour），似蘑菇味（mushroom-like odour），似腐蛋的硫酸酯味（resembling rotten egg phosphate ester odour），杏仁味（odour of almond），酯味（eater-like odour），果味（fruity odour），刺激味（irritating smell），似氯仿味（chloroform-like odour），似辣根味（horseradish-like odour），腐鱼味（rotten fish），似氯味（chlorine-like），似胺味（amine-like odour），氨味（ammoniacal odour）。

表示气味强弱可以使用如下词汇：轻微的（slight），强烈的（strong，sharp），弱的（weak），温和的（mild）等。在描述农药颜色、气味和形状时经常会用到一些形容词，如 light、slight、slightly、fine、highly、mild、moderately 等，需要注意其使用方法和搭配方式。

2. 溶解度

农药原药或有效成分的溶解度（Solubility）是一个重要的物理指标，农药登记一般要求提供农药原药或有效成分在水中和有机溶剂中的溶解度数据。

提供水中溶解度以及不同 pH 条件下（pH 4～10）的溶解度数据。水中溶解度测定需要在正常大气压下进行，和在中性范围的蒸馏水中测定溶解度。在水中能形成离子的化合物需要在酸性范围（pH 4～6）和碱性范围（pH 8～10）内测定。报告时必须标明温度。

化合物在有机溶剂中的溶解度如果低于 250g/kg，一般需要在 15～25℃范围内测定。常用的有机溶剂主要有如下几类：脂肪烃（首选正己烷），芳香烃（首选二甲苯），卤代烃（首选1,2-二氯乙烷），醇（首选甲醇或异丙醇），酮（首选丙酮）以及酯（首选乙酸乙酯）。

一般说测定有效成分的溶解度才有更大的科学意义，但是原药的溶解度也有重要的实用价值。

3. 相对密度和堆密度

密度是单位体积的物料的质量。相对密度是两种物料密度的无量纲比值。相对密度（G）可以用公式表示为：$G=(\rho_{目标物})/(\rho_{参照物})$，其中 G 为相对密度，ρ 是两种物料的密度，单位均为 kg/m^3 或 g/cm^3。

堆密度（bulk density）：又称松密度，是指弥漫粉剂在不受振动的情况下粉剂的质量（m）与其充填体积（V）（包括粉末之间的空隙）的比值。在微粉学中，指单位容积的质量。这里的容积是指微粒及微粒间空隙所占的总容积（即松容积），轻质的药品松密度小，重质的药品松密度大，松密度小的微粒孔隙率大，松密度大的微粒孔隙率小。

以上几个性质可以适用于某些有效成分、原药或制剂。

4. 正辛醇/水分配系数

正辛醇/水分配系数（partition coefficient of n-octanol/water，K_{OW}）是有机化合物在水和正辛醇两相达到平衡时的浓度之比，即 $K_{OW}=(C_{正辛醇})/(C_{水})$。通常，有机物在水中的溶解度往往可以通过它们对非极性的有机相的亲和性反映出来。亲脂有机物在辛醇-水体系中有很高的分配系数，在有机相中的浓度可以达到水相中浓度的 $10^1 \sim 10^6$ 倍。例如常见的环境污染物多环芳烃、多氯联苯和邻苯二酸酯等。分配系数的数值越大，有机物在有机相中溶解度也越大，即在水中的溶解度越小。所以分配系数是衡量化合物在环境中可能行为的重要性质。由于 K_{OW} 的数值一般较大或较小，所以为了表述方便一般取 K_{OW} 的对数值（lg K_{OW}）来表示分配系数大小。此项目不适合农药制剂。

5. 可燃性和自燃性

液体的可燃性（flammability/inflammability）是指液体通过挥发产生的蒸气与空气形成混合物，达到一定的浓度后遇火源可以被点燃而燃烧的性质。

根据美国国家消防局（NFPA）规定，闪点低于 100°F（37.8℃）的液体是可燃液体（flammable），而闪点高于和等于 100°F（37.8℃）而低于 200°F（93.3℃）的液体属于易燃液体（combustible）。在干燥或湿空气中能够在等于或低于 130°F（54.5℃）时自动点燃的液体被称为自燃（发火）液体（pyrophoric liquid，auto-flammable liquid）。

FAO/WHO 农药标准联席会议规定，用闭口杯法测定的闪点不低于 21℃和不高于 55℃的液体为可燃液体（flammable liquid）。闭口杯法测定的闪点低于 21℃的液体为高度可燃液体（highly flammable liquid）。闭口杯法测定的闪点高于 55℃的液体被认为是不易燃的（non-flammable）。

液体状态的农药，尤其是含有挥发性有机溶剂的液体农药需要提供可燃性数据，即闪点。可燃性适用于某些有效成分、原药和制剂。

全球化学品统一标签系统根据闪点（闭口杯法）给出了判断可燃液体和可燃固体的指标，分别见表 2-1 和表 2-2。

表 2-1　可燃液体分类

类　别	指　标
1	闪点＜23℃而且初始沸点≤35℃（95°F）
2	闪点＜23℃而且初始沸点＞35℃（95°F）
3	闪点≥23℃且≤60℃（140°F）
4	闪点≥60℃（140°F）且≤93℃（200°F）

表 2-2　可燃固体分类

类　别	指　标
1	金属粉末:燃烧时间≤5min 其他:潮湿部分不能阻燃,而且燃烧时间＜45s 或燃烧速率＞2.2mm/s
2	金属粉末:燃烧时间＞5min 且≤10min 其他:潮湿部分可以阻燃至少 4min 而且燃烧时间＜45s 或燃烧速率＞2.2mm/s

6. 闪点

闪点（flash point）就是可燃液体或固体能放出足量的蒸气并在所用容器内的液体或固体表面处与空气组成可燃混合物的最低温度。可燃液体的闪点随其浓度的变化而变化。

闪点是衡量液体农药可燃性的重要指标，所以有些国家的农药登记申请表中明确说明对液体农药产品需要提交闪点数据。闪点测定方法有闭口杯法（Pensky-Martens closed cup 或者 Tag-closed cup）和开口杯法（Cleveland open cup）。不同的测定方法或不同的闪点测定仪适合不同浓度或黏度的液体样品。

水基性的液体农药制剂由于其不可燃性，可能不需要提供闪点数据。而某些挥发性强的固体农药也许需要提供闪点数据。闪点也是制作农药产品安全性信息单（MSDS）需要的重要理化性质指标之一。国内农药产品很少测定闪点指标，这是需要改进的。

7. 熔点、沸点、蒸气压和挥发性

有效成分或原药需要提交熔点或沸点资料。固体原药一般需要提交熔点数据，液体原药需要沸点数据。如果由于分解（decomposition）或升华（sublimation）致使熔点和沸点难以测定时，则需要提交分解温度或升华温度。有些产品的公开文献中能够找到这两个温度，但是多数产品可能不需要这两个温度，没有的可以不提供。

蒸气压是固体或液体农药原药或制剂都可能需要的理化性质指标。蒸气压或称为平衡蒸气压力，是指挥发蒸气在与其不挥发相之间达到平衡之后的压力。所有的液体或固体物质都有挥发成气态的倾向，气态也有回复到液态或固态的倾向，于是在一定温度下，气态与固态或液态物质之间就达成平衡，此时气态物质的压力就是该物质在某一温度下的蒸气压。蒸气压与温度有关，所以报告蒸气压数据时需要标明温度。在常温下具有较高蒸气压的物质被称为易挥发的物质。

蒸气压的表示单位有多种，国际标准单位（SI）是帕斯卡（Pa），相当于 1 牛顿每平方米 $[N/m^2$ 或 $kg/(m \cdot s^2)]$。不同单位之间的换算关系见表 2-3。当蒸气压低于 10^{-5} Pa 时，可以用蒸气压曲线来估算在 20℃ 和 25℃ 时的蒸气压。

表 2-3　蒸气压单位换算关系

单位名称	帕斯卡（Pa）	巴（bar）	工程大气压（at）	大气压（atm）	托（Torr）	磅/平方英寸（psi）
1Pa	$\equiv 1N/m^2$	10^{-5}	1.0197×10^{-5}	9.8692×10^{-6}	7.5006×10^{-3}	145.04×10^{-6}
1bar	100000	$\equiv 10^6 \, dyn/cm^2$	1.0197	0.98692	750.06	14.5037744
1at	98066.5	0.980665	$\equiv 1kgf/cm^2$	0.96784	735.56	14.223
1atm	101325	1.01325	1.0332	$\equiv 1atm$	760	14.696
1Torr	133.322	1.3332×10^{-3}	1.3595×10^{-3}	1.3158×10^{-3}	$\approx 1mmHg$	19.337×10^{-3}
1psi	6894.76	68.948×10^{-3}	70.307×10^{-3}	68.046×10^{-3}	51.715	$\equiv 1lbf/in^2$

农药的挥发性取决于农药的蒸气压，蒸气压越高挥发性越强。不同农药品种的蒸气压在 $1.333 \times 10^{-6} \sim 1.333 \times 10^{3} Pa$ 之间。

熔点和沸点分别适用于固体和液体的原药或有效成分。蒸气压和挥发性可以应用于原药、有效成分和液体制剂。

8. 水中稳定性：水解速率、光化学降解和解离常数

农药在水中的稳定性是衡量农药在环境中的归宿的一个重要理化指标。所谓水解就是农药化合物与水发生反应，使分子发生断键而加入来自于水分子的羟基的过程，实际是农药分子与水分子发生置换反应。可以表示为：$RX + HOH \rightarrow ROH + HX$。有些农药如有机磷酸酯、氨基甲酸酯类杀虫剂易于在水中水解。水解反应可以是化学水解也可以是酶促生物水解。温度和 pH 是影响农药水解的重要因素。所以表示农药水解数据时需要标明温度和 pH。农药的水解稳定性用水解半衰期（DT_{50}）表示。水解半衰期就是使试验浓度减少一半（50%）需要的时间。

测定农药化学水解时需要在灭菌而且无光照的条件下进行，还需要测定在不同 pH（pH 4，7，9）条件下的半衰期。对于难于水解的化合物可以在较高的温度 50℃（或其他合适温度）下测定其水解速率，在这种情况下还需要同时提供在其他温度下的水解速率。

比如敌敌畏的水解半衰期 DT_{50}（估计）（22℃）为：31.9d（pH 4），2.9d（pH 7），2.0d（pH 9）。一般在（50±1）℃的温度之下在 pH 4、pH7、pH9 的缓冲溶液中处理 5d，水解量低于 10% 的化合物被认为是不易水解的化合物。

农药在大气中、水体、土壤表面及其他物体（如植物等）表面因光诱导而发生的化学反应，是农药的一个重要的非生物降解途径，农药光解作用对农药残留、药效、毒性和环境都有重要影响。许多国家在农药登记时也要求光解资料。

农药光解反应按光解机理可分为两类：直接光解和间接光解。直接光解是指农药分子吸收光能量呈激发态后与周围环境试剂的反应。农药在纯水和饱和烃中进行的光解都是直接光解。间接光解是指环境中某些物质首先吸收光能呈激发态后再诱发农药参与反应。本身不吸收太阳光的农药所进行的光解都是间接光解。太阳光是环境中农药进行光解的直接光源。太阳光中的紫外光部分（290~450nm）是导致农药光解的重要因素。

间接光解包括光敏化降解（sensitized photodegradation）和光诱导降

解（photoinduced degradation）。前者为激发供体（光敏剂）把激发能量传递给受体分子（农药），使农药进行光解；后者是农药与光化学过程生成的中间体进行反应而降解的过程。天然光敏剂有丙酮、鱼藤酮、色氨酸、腐植酸等。光诱导剂如二乙基苯胺、二苯基胺、三苯基胺等都可以诱导农药光解。

农药光解反应按其反应类型可以有很多种，与农药分子本身的结构和性能有关。如光氧化反应，光水解反应，光还原反应，分子重排，光异构化反应等。

研究农药光解的意义主要有如下几个方面：①农药光解速度及其生物活性剂与其环境安全性有关。②研究光降解机制可以有目的地设计、改变其化学结构或剂型使其具有适当的光稳定性并在充分发挥药效后迅速降解。如光稳定除虫菊酯的开发。防止水稻白叶枯病的叶青双在光照下极不稳定，光解半衰期只有数十分钟到几小时，但其防效可持续 7~10d，说明其光解产物具有活性，研究结果证明了这种猜想。③利用光解作用消除残留，减轻污染。如用 TiO_2 作为光敏剂催化水解水中的有机物，对可加速氯丹、多氯联苯等的光解。④农药光解产物有时与其在生物体内的代谢产物相同，故研究光解可以推测农药在生物体的代谢途径。

解离常数是水溶液中具有一定离解度的溶质的极性参数。它是化合物可逆地离解为较小组分并达到平衡时的平衡常数，盐的解离常数被称为电离常数，它是解离常数的一个特例。这些性质适用于原药和有效成分。

9. 表面张力

表面张力（surface tension）是一种特殊的力，它是液体（纯净液体、溶液）性质的一种表现。从微观上看，表面张力是因液体表面薄层内分子间的相互作用，它不同于液体内部分子间的相互作用，从而使液体表面层具有一种特殊性质。表面张力是分子力的一种宏观表现，在内聚力的作用下，表面层液体分子的移动总是尽量地使表面积减小，在液体表面形成一层弹性薄膜，这样便出现了表面张力。表面张力起源于分子引力，从其作用效果来看，它属一种拉力。不同液体表面张力不同，是由于它们有不同的摩尔体积、分子极性和分子力。分子间作用力越大，密度越大，越不容易蒸发的液体，其表面张力越大。比如水分子是由氢键缔合的，因此水的表面张力较大。液态汞原子是由金属键缔合的，其表面张力更大，一般液体表面张力系数约为 $40 \times 10^{-3} N/m$。

液体能否浸润固体，与其表面张力有关。表面张力系数是表征表面张力大小的物理量，是讨论液体表面现象、了解液体性质的重要物理量。它与温度、压强、密度、纯度、气相或液相组成以及液体种类等有关。通常，密度小、容易蒸发的液体其表面张力系数较小。液氢、液氦的表面张力系数很小，汞则很大。表面张力系数小者（30×10^{-3} N/m 左右），几乎能浸润一切固体；水的表面张力系数较大，它只能浸润某些固体。汞的表面张力系数更大，则仅能浸润某些金属。

表面张力与温度有关。表面张力一般随温度升高而减小，因为温度升高，分子热运动加剧，液体分子之间距离增大，相互吸引力将减小，所以表面张力要相应地减小。到达临界温度（物质以液态形态出现的最高温度）时，表面张力减小到零。通常表面张力和温度的关系成一直线；也有的表面张力虽随温度增加而减小，但不是直线关系；有的二者关系则更复杂。

液体表面张力与其所含杂质亦有关。纯净液体中溶有不同种类的物质时，由于溶液中部分溶质分子进入到溶液的表面层，表面层的结构将发生变化，导致分子组成改变，分子间作用力也会随之发生变化，所以表面张力将改变。如水中溶入酸、酯等物质时，其表面张力（系数）相对纯水会减小，并随溶液浓度增加而减小（20℃下，水中溶有肥皂，表面张力系数将从 72.75×10^{-3} N/m 减至 40×10^{-3} N/m）；水中溶入食盐、蔗糖等物时，表面张力（系数）则会稍稍变大，且随浓度加大而逐渐增大。

10. 氧化性

这里指固体氧化性（oxidizing properties）。氧化性是指能够通过产生氧而导致其他物质燃烧或加强其他物质燃烧能力的特性。

氧化性试验不适合液体、气体、炸药或高度可燃物质，或有机过氧化物等。因此进行氧化性试验之前必须对待试物的爆炸特性有充分了解。当从某种物质的分子结构判断该物质不会与易燃材料发生放热反应时，不需要进行氧化性试验。

11. 爆炸性

爆炸性（explosive properties）是衡量某种固体或某种浆状物质受到火焰的作用时（称为热敏性）或受到震动或摩擦时（统称为对机械刺激的敏感性）产生爆炸的危险性，也是衡量某种液体物质受到火焰作用或受到震动时产生爆炸的危险性。

根据欧盟建议的农药登记试验方法，物质爆炸性测试包含三个部分：①热敏性测试；②对震动的机械刺激的敏感性测试；③对摩擦的机械刺激的敏感性测试。测试结果只能说明某种物质在一定的刺激下产生爆炸的可能性，所以不能保证某种物质在任何条件下能够或不能够产生爆炸。

当已有的热动力学资料如生成热和分解热或分子中不存在某些反应基团等信息足以说明某种物质不会快速分解产生气体或释放热量时，不需要进行爆炸性试验。此外，液体物质不需要做摩擦敏感性试验。

12. 贮存稳定性

农药原药和制剂都可能需要经过一段时间的贮存之后才能被用于加工成制剂或被施用。在贮存期间是否会发生分解使有效成分含量降低，或者产生更为有害的物质，都是需要明确的。因此，原药和制剂的贮存稳定性成为衡量它们能够在环境温度下贮存多长时间而不发生不可接受的变化的一个重要指标。

贮存稳定性试验项目包括加速试验（accelerated storage test）和实时试验（real time test）。为在相对较短时间内获取制剂货架期的信息，需要在较高的温度下进行稳定性试验，即加速试验。加速试验的目的就是把较高温度（54℃±2℃）的结果外推至较低温度（常温），从较短时间的贮存期外推至较长时间（2年）的贮存期。由于制剂组分很复杂，有时在较高温度下可能会发生降解，而在较低的温度下则可能不会，因此外推法里面包括了诸多的不确定因素，也不能完全代表实际情况。

实时试验则不用外推法，但是不能在短时间内得出完整的结果，因为一般都是在实验室环境温度下贮存至少两年的时间。因制剂和包装材料各异，有时也需要提供试验时的标准相对湿度或对光暴露量等信息。

（1）加速贮存试验　在登记初期，往往都没有完整的实时试验资料，但是需要提供加速试验资料。由于在稳定性试验初期，成品包装材料可能尚未确定，所以样品可以贮存于实验容器内。澳大利亚要求最好采用商品销售时实际采用的容器进行加速贮存试验，如果实际包装过大则可以使用由相同材料制作的较小的容器进行。据 FAO 标准，一般是在 54℃±2℃中贮存 14d。但在实际选择试验条件时，也可根据不同的产品特性作出适当的调整。若有效成分在固体制剂中，熔点低于 54℃，则可选择在 40℃条件下贮存 8 周，或 35℃贮存 12 周，或 30℃贮存 18 周等，选择适用的试验条件，以之来支撑初始的稳定性说明。

(2) 实时试验 销售制剂产品，必须附有其在成品包装或类似包装里于环境温度下至少能稳定保存两年的信息。

由于夏季高温，试验时设定的温度往往高于平均环境温度，校正值可以从气象站查得。在温带气候，冬季的气温会降至零下，仓库中可以加温使之达到平均温度。为模拟后者情境，贮存试验可在稍高于（通常 1～4℃）平均气象气温的恒温下进行。通过上述修正，不同气候区域的试验温度如下：温带 18～22℃；亚热带 23～27℃；热带 28～31℃。

建议将试验样品贮存于20℃和30℃或者环境温度和30℃，记录产品在两年的贮存期内的理化性质资料，以及贮存开始时和贮存结束时的理化性质资料。

若产品通过30℃试验，符合货架期说明，则可认为该产品在任何实际环境中都可使用至少两年；反之，则应提供不同气候区域的货架期声明。

(3) 冷贮 有效成分易结晶或易分层的液体制剂，应在0℃或更低温度中进行冷贮试验。

(4) 包装材料的适用性 应检验包装，确保在贮存期间制剂与包装没有明显反应，以致影响包装材料的稳定性。如澳大利亚要求提供在热贮之后包装物是否完整的信息。

13. 紫外/可见、红外、核磁共振、质谱以及在一定波长的分子消光系数

(1) 紫外光谱 是指波长 200～400nm 范围的光谱，该区域也称近紫外区或称石英紫外区。而 400～800nm 范围的光波属于可见光（visible, VIS），是人可以感知的光波。不同波长的光具有不同的颜色，即光谱色。农药结构鉴定使用最多的是紫外吸收光谱，因此此处不着重介绍可见光谱。

各类化合物的紫外吸收各不相同。常见有机化合物的紫外吸收见表2-4。

农药化合物的结构远比上面列举的化合物复杂，但是仍然可以根据以上这些化合物的结构与紫外吸收关系的信息对农药分子的紫外吸收能力做出初步推断，然后再用实验验证。有些农药化合物不适于采用紫外吸收进行鉴定或不能用高效液相色谱仪紫外检测器进行定量分析就是因为没有适当的紫外吸收。

表 2-4　常见有机化合物的紫外吸收（宁永成，2001）

化合物类型		紫吸收特性
简单分子	饱和的有机化合物	其中饱和碳氢化合物的吸收在远紫外范围。含饱和杂原子的化合物，在近紫外区无明显吸收。一般饱和有机化合物在近紫外区无吸收，不能将紫外吸收用于鉴定。反之这类化合物在近紫外区对紫外线是透明的，所以可以作为紫外测定的良好溶剂
	含非共轭烯、炔基团的化合物	这类化合物都含有 π 电子，可以发生 $\pi \rightarrow \pi^*$ 跃迁。这类分子如乙烯和乙炔虽然含有生色团，但是若没有助色团的作用，在近紫外区仍无吸收
	含不饱和杂原子的化合物	这类化合物主要有酮类（丙酮）、醛类（乙醛）、酸类（乙酸）、酯类（乙酸乙酯）、酰氯（乙酰氯）、甲亚胺（丙酮肟）、腈类（乙腈）、重氮（重氮甲烷）、亚硝基（亚硝基丁烷）、硝酸酯（硝酸乙酯）、硝基（硝基甲烷）、烟硝酸酯（亚硝基戊酯）、亚砜（环己基甲基亚砜）、砜（二甲亚砜）。这些物质的紫外吸收对鉴定都有意义
含有共轭体系的分子		共轭体系的吸收被称为 K 带吸收，出现在近紫外区，且摩尔吸收系数也高（$\varepsilon_{max} >$ 10000）。共轭体系越长，最大吸收越向长波方向移动，甚至可以到可见光部分。丁二烯，α, β-不饱和醛、酮，α, β-不饱和酸，酯等属于此类物质
芳香族化合物		苯（有三个吸收带），烷基苯，助色团在苯环上取代的衍生物（苯乙醚、苯酚、苯胺、二苯醚、邻苯二酚等），生色团在苯环上取代的衍生物（苯乙烯、苯甲醛、苯甲酸、苯酮、联苯、二苯亚砜等），多取代苯环（对位、邻位或间位取代），稠环芳烃（比苯环的共轭体系更大，紫外吸收比苯环向长波方向移动），杂芳环化合物（饱和杂环无紫外吸收，不饱和杂环才有紫外吸收）

紫外谱图对于结构鉴定可以提供的信息可以总结如下。

① 在 200～800nm 区域内没有吸收（$\varepsilon < 1$），则可以推断被测化合物中不存在共轭双键、苯环、醛基、酮基、硝基、溴和碘；说明该化合物属于脂肪烃、酯环烃或者它们的简单衍生物（氯化物、醇、醚、羧酸），甚至可能是非共轭的烯。

② 在 210～250nm 区域有强吸收带（$\varepsilon \geq 10^4$），则可以推测分子中存在两个双键组成的共轭体系（共轭二烯或 α, β-不饱和醛、酮）。

③ 在 260～300nm 区域有高强度吸收带（$\varepsilon > 10^4$），则表示被测物中有 3～5 个双键组成的共轭体系，依据吸收带的具体位置可判断体系中共轭双键的个数，说明苯环或某些杂芳环的存在。

④ 在 270～300nm 之间有弱吸收带（$\varepsilon < 10^2$），表示羰基或共轭羰基的存在。假如羰基的 A、B 位有双键存在，与之形成共轭体系，则吸收带发生红移，吸收强度也有所增大。

⑤ 在 250～300nm 之间有中等强度的吸收带（$10^2 \leq \varepsilon \leq 10^4$）并显示不同程度的精细结构，说明苯环的存在；假如吸收带有 300nm 以上，并有明显的精细结构，说明存在稠环芳烃、稠环杂芳烃或它们的衍生物，即

存在较大的共轭体系。

总体说来紫外吸收光谱在有机化合物结构分析中的作用远不如质谱、核磁共振和红外光谱，因为它只是化合物中生色团和助色团的特征，而不是整个分子结构的特征，单靠它提供的信息无法确定未知物的结构。但在一些特定情况下，例如确定双键位置、确定共轭体系大小等方面，它比其他方法更为简便有效。

（2）红外光谱　当样品受到频率连续变化的红外光照射时，分子吸收某些频率的辐射，并由其振动运动或转动运动引起偶极矩的净变化，产生的分子振动和转动能级从基态到激发态的跃迁，从而形成的分子吸收光谱称为红外光谱。又称为分子振动转动光谱。

红外光谱是有机化合物结构鉴定的重要手段。随着傅里叶变换红外光谱及其他一些新技术的出现，红外光谱的应用越来越广。

根据实验技术和应用的不同，将红外光区分成三个区：近红外区、中红外区、远红外区。其中中红外区是有机化合物红外吸收的最重要区域，常说的红外光谱就是指中红外区的红外光谱。常见商品仪器的波数范围是 $650 \sim 4000 cm^{-1}$ 或 $400 \sim 4000 cm^{-1}$。

红外光谱对于化合物的结构鉴定有如下几个特点。

① 任何物理状态的物质（气态、液态或固态）均可以进行红外光谱测定，其他波谱鉴定方法都没有这个优势；

② 任何化合物都有红外吸收，有机化合物的红外光谱可以提供非常丰富的结构信息；

③ 样品用量少，高级仪器可以使样品需要量减少到微克级。

红外谱图按波数可以分成六个区域，各区域的特点和对结构鉴定的作用见表 2-5。

如前所述，红外吸收光谱的波段可以分为官能团区和指纹区。两大区的分界线是 $1300 cm^{-1}$，波数大于 $1300 cm^{-1}$ 的区域为官能团区，低于 $1300 cm^{-1}$ 的为指纹区。在官能团区，每个吸收峰代表某个官能团的存在。在指纹区，吸收峰数目众多，很多峰找不到具体的归属，但是该区域的吸收峰好像人的指纹，能表示不同化合物的特征。但是同系物的指纹吸收可能相似，不同的样品制备条件也可能引起指纹区吸收峰的变化。

指纹区的吸收峰，对基团来说特征性差，但对整个有机分子来说却有强的特征性，分子结构的细微差别都会影响指纹区的图形。因此，指纹区一般不用于解析，而主要用于与标准谱图进行比较。如果未知物与某一化

表 2-5　红外谱图的区域与对应的结构信息（宁永成，2001）

红外谱图区域(波数)		对应的结构信息
官能团区(1～4区)：4000～1300cm⁻¹	4000～2500cm⁻¹	羟基(醇和酚)：3200～3650cm⁻¹ 胺基：3300～3500cm⁻¹ 烃基：C—H键振动的分界线是3000cm⁻¹,饱和碳(三元环除外)的碳氢伸缩振动频率低于3000cm⁻¹,不饱和的碳氢伸缩振动频率高于3000cm⁻¹
	2500～2000cm⁻¹	三键和累积双键(—C≡C—,—C≡N,>C=C=C<,—N=C=O,—N=C=S)的振动区,S—H、Si—H、P—H、B—H的伸缩振动也出现在这个区域
	2000～1500cm⁻¹	双键的伸缩振动区,表示有双键的化合物存在,如C=O(酰卤、酸、酯、醛、酮、酰胺等)出现在1870～1600cm⁻¹强峰。此外,C=C、C=N、N=O的伸缩振动出现在1675～1500cm⁻¹。分子比较对称时,C=C的吸收峰很弱
	1500～1300cm⁻¹	C—H弯曲振动区,苯环、杂芳环等的吸收可能进入此区域
指纹区(5～6区)：1300～600cm⁻¹	1300～910cm⁻¹	这一区域包括C—O、C—N、C—F、C—P、C—S、P—O、Si—O等键的伸缩振动和C=S、S=O、P=O等双键的伸缩振动吸收
	910～600cm⁻¹	这一区域的吸收峰是很有用的。例如,可以指示—(CH₂)ₙ—的存在。也是判断苯环取代位置的主要依据,但是苯环上有强极性基团取代时,常常不能利用这段的吸收做出判断

合物的标准谱图完全一致，说明两者具有相同的结构。这作为有机物结构解析最后一个步骤，通常是必不可少的。

（3）核磁共振波谱　核磁共振谱技术（nuclear magnetic resonance，NMR），是将核磁共振现象应用于分子结构测定的一项技术。对于有机分子结构测定来说，核磁共振谱扮演了非常重要的角色，核磁共振谱与紫外光谱、红外光谱和质谱一起被有机化学家们称为"四大谱"。目前对核磁共振谱的研究主要集中在^{1}H 和^{13}C 两类原子核的图谱。

对于孤立原子核而言，同一种原子核在同样强度的外磁场中，只对某一特定频率的射频场敏感。但是处于分子结构中的原子核，由于分子中电子云分布等因素的影响，实际感受到的外磁场强度往往会发生一定程度的变化，而且处于分子结构中不同位置的原子核，所感受到的外加磁场的强度也各不相同，这种分子中电子云对外加磁场强度的影响，会导致分子中不同位置原子核对不同频率的射频场敏感，从而导致核磁共振信号的差异，这种差异便是通过核磁共振解析分子结构的基础。原子核附近化学键和电子云的分布状况称为该原子核的化学环境，由于化学环境影响导致的核磁共振信号频率位置的变化称为该原子核的化学位移。

耦合常数是化学位移之外核磁共振谱提供的另一个重要信息，所谓耦合指的是临近原子核自旋角动量的相互影响，这种原子核自旋角动量的相互作用会改变原子核自旋在外磁场中运动的能级分布状况，造成能级的裂分，进而造成 NMR 谱图中的信号峰形状发生变化，通过解析这些峰形的变化，可以推测出分子结构中各原子之间的连接关系。

最后，信号强度是核磁共振谱的第三个重要信息，处于相同化学环境的原子核在核磁共振谱中会显示为同一个信号峰，通过解析信号峰的强度可以获知这些原子核的数量，从而为分子结构的解析提供重要信息。表征信号峰强度的是信号峰的曲线下面积积分，这一信息对于 ^{1}H-NMR 谱尤为重要，而对于 ^{13}C-NMR 谱而言，由于峰强度和原子核数量的对应关系并不显著，因而峰强度并不非常重要。

早期的核磁共振谱主要集中于氢谱，这是由于能够产生核磁共振信号的 ^{1}H 原子在自然界丰度极高，由其产生的核磁共振信号很强，容易检测。随着傅里叶变换技术的发展，核磁共振仪可以在很短的时间内同时发出不同频率的射频场，这样就可以对样品重复扫描，从而将微弱的核磁共振信号从背景噪声中区分出来，这使得人们可以收集 ^{13}C 核磁共振信号。

近年来，人们发展了二维核磁共振谱技术，这使得人们能够获得更多关于分子结构的信息，目前二维核磁共振谱已经可以解析分子量较小的蛋白质分子的空间结构。

第二节　农药原药批次全分析及其在相同产品等登记中的作用

一、农药5批次全分析及其在农药出口登记中的作用

目前为止，对农药的原药全分析尚无明确的定义。在实际工作中，不

同的分析单位掌握的分寸也不同。作者在这里把原药全分析分成两大类：狭义的原药全分析和广义的原药全分析。狭义的原药全分析就是对原药的实际化学组成进行完整分析；广义的原药全分析还包括对原药实际化学组成之外的其他一些指标进行分析（见表 2-6）。本文主要讨论狭义的全分析。

表 2-6　农药原药全分析的种类

类别	分　析　指　标
狭义	原药化学组成（包括杂质、异构体、添加剂如稳定剂和水分）
广义	包括原药化学组成（包括杂质、异构体、添加剂如稳定剂和水分）及丙酮不溶物、干燥失重、酸/碱度和/或其他理化指标。实际包括的项目视不同原药的特性而定，一般需要参照 FAO 农药规格对不同品种原药的质量要求，或参照某些国家的要求

各国农药登记资料要求中，要求全分析的主要目的是了解农药原药的组成。所以狭义的农药全分析一般可以满足需要。而农药原药的技术指标（标准）则往往需要广义全分析中的某些项目。

农药全分析的目的就是全面了解农药原药中各种成分的化学本质和实际含量范围，尤其是一些具有毒理学意义的有害杂质的存在情况，以便为原药的安全性评价提供参考依据。

农药全分析资料是申请农药登记时需要提供的产品化学资料中的最重要的内容之一。对新农药而言，农药全分析报告是进一步对其安全性进行评价的重要化学依据。对于仿造的产品而言，原药全分析是认定其是否与已登记原药“等同”的重要依据。所以无论是新化合物还是老产品，原药全分析都是必不可少的，可以说是申请农药登记的敲门砖，尤其是出口登记。目前中国农药出口登记普遍遇到对原药 5 批次全分析报告的要求，其主要目的是便于证明中国的原药产品与目前已经登记的产品（多为跨国公司的产品）是“相同产品”（me too-product）。目前所有发达国家的农药登记（如美国、欧盟、澳大利亚、日本、韩国）都需要提供原药全分析报告，甚至要求 GLP 实验室提供的全分析报告。一些发展中国家如南美洲的巴西和阿根廷、亚洲的菲律宾和泰国、非洲的南非等很多国家也需要全分析报告，甚至某些国家如巴西、巴拉圭等还要求 GLP 实验室出具的报告。也有一些国家根据目前中国的实际情况接受一些权威实验室或我国政府认可的实验室的全分析报告，但是前提是全分析报告的质量要达到要求。我国目前有一些实验室得到了中国实验室国家认可委员会的认可或得到农业部药检所的认可，这些实验的报告也有一定的作用。

二、不同国家或地区对5批次全分析的具体要求

1. 欧盟农药登记对原药全分析的要求

原药产品化学资料要求提供有关异构体、杂质和添加剂的化学本质、结构式和用 g/kg 表示的含量。需要提供非有效异构体的最高含量以及异构体/非对映异构体含量的比例。此外还需要其他成分（添加剂以外的）包括副产物和/或杂质的最高含量（以 g/kg 表示）。添加物的含量也要以 g/kg 表示出来。对于含量在 1g/kg 或高于 1g/kg 的组分，需要如下信息：①以 CA 或 IUPAC 命名系统给出的化学名称；②ISO 通用名称或推荐的通用名称；③CAS 登记号、欧洲现有化合物编号（EINECS）或欧洲已登记化学物质清单编号（ELINCS number）、CIPAC 编号、分子式和结构式；④分子量；⑤最高含量（以 g/kg 表示）。

对于具有毒理学意义的杂质组分，针对每个组分都需要提交分析方法及方法的检测限。此外还需要提供如下信息：①以 CA 或 IUPAC 命名系统给出的化学名称；②ISO 通用名称或推荐的通用名称；③CAS 登记号、欧洲现有化合物编号（EINECS）或欧洲已登记化学物质清单编号（ELINCS number）、CIPAC 编号、分子式和结构式；④分子量；⑤最高含量（以 g/kg 表示）。

对于在加工成制剂之前添加到原药中的组分（添加剂的作用是保持原药稳定性或有利于操作），必须提交其商品名称以及如下资料：①以 CA 或 IUPAC 命名系统给出的化学名称；②ISO 通用名称或推荐的通用名称；③CAS 登记号、欧洲现有化合物编号（EINECS）或欧洲已登记化学物质清单编号（ELINCS number）、CIPAC 编号、分子式和结构式；④分子量；⑤最高含量（以 g/kg 表示）。

对于添加剂（非活性组分亦非制造过程带来的杂质），还要说明其功能：防泡剂、防冻剂、黏结剂、其他（说明）、缓冲剂、分散剂或稳定剂等。

必须提供代表性样品的分析报告。包括有效成分、惰性异构体、杂质和添加剂的含量分析。在分析结果中必须报告含量大于 1g/kg 的所有组分的定量数据，并且要求所报告组分的总和要大于被分析物料的 98%。对于具有毒理学、生态毒理学或环境意义的不受欢迎的组分的含量则必须

报告。

数据报告必须包括单个样品的分析结果和所有样品分析结果的摘要，以显示最高、最低和典型含量。

对不同工厂生产的同种原药产品，需要分别提交每个工厂的分析报告。此外，如果所提交的毒理学或生态毒理学试验数据是采用实验室规模或中试规模生产的样品进行实验获得的，则需要对这类样品也进行分析。

对于全分析方法，要求确证数据（准确度、精密度、线性范围、特异性等）。

2. 美国环境保护局（EPA）对原药全分析的要求

如果产品只含有原药级活性组分（TGAI）或者是通过连续生产方式（integrated system）生产出来的，登记申请者必须提供每种有效成分的原药的初步分析（preliminary analysis）资料，以确定含量在 0.1% 和高于 0.1% 的各种杂质。需要对五批产品（如果是间歇生产）或 5 个样品（如果是连续生产）进行初步分析（在生产过程中某个时间点进行分析，这个时间点的选择原则是保证在这个时间点以后不会继续发生产生目标产物或纯化目标产物的化学反应）。

根据初步分析的结果，必须提供关于原药产品组成的声明材料。如果原药无法分离，则需要提交关于原药实际等价物的组成声明。除非登记申请者自己对各组分的限量提出建议，否则由 EPA 根据表 2-7 的原则对有效成分的限量做出规定。登记申请者可以建议出与表 2-7（标准的）不同的限量。对于原药中的杂质而言，登记申请者必须根据分析结果建议限量，标准的限量建议（表 2-7）不适用于原药中的杂质。

表 2-7　EPA 建议的组分限量

组分的名义含量(N)	保证的组分含量范围	
	高　限	低　限
$N \leqslant 1.0\%$	$N+10\%N$	$N-10\%N$
$1.0\% < N \leqslant 20.0\%$	$N+5\%N$	$N-5\%N$
$20.0\% < N \leqslant 100.0\%$	$N+3\%N$	$N-3\%N$

3. 澳大利亚对 5 批次全分析的要求

澳大利亚要求两年之内的 5 批次（实际生产样品或中试样品）全分析报告。

报告必须包括如下内容：生产日期；批次大小和编号；生产地；有效成分及含量等于或超过 0.1% 的每个杂质的分析结果；具有毒理学意义的杂质的含量（任何含量）；批次色谱图以显示杂质分离状况，色谱图必须清楚地标明批次号、色谱峰对应的组分名称及积分数据；还要求提供所有原始数据的复印件。

有效成分和杂质的定量水平被认为是物料平衡。为了保证所有杂质都能被检测到，物料平衡就成为批次分析的很重要的参数。物料平衡不要求做到正好 100%，但是要求达到 98%～102%。

对批次分析方法，要求提供关于有效成分、所有含量等于或超过 0.1% 的杂质以及具有毒理学意义的任何含量的杂质（包括低于 0.1%）详细的分析程序。书面分析报告必须包括如下内容。

(1) 方法的原理、方法摘要、样品制备技术、设备/试剂等。对色谱分析方法，需要提供色谱柱、洗脱液（包括梯度洗脱）、温度、检测器和保留时间等。

(2) 分析标样的来源、纯度。

(3) 分析方法的确证数据，如选择性（selectivity）或特异性（specificity）、线性（linearity）、精密度（precision）、准确度（accuracy）、检测限（limit of detection，LOD）、最小检测量（limit of quantitation，LOQ）等。

(4) 在采用色谱分析时，有关的色谱图包括峰的分配和积分数据。

(5) 分析结果计算实例。

关于分析方法的确证，不同的国际组织或国家主管部门如国际纯正化学和应用化学联合会（IUPAC），美国食品药品管理局（FDA），美国官方分析化学家协会（AOAC）、经济合作与发展组织（OECD）等都对分析方法的确认作出了相应的规定。对于不同的分析手段如化学分析法、色谱分析法，以及不同的分析目的如制剂分析、原药分析或残留分析都有不同的确证规定。

这里仅以澳大利亚的规定为例，具体介绍如何实现原药分析方法的确证。

选择性或特异性的确定。由于原药是一个复杂的混合物，所以在分析目标组分时，需要排除其他组分的干扰（化学分析法和色谱分析法都如此）。专一性和选择性两个概念经常通用。但是还有微小的区别：专一性强调的是只对目标组分有响应，而选择性是指对若干个组分都有响应但组分间互不干扰。由于我们分析的对象都是复杂组分的混合物，而且我们也希望一个分析方法能同时分析若干个组分，所以实际工作中方法的选择性更为多用。IUPAC认为特异性是选择性的极端情况，并鼓励使用选择性。对于色谱分析方法，确定选择性的方法就是设法证明待分析组分色谱峰的"纯度"。可以采用二极管阵列检测器或质谱检测器来证明峰的纯度（证明是单一物质的峰，而不是两个或多个物质峰的重叠峰）。

分析方法的线性是指分析方法能够在一定的待分析物质的浓度范围内使测得的结果与待分析物的量（浓度）成比例。这个比例可以是直接的也可以是经过数学转换的。线性范围的确定需要采用至少六个标准浓度来测定，这六个浓度应设置在预期的待分析组分浓度的80%～120%的浓度跨度内。线性范围要用可视的线性图来表示（响应值与待测物浓度之间的函数曲线）。分析报告需要提供函数曲线的斜率、截距和相关系数。一般要求在工作浓度范围（80%～120%）内相关系数大于0.99。如果相关系数小于0.99或者故意采用非线性的分析方法都需要做出解释。

分析方法的适用范围也是一个确证指标。其实这个指标来自于分析方法的线性。分析方法的范围就是指在能够保证适当准确度、精密度和线性的基础上，能够分析的最高浓度和最低浓度之间的距离。对农药产品的有效成分而言，这个范围应该在表明浓度的80%～120%，而对杂质这个范围可以在产品规格规定的浓度到这个浓度的120%之间。

准确度就是分析结果与真实含量之间的接近程度。方法的准确度可以通过以下方法测定：产品基质添加回收率法和标准加入法。前者是将已知量的有效成分化合物添加到制剂产品空白中，空白中含有除有效成分以外的其他所有组分，然后进行分析，所得结果与添加的实际量比较得出回收率数值（%）。而标准加入法是首先分析样品中有效成分含量，然后往该样品中添加已知量的有效成分标样，再分析添加标样之后的样品中有效成分总量，两次分析之差与加入的标样量比较得出回收率数值（%）。

方法准确度一般用回收率表示，对不同含量范围的组分，回收率要求也不同（表2-8）。

表2-8　对分析方法回收率的要求

有效成分或杂质含量/%	可接受的回收率/%
≥10	98～102
≥1	90～110
0.1～1	80～120
<0.1	75～125

由于回收率测定在不同添加浓度时可能会有变动，所以一般要求回收率测定在三个水平进行，三个添加水平应分别设在添加量的 80%，100% 和 120%。

国际农药分析协助委员会（CIPAC）对农药分析方法（原药和制剂）的准确度也提出了要求（表 2-9），欧盟建议的准确度见表 2-10。

表 2-9　CIPAC 对准确度的要求

有效成分含量/%	可接受的回收率/%
≥10	98.0~102.0
1~10	97.0~103.0
<1	95.0~105.0

表 2-10　欧盟建议的农药分析准确度

有效成分含量/%	平均回收率/%	杂质含量/%	平均回收率/%
>10	98~102	>1	90~110
1~10	97~103	0.1~1	80~120
<1	95~105	<0.01	75~125
0.01~0.1	90~110		
<0.01	80~120		

方法的精密度是衡量分析方法对同一个匀质样品多次进行采样分析后，所得分析结果之间的接近程度或一致性。考量精密度可以在三个水平上进行：重复性（repeatability）、中间精密度（intermediate precision）和重现性（reproducibility）。重复性系指在同样的操作条件下，在较短时间间隔内，由同一分析人员测定所得结果的精密度。中间精密度系指在同一实验室，由于实验室内部条件改变，如时间、分析人员、仪器设备改变，测定结果的精密度。重现性指不同实验室之间不同分析人员测定结果的精密度。当分析方法将被法定标准采用时，应进行重现性试验。

精密度一般用差异（variance）、标准差（standard deviation）或变异系数（coefficient of variation）来表示。为获得精密度数值要求至少重复进行 5 次以上的测定。对于离群数据，要用狄克松检验（Dixon's test）和格鲁布斯检验（Grubb's Test）法加以剔除。

方法的精密度一般用标准偏差（SD,%）表示，对不同含量范围的组分，标准偏差的要求也不同（表 2-11）。

对含量不同的组分，要求的分析方法确证数据项目也不完全性相同（表 2-12）。

表 2-11　不同含量的组分所要求的精密度

样品中的组分含量范围/%	要求的精密度/%
≥10.0	≤2
1.0～10.0	≤5
0.1～1.0	≤10
<0.1	≤20

表 2-12　对不同组分的分析方法要求的确证数据项目

确证数据	原药有效成分的分析	原药中毒理学杂质的分析	制剂中有效成分分析
特异性	√	√	√
线性	√	√	√
准确度	×	√	√
精密度	√	√	√
分析范围	*	√	√
检出限	×	√	×
最小检测量	×	√	*

＊表示根据具体试验的特点可能需要。

检测限（LOD）指试样中的被分析物能够被检测到的最低量，但不一定要准确定量。该确证指标的意义在于考察方法是否具备灵敏的检测能力。因此对杂质限度试验，需证明方法具有足够低的检测限，以保证检出需控制的杂质。检测限可以通过对一系列已知浓度被测物的试样进行分析，并以能准确、可靠检测被测物的最小量或最低水平来建立。这个最低水平（LOD）必须经过 6～10 次的测定获得，并计算出平均值（$\bar{x}$）和标准差（SD）。那么 LOD 就等于"平均值＋3×标准差"（LOD＝$\bar{x}$＋3×SD）。还可以采用信噪比法确定检测限，就是用 3 倍于噪声信号的被测物的响应相对应的浓度作为检测限。

最小检测量（LOQ）系指试样中的被分析物能够被定量测定的最低量，其测定结果应具有一定的准确度和精密度。最小检测量体现了分析方法是否具备灵敏的定量检测能力。杂质定量试验，需考察方法的定量限，以保证含量很少的杂质能够被准确测出。最小检测量可以通过对标准溶液（通过预试验来估计标准溶液的适当浓度）进行 6～10 次测定，并计算出测定结果平均值（$\bar{x}$）和标准差（SD）。要求标准差不得大于 20%，若大于 20% 需要配制更高浓度的标准溶液重新测定。LOQ＝$\bar{x}$＋10×SD。

也可以用信噪比法确定最小检测量。一般以信噪比为 10∶1 时相应浓度或注入仪器的量进行确定。

根据定量分析的原理，不同浓度的分析对象对分析方法的要求是不同的。表 2-12 是澳大利亚对不同分析对象要求的分析方法确证数据项目。

澳大利亚同时接受 GLP 实验室报告和非 GLP 实验室报告。只要按照澳大利亚农药和兽药管理局制定的分析方法指导原则开发的分析方法都是可以接受的。此外采用国际公认的一些分析方法如 CIPAC 和 AOAC 的分析方法也是可以接受的，但是仍然需要提交有关方法适用性的某些确证数据，如方法的线性范围和选择性。

欧盟在农药登记分析方法指导文件中对原药和制剂有效成分及杂质分析方法的确证数据也提出了具体要求（表 2-13）。对于标准的 CIPAC 和 AOAC 分析方法，除了可能需要准确度数据之外，不再需要其他确证数据，因为这些标准方法是已经得到确证的。但是如果这些标准方法不包括杂质分析，还必须提供杂质分析方法的确证数据。

表 2-13　欧盟对分析方法确证数据的要求

确证数据	原　药		制　剂	
	有效成分	杂质	有效成分	杂质
特异性	√	√	√	√
线性	√	√	√	√
准确度	√/× *	√	√	√
精密度(重复性)	√	√	√	√
分析范围	√	×	×	×
检出限	×	×	×	×
最小检测量	×	√ * *	×	×

＊原药有效成分分析不需要用回收率表示的准确度数据，但是可以用对干扰和精密度的评价代替对准确度的评价。

＊＊对一般杂质要求 LOQ 小于原药量的 0.1％（质量分数），对相关杂质需要根据对杂质含量水平的要求确定适当的 LOQ。

三、如何做好 5 批次原药全分析

1. 首先要熟悉 FAO、其他国际组织、某个国家对农药原药的规格要求或批次分析要求

FAO 农药规格是世界各国普遍遵守的。所以当明确某个国家没有自己的相关规定时，就可以参考 FAO 农药规格规定的项目和重要杂质对全分析提出要求。让提供服务的实验室做参考。当然，FAO 农药规格并没有包括所有的农药品种，有些较新的产品还需要参考最早开发商的产品

规格。

据作者所知，目前制定自己原药规格的国家还不多。澳大利亚是个典型的制定自己农药原药标准（规格）的国家。目前已经制定了400多个原药标准。所以到澳大利亚申请原药批准是需要考虑到这些的。

对原药全分析方法一般有如下内容：①对分析方法的完整描述，包括有效成分和杂质的分析方法；②分析方法的确证，要求提供方法精密度、准确度数据；③提供代表性色谱图；④报告分析结果。

申请相同产品登记时，批次分析结果对于确认产品的"等同性"具有重要意义。一般地，登记主管部门会将提供的批次分析结果与已经登记的原药批次分析结果对比，以此来判定后来的登记申请者提供的产品是否与现有的登记相同。FAO和WHO农药规格制定手册（第一版）对确定产品等同性提出了建议性的比较标准，其目的虽然不是作为各国进行农药原药等同性认定的依据，但是其方法得到一些国家的采纳，而并没有被所有国家采用。据作者所知，巴西、南非和阿根廷目前采用了这样的标准。

2. 技术方面

首先要注意的是提供原药样品时，不要有意识地提供比实际生产出来的产品含量更高的样品。因为一般的国家都要对实际进口的产品的含量和组成进行验证分析，如果提供的5批次分析报告是采用含量很高的样品分析出来的结果，往往与实际生产出来的产品差别较大，这样会造成不必要的麻烦。还要注意的是提供样品时一定标明生产日期、批号、样品重量等信息。对于间歇生产方式获得的产品，需要提供五个生产批次的代表性样品5个；对于连续生产方式生产的产品，需要提供五个有代表性样品即可。

其次对生产工艺及所用原材料（规格及杂质的含量）有充分了解，尽量为分析实验室提供更多的线索，以便分析工作顺利进行。

再次，尽可能为实验室提供有关组分（原料及其杂质、中间体、其他已知的杂质等）的标准样品，这样会加速试验进程。

OECD的GLP指导原则要求的实验报告一般格式如下。

总的原则：

针对每个实验研究，都必须撰写一份报告。实验负责人和参与实验的科研人员都必须在报告上签上自己的姓名和日期。

最终实验报告必须由研究主任（Study Director）签名和签署日期，

以表示其对研究数据的正确性负责。对 GLP 原则的遵守程度也需要说明。

对最终报告的修改和增加的内容都要以"改正"的形式呈现。"改正"必须清楚地说明修改和增加内容的原因，对此还要由研究主任签名和签署日期。

为了适应不同国家对登记资料格式的要求，对最终报告进行的"重新格式化"不构成对报告的修改或增加内容。

3. 熟悉 FAO 建议的农药原药等同性认定的基本原则

所谓等同性是指不同来源的原药在化学组成上的相似性。如果新来源的原药与参照原药的危害性等同或更安全，则可以认为新来源的原药与参照原药等同。这是基于这样的认识："化学上的等同物应该具有等同的生物效应"（可以减少资料要求）。

进行等同性认定的关键因素之一是参照物的选择。FAO 建议的参照原药是那些全部风险评价已经完成而且已经被某国主管部门做出接受登记决定的原药；只有那些已经被列入 ISO 目录的有明确结构和性质的物质才能作为等同性认定的参照物或被认定物。所以等同性认定不涉及那些微生物有效成分、不涉及化学组成不明确的物质如植物提取物、动物产物及其衍生物等。

当新的或不同的登记申请人要求登记"相同原药"（与已经获得登记的某种原药"相同"）时，需要进行原药等同性认定。中国农药出口登记多需要这种认定。当已经登记的原药改变生产过程或/和改变生产原料的质量时，或/和改变生产地址，或/和增加一个或多个生产地时（澳大利亚和美国原药产地批准与此类似）也需要等同性认定。当大规模商品化生产的产品资料需要与中试产品（或实验室小试产品）的资料进行比较时（出口登记中少见）也需要等同性认定。

原药等同性认定的积极意义：等同性认定的目的是减少不必要的各种实验，以节约各种资源和降低成本；其负面影响表现在：由于等同性认定在操作上的多变性容易使其演变成为"技术壁垒"，增强了登记申请获准的不确定性。

等同性认定的依据是：原药组成等同，和/或毒理学（甚至包括生态毒理学）等同。实际登记时不同国家对等同性认定的资料要求不同：有些国家只要求原药组成资料；有些国家要求原药组成及毒理学资料。

等同性认定的主要依据是杂质组成和含量。根据 FAO 的建议，杂质

（impurities）是除有效成分和惰性组分（inerts）以外的，其他存在于原药中的由生产过程产生的或在贮存过程中降解形成的任何物质。重要杂质（significant impurities）：由于（生产）过程变化产生的或可能产生的含量≥1g/kg的杂质被视为重要杂质。要明确杂质的化学本质（结构鉴定），并在产品规格中注明，还要标明最高含量。根据杂质的毒理学和生态毒理学特性，重要杂质可能被作为相关杂质或非相关杂质对待。相关杂质（relevant impurities）是生产过程或贮存过程中产生的副产物，如果与有效成分相比其对健康或环境具有毒理学重要性，或者能对被处理作物产生药害，或对食用作物造成污染，或者影响有效成分的稳定性（所以 FAO 把某些原药产品的水分也作为相关杂质），或造成其他不利影响，这些杂质都被视为相关杂质。同样，要明确这些杂质的化学本质（结构鉴定），在产品规格中注明并标明最高含量。表 2-14 是 FAO 农药规格对一些原药的相关杂质的要求举例。

表 2-14　FAO 对一些典型产品要求的相关杂质

原药名称	相 关 杂 质
苯菌灵	2,3-二氨基吩嗪(DAP)：≤0.5mg/kg 2-氨基-3-羟基吩嗪(HAP)：≤0.5mg/kg
二嗪磷	O,S-TEPP：≤0.2g/kg；S,S-TEPP：≤2.5g/kg
乐果	氧乐果：≤2g/kg；异乐果：≤3g/kg 水分：≤2g/kg
硫丹	硫丹醚：≤10g/kg；硫丹醇：≤20g/kg；硫丹硫酸酯：≤2g/kg
杀螟硫磷	S-乙基杀螟硫磷：≤20g/kg
草甘膦	甲醛：≤1.3g/kg N-亚硝基草甘膦：≤1mg/kg 1mol/L 氢氧化钠不溶物：≤0.2g/kg
环嗪酮	氨基甲酸乙基酯(氨基乙酸酯)：≤0.05g/kg(50mg/kg)
百草枯	游离 4,4′-联吡啶：≤1.0g/kg(1000mg/kg) 三联吡啶总量：≤0.001g/kg(1.0mg/kg)
毒莠定	六氯苯：≤0.005%(毒莠定酸)

　　根据 FAO 建议的等同性认定的标准，必须满足下列所有条件才被认为化学等同：原药有效成分最低含量及杂质组成与 FAO/WHO 已经发布的产品规格吻合；经鉴定其纯度（有时需要将异构体比例计算在内）不低于参照物且没有发现新的杂质；所有非相关杂质经鉴定（采用参照物的鉴定方法）其含量限不超过如下水平（表 2-15）。

表 2-15　FAO 建议的产品化学等同性标准

参照物 FAO 规格规定的含量限	待鉴定物最大允许增量
≤6g/kg	3g/kg
>6g/kg	含量限的 50%

欧盟采用澳大利亚农药和兽药管理局（APVMA）列出的具有毒理学意义的杂质名单，包括如下几类有害杂质：2,3-二氨基吩嗪（DAP）和2-氨基-3-羟基吩嗪（HAP），苯胺和取代苯胺，滴滴涕（DDT）及相关物质，亚乙基硫脲和丙烯基硫脲（propylene thiourea），卤代二苯并二噁英和卤代二苯并呋喃，六氯苯，异氰酸甲酯，亚硝胺，磷酸酯氧代物，酚类和取代酚类，肼和取代肼，四氯偶氮苯（TCAB）和四氯氧化偶氮苯，硫特普和氧化硫特普（O,S-TEPP）。

以上只是化合物大类，其毒理学作用无法确定。例如，已经批准的酚的毒害作用分两类：含量≥5%以上，急性经口或经皮暴露后有毒和有腐蚀作用；含量在 1%～5%，急性经口或经皮暴露后有害，对皮肤和眼睛有刺激作用。

亚硝胺的最大可接受浓度有三类亚硝胺，即 N-亚硝胺；C-亚硝胺；O-亚硝胺。N-亚硝胺是已知的能够致癌的亚硝胺。如果分析结果表明，N-亚硝胺在原药中的含量超过 1mg/kg，则必须提供毒理学资料：①详细论述亚硝胺组分的遗传毒性和致突变作用（这项内容总是需要的）；②针对存在于原药中的某种具体亚硝胺（N-亚硝基化合物）化合物的致突变数据；数据必须包括体外致突变试验，需要提供说明所用外源代谢因子的适合性的资料；③含有较高浓度亚硝胺的不同批次原药的毒性数据。总的目的是限制亚硝胺的总含量在 1mg/kg 以下。

多氯二苯并二噁英类（PCDDs）和多氯二苯并呋喃（PCDFs）的最大允许浓度：2,3,7,8-四氯二苯并-p-二噁英（TCDD）是最毒的二噁英，单个二噁英和呋喃杂质的毒性可以与 TCDD 的毒性比较从而获得一个毒性当量（TEQ）。WHO 已经给出了 PCDDs 和 PCDFs 的毒性当量因子（TEFs）。表 2-16 所列的每个化合物作为杂质存在时，其浓度乘以毒性因子（TEF）便可得到其毒性当量（TEQ）。所得的毒性当量再与最大允许浓度比较。

TCDD 的可接受浓度是 10ppb（0.01mg/kg）；这个浓度是根据 WHO/FAO 农药残留联席会议 1981 年针对 2,4,5-T（含微量杂质 TCDD，不超过 0.01mg/kg）设定的每日允许摄入量（ADI，0～0.03mg 2,4,5-T/

kg bw）制定的。

表 2-16　WHO 规定的 TEF 值（Van den Berg et al.，1998）

化合物	毒当量因子（TEF）	化合物	毒当量因子（TEF）
二苯并-*p*-二噁英类		二苯并呋喃类	
2,3,7,8-TCDD	1	2,3,7,8-TCDF	0.1
1,2,3,7,8-PnCDD	0.1	1,2,3,7,8-PnCDF	0.05
1,2,3,4,7,8-HxCDD	0.1	2,3,4,7,8-PnCDF	0.5
1,2,3,6,7,8-HxCDD	0.1	1,2,3,4,7,8-HxCDF	0.1
1,2,3,7,8,9-HxCDD	0.1	1,2,3,6,7,8-HxCDF	0.1
1,2,3,4,6,7,8-HpCDD	0.01	1,2,3,7,8,9-HxCDF	0.1
OCDD	0.0001	2,3,4,6,7,8-HxCDF	0.1
		1,2,3,4,6,7,8-HpCDF	0.01
		1,2,3,4,7,8,9-HpCDF	0.01
		OCDF	0.0001

注：这些数据取代以前由北大西洋公约组织现代科学技术委员会（NATO/CCMS）1988 年建议的 TEF。

　　化学等同性认定可能产生三种结果：化学等同，不需要进一步判定（结论明确）；化学上不等同，因为在有效成分最低含量和相关杂质等方面与 FAO 已制定的规格不符（结论明确）；仅仅依据化学等同性标准难以判定等同性（危害性），所以需要进一步评价由于有效成分含量的变化或杂质的不同是否会造成比参照物更严重的危害。

　　仅仅依靠杂质组成难以确定等同性时，主要依据现有的资料进行评价，得出的结论可能有三种：新来源的原药不会造成更大的危害，因此与参照物等同（明确结论）；新来源的原药与参照物不等同，因为它比参照物造成更大危害（明确结论）；新来源的原药含有一种或多种毒理学（生态毒理学）不明的杂质，所以需要更多的资料做评价（如果要求毒理试验数据，则需要强有力的理由），实际就是需要毒理学等同性认定。

　　需要毒理学等同性认定的杂质可能有三种情形：①没有毒理学影响的杂质：已知毒性很低的杂质（不重要的惰性组分、矿物盐、水等），一般不需要额外的毒理资料，但是需要提交合理的案例；②已知具有毒理学影响的杂质：如果存在某种新杂质（参照物中没有的），则必须提交很好的资料来证明该杂质不会使新来源的原药比参照原药更具危害性，不能提交足够证据就视为不等同；如果杂质是参照物中也有的而且是相关杂质，则需要进一步评价该杂质的量是否可被接受；③毒理学影响未知而且含量超过 1g/kg 的新杂质或者含量增加（与参照物比）的非相关性重要杂质：这些杂质需要进一步评价。只有当杂质的毒害作用比较肯定时才能要求做进一步的动物试验。毒理学评价时，专家的判断是非常重要的。

目前 FAO 的等同性评价程序已经被阿根廷、巴西、中国、哥斯达黎加、欧盟、墨西哥、巴拉圭、菲律宾和南非所接受。目前尚在讨论之中的国家有印度、马来西亚和泰国。

4. 做好 5 批次全分析要考虑的因素

做好 5 批次全分析需要考虑的因素如下。5 批次全分析用到什么国家，目的国有没有具体要求 [GLP，Non-GLP，是否要求实验室的 GLP 证书，对报告具体内容的要求（欧盟、美国、澳大利亚有具体要求）]；实验室是否经验丰富，对目标产品经验如何，其报告被哪些国家接受过；GLP 实验室的数据得到哪些国家的互认；实验室对原药样品的要求：是否要求相关工艺路线、原材料规格、杂质信息甚至杂质标样、该实验室是否有现成的相应杂质标样、没有的话是否可以自己合成还是需要请别人合成、完成报告需要的时间和费用，试验费用是否会在试验过程中有不可预测的变化，试验包括哪些具体项目（是否包括一些理化指标），有什么样的分析测试仪器设备，是否能够按照 FAO 产品规格要求进行试验，报告撰写的格式是怎样的；实验室是否愿意提供 GLP 资格证明；与实验室之间的沟通是否顺畅等。

在全面了解实验室之后，就可以签订试验合同。签订合同需要依据上述问题尽可能详细地在合同内体现双方的权利和义务，在正式报告形成之前要求事先审查报告草稿，有权提出修改意见等。目前往往我们是被动接受实验室单方面提出的合同，因此要有提出合同修改意见的勇气。

准备试验样品时首先了解 FAO 或其他国家对原药样品纯度的要求，在没有国际或国家标准的前提下，了解提供什么含量的样品为好（需要了解跨国公司的产品纯度），当然最好不要脱离工厂的实际生产能力。还要做好样品的档案资料：样品生产批号、样品分析单（COA）、MSDS、工艺路线、原料规格等。

为方便读者，表 2-17 列出了目前与国内接触较多的一些国外实验室供大家参考选择。

表 2-17　GLP 实验室举例

国家	GLP 实验室名称（产品化学）
阿根廷	Microquim S. A.
澳大利亚	Agrifor Scientific Pty Ltd
巴西	Bioagri Laboratories Ltd
法国	ANADIAG
印度	Jai Research Foundation
	Rallis Research Center
	International Institute of Biotechnology and Toxicology (IIBAT)
意大利	Chem Service
美国	Stillmeadow，Inc.
	Southwest Research Institute
	Harlan Labs
	EPL Bio Analytical Services
爱尔兰	Life Scientific

5. 5 批次全分析服务的现状和问题

5 批次-分析的主要技术目标是把原药样品中含量超过 1g/kg 的重要杂质（包括水分），尤其是相关杂质，定性定量地分析出来，一般还需要测定其他项目（如丙酮不溶物、灼烧残余物、酸度等），某些产品还测定特殊项目（如草甘膦原药中的氢氧化钠不溶物）。

理想的全分析应该是把原药中含有的主要杂质（这里主要指有机杂质）分离出来，并使其达到一定的纯度和积累到一定的量，然后做出每个杂质的四大谱图（MS/NMR/IR/UV），有时需要进一步的谱图如二维 NMR 等，再根据谱图结合产品工艺过程等有关信息确定出每个杂质的化学结构。

购买、纯化或合成杂质：经过结构鉴定的杂质，如果是商品化的已知化合物，可以在国内外购买其标准品作为标样使用（需要标样提供者出具的分析单以证明标样的可靠性）；如果是购买不到的杂质，可以通过将分离得到的杂质样品进一步纯化达到标样要求之后作为标样使用，或者通过合成的办法获得（纯化或合成的需要结构鉴定和含量分析数据才能判断其能否用作标样）。

采用杂质标样作为参照物采用色谱方法或其他方法对原药样品中的杂质进行定量分析；针对每个组分建立分析方法，每个分析方法都需要进行确证；但是上述过程可能需要很多时间和经费，难度也很大，所以目前国内外实验室都很少采用。

很多国家对全分析报告要求提供原药及杂质（包括有效成分标样和杂质标样）的四大谱的代表性谱图。四大谱图的基本作用可以概括如下：MS-确定化合物准确的分子式；提供某些一级结构信息；NMR（^{1}H/^{13}C）提供质子（H）和碳骨架信息，把各种元素和基团连接起来；IR——指出分子中可能存在的官能团，计算环加双键数，以及对化合物作最终的指纹鉴定；UV——主要提供化合物的共轭体系或某些羰基等存在的信息，UV和IR有时可以提供重复的结构信息，可以相互印证；有些结构信息在各个谱图上可能都能显示出来，也起到相互印证的作用。

总之，只有综合运用各种手段才能准确地确定未知物的化学结构，而且需要图谱解析人员有丰富的经验。

目前较多的5批次全分析报告都采用如下基本思路和方法。

采用HPLC-MS或GC-MS确定重要杂质（>1g/kg）的数量；多数仅根据HPLC-MS/MS或GC-MS来确定杂质的化学结构；因为此时无法获得杂质的IR/NMR/UV图谱（如果用HPLC-UV可获得UV图谱）；有些购买、合成杂质标样（用四大谱对合成的杂质的结构进行确认）；把合成杂质经适当纯化作为标样；标样用于杂质分析方法的建立以及对原药杂质进行定量分析；获得的杂质标样还可以用来反证前面根据MS对杂质的结构鉴定是否正确；有的没有任何杂质（不购买不合成杂质），采用面积归一化或其他手段（如将有效成分作为"标样"对有关杂质进行定量）对杂质进行定量分析；分析其他项目如水分含量等；撰写分析报告。

概括地讲这些报告主要存在以下问题。

没有杂质标样，甚至仅靠GC-MS/HPLC-MS贸然对杂质做出结构判断；NMR谱图只做^{1}H-NMR或^{13}C-NMR其一；定量分析普遍采用HPLC或GC面积归一化法，有很大不合理性；在没有分离杂质的情况下无法提供原药中所含杂质的全部四大谱图［GC/HPLC-MS，HPLC-NMR（^{1}H，要求5%以上），HPLC-UV，GC-IR（要求1%～2%）］；自行合成的杂质在没有达到标样要求的情况下作为标样使用，并没有结构鉴定需要的四大谱图。

那么什么才是合理的5批次全分报告呢？作者认为理想的报告应该具有如下特点：采用合理的手段对原药中的主要杂质（尤其是相关杂质）进行定性鉴定（先进行粗筛，然后选定代表性批次进行杂质定性）；对所用的有效成分标样及杂质标样的来源/结构鉴定信息要有交代；无法得到的杂质需要从样品中分离纯化，并用各种方法予以鉴定；对有效成分和杂质进行定量分析，采用 HPLC-UV 检测时，要对不同待测组分的最佳 UV 吸收波长分别予以确定，不能用一个波长定量所有组分并用面积归一化方法得出含量；有效成分和杂质的分析方法都应该经过确证并提供确证数据，但是公认的 CIPAC，AOAC 等方法一般不需要确证；在了解制造过程以及所用原料的前提之下应该对杂质的产生做出适当解释；要求提供各种代表性谱图，各种图谱要求清晰可辨，对其在结构鉴定中的作用要有合理的解释和说明；丙酮不溶物、灼烧残渣、酸度等不能随意计算在物料平衡之中；物料平衡做到在 98%～102% 的范围内。

根据目前的实践经验，作者对做好全分析报告提出如下建议。

不要盲目崇拜国外实验室（他们并非万能）；立足自己，立足国内，做好准备工作（杂质的定性和合成），在充分了解自己产品的基础上，然后再求助国外 GLP 实验室获得 GLP 报告，可以节省费用和时间，并增强对国外 GLP 实验报告的话语权！要尽量充分利用每次 5 批次报告的价值（争取多国使用/多次使用），但是不要有一劳永逸的想法（5 批次报告会过时），需要综合考虑达到适时、适量的投资；不同实验室之间差别很大，需要慎重选择。

最后介绍一下制剂等同性认定问题。

为减少重复性登记试验，制剂的等同性认定也是不同国家在不同程度上采用的一种措施。有些国家表现得比较典型，以澳大利亚为例做以下说明。

① 制剂所用的原药必须是已经获得澳大利亚政府批准使用的原药，即经过等同性认定的原药。

② 申请相同制剂登记，可以有三种登记类型（即第 5，6 和 7 类）。第 5 类是与已登记产品相似的新产品，但是需要提交产品化学和生产过程资料、药效和药害资料；第 6 类是与已登记产品非常接近的新产品，仍需要提交产品化学和生产过程资料；第 7 类是非常接近而且几乎一样的新产品，不需要提交产品化学和生产过程资料。

③ 制剂等同性认定的关键是有效成分含量和各种助剂的种类及用量。

原药等同性认定除了需要 5 批次全分析报告之外，有些国家或有时候需要六项急性毒性试验报告来认定原药的等同性。一般情况下，只要样品没有异常（不含有特别的杂质），毒性试验报告没有太大的悬念，选择实验室时主要考虑实验室的资质和价格等。

参 考 文 献

[1] 韩喜莱. 中国农业百科全书：农药卷. 北京：农业出版社，1993.

[2] Directive 91/414/EEC，2007.

[3] CIPAC. Guidelines on method validation to be performed in support of analytical methods for agro-chemical formulations，2007.

[4] EUROPEAN COMMISSION. Directorate General Health and Consumer Protection，SANCO/3030/99 rev. 4，11/07/00，Technical Material and Preparations：Guidance for generating and re-porting methods of analysis in support of pre- and post-registration data requirements for Annex II (part A，Section 4) and Annex III (part A，Section 5) of Directive 91/414. Working document.

[5] http：//en. wikipedia. org/.

[6] 宁永成. 有机化合物结构鉴定与有机波谱学. 第二版. 北京：科学出版社，2001.

[7] 张尊听，高子伟. "四谱" 提供的结构信息及特点. 陕西师范大学继续教育学报，2001，18 (4)：104～107.

[8] Ralph L. Shriner，Christine K. F. Hermann，Terence C. Morril，David Y. Curtin，Reynold C. Fuson. The Systematic Identification of Organic Compounds. 8th Edition. John Wiley & Sons，Inc.，2004.

[9] （英）施理纳等. 有机化合物系统鉴定手册. 张书圣，温永红，丁彩凤等译. 原著第八版. 北京：化学工业出版社，2007.

[10] FAO/WHO Joint Meeting on Pesticide Specifications (JMPS). Manual on development and use of FAO and WHO specifications for pesticides：March 2006 revision of the first edition. Rome，2006.

第三章

农药登记
对毒理学资料的要求

现代毒理学在化学物质的安全性评价上的应用越来越重要也越来越广泛，所以通常依据工作性质将现代毒理学分为三类：机制（或机理）毒理学（mechanistic toxicology）、描述毒理学（descriptive toxicology）以及管理毒理学（regulatory toxicology）。三个方面的毒理学既是相互独立的，又是相互联系的，三者之间相互合作才能完成对化学物质的安全评价工作（图 3-1）。从图中可以看出，三者虽然是相互独立的，但是又相互影响，三者相互结合的部分构成风险评价的内容，但是风险评价还需要管理毒理学和描述毒理学相互交叉的另外一部分。

根据农药毒理学的特点和本书的目的，本章主要讨论描述毒理学。

机制毒理学研究化学物质对生物机体产生毒性作用的细胞机制、生化和分子机制。在农药科学研究中，机制毒理学有广泛的应用。昆虫毒理学研究杀虫剂

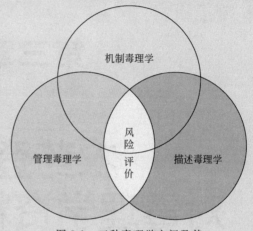

图 3-1　三种毒理学之间及其
与风险评价之间的关系

对昆虫的作用机制，阐明不同杀虫剂作用于昆虫的不同靶标。杀菌剂对靶标微生物的作用机制以及除草剂对目标杂草的作用机制也都属于机制毒理学研究。有害生物对农药的抗药性机理研究也同样属于机制毒理学的研究范畴。此外，很多新农药的创制是从研究目标生物体内的靶标开始的，这也是机制毒理学在农药科学研究中的应用。

农药对哺乳动物的毒作用性质也是毒理学家通过对大鼠、兔、狗等高等动物的机制毒理学研究揭示的。把这些试验结果外推至人，制订出农药对人的安全剂量。

描述毒理学的内容是毒性实验（毒性鉴定），为安全评价和管理要求提供信息。农药登记要求的农药对哺乳动物的毒理学资料、对有益生物的生态毒理学资料等都是描述毒理学试验结果和试验报告。当然有些资料还涉及机制毒理学研究结果。描述毒理学工作者根据通用的规则制订试验方案，进行试验并提交试验报告供安全评价和制订管理法规之用。

管理毒理学则是根据描述毒理学和机制毒理学的研究资料进行科学决策，协助政府部门制定相关法规条例、管理措施，确保化学物、药品和食品等进入市场足够安全。农药的管理毒理学是农药管理部门的农药毒理学专家依据一定的标准对登记申请人提交的由描述毒理学家撰写的各种毒理学报告进行评价并最后给出管理建议并由决策者做出科学决策。

第一节 农药登记对毒理学的一般要求

农药毒理学资料是农药登记需要的最重要资料之一。农药登记除了需要提交原药毒理学资料之外，还需要制剂的毒理学资料。农药毒理学资料也是编写农药原药或制剂的材料安全性信息单（MSDS）和制作农药标签都需要用到的重要资料。根据目前的农药登记需要，原药和制剂需要提交的毒理学项目是不同的，需要我们注意。表 3-1 根据欧盟农药登记要求汇总了原药和制剂登记对毒理学要求的项目，读者可以发现其不同之处。对于原药要求的毒理学项目最为全面，一般都是实验室内的实验项目。对于制剂，由于是直接在田间使用，而且是添加了各种辅助剂，所以它的毒理学作用已经不再仅仅体现单纯的"有效成分"的毒理作用。而且一些毒理学项目尤其是生态毒理学项目，只有用制剂作为测试样品才能更接近田间实际情况。所以原药毒理学的一些项目尤其是急性毒性之外的慢性毒性等项目，制剂不要求，但是对制剂增加了很多与使用有关的毒性数据。而生态毒理学项目，原药要求的多数是实验室试验，而制剂更注重田间实际影响的数据。所以我们在提供毒理学资料时，或者编写原药和制剂的 MSDS 时，应该知道什么时候提供什么毒理资料。如制剂的 MSDS，若提交慢性毒理学资料，往往只需把原药的慢性毒理学资料拿来使用，但是要注明一下。

FAO 关于化学农药登记资料要求及试验指导的新指导还在开发之中。

FAO 于 1985 年发表的农药登记和管理指导对化学农药登记提出了资料要求建议。读者可以自己阅读。

OECD 于 1994 年对其成员国的农药登记资料要求进行了调查，结果发现绝大多数成员国所要求的资料都相似。要求的资料主要包括：制剂产品的有效成分以及惰性组分的化学本质，理化性质，功能、作用方式和操作，制造、质量控制和分析方法，残留（食品中的残留量和残留物特性），

表 3-1　欧盟登记要求的原药和制剂的毒理学资料

原　药	制　剂
哺乳动物毒理学 ①在哺乳动物体内的吸收、分布、排泄和代谢 ②急性毒性(经口、经皮、吸入、皮肤刺激、眼刺激、皮肤致敏) ③短期毒性(28d经口、90d经口、其他) ④遗传毒性:包括离体研究、在体细胞内的活体研究、生殖细胞活体研究 ⑤长期毒性和致癌研究 ⑥生殖毒性研究(多代研究、发育毒性研究) ⑦迟发性神经毒性 ⑧其他毒性研究(代谢物的毒性研究、原药的其他毒性研究) ⑨医学资料(对工厂员工的医学研究、中毒诊断、中毒症状和临床检验、推荐的处理措施包括急救急数、解毒药、医学观察和流行病学研究)对一般人群接触的直接观察、对一般人群接触药、对门诊病例和中毒事故的处理方法、预期的中毒效应) 生态毒理学 ①对鸟的毒性(急性经口、短期饲喂、亚慢性毒性和生殖毒性) ②对水生生物毒性(对鱼的急性毒性和慢性毒性、对幼鱼的慢性毒性、鱼体内生物富集、对水生无脊椎动物的急性毒性和慢性毒性、对藻类生长的影响、对淤泥内生活的生物的影响) ③对节肢动物的影响(对蜜蜂的急性毒性、对整窝蜜蜂的饲喂试验、对其他节肢动物的影响) ④对蚯蚓的影响 ⑤对土壤非靶微生物的影响 ⑥其他被认为可能受到危害的非靶生物(植物和动物)的影响,对污水生物处理方法的影响	哺乳动物毒理学 ①急性毒性(经口、经皮、吸入、皮肤刺激、眼刺激、皮肤致敏、混剂还需补充试验) ②接触数据(使用农药的人)接触、旁观者:农业工人(不是用药者)接触 ③皮肤吸收 ④非有效成分的毒理学资料 生态毒理学 ①对鸟的影响:急性经口毒性、笺养观察或田间试验、饵剂、颗粒剂、被处理种子对鸟的接受性。需要提交急性毒性/接触比、短期饲喂毒性、长期饲喂毒性/接触比资料 ②对水生生物毒性:对鱼、无脊椎动物、短期饲喂毒性/接触比、长期饲喂影响、或对藻类的影响,需要提交急性毒性/接触比资料,对微观世界和中观世界水生生物的影响、鱼体残留/接触比资料、扩展实验室和半田间试验 ③对鸟以外陆生脊椎动物的影响:需要提交急性资料 ④对蜜蜂:急性接触毒性、残留毒性/接触比、笺养试验、对螂蜂、风洞试验 ⑤对蚯蚓及其他土壤非靶大生物的影响:实验室和田间的影响、急性毒性、亚致死效应、田间试验、扩展至田间 ⑥对蚯蚓、亚致死效应,对其他土壤大动物的影响 ⑦对土壤非靶微生物的影响

药效，毒性（对人），生态毒性（对野生动植物及有益昆虫的毒性），环境中的归宿和行为。

第二节 农药的毒性

一、农药对哺乳动物的毒性

1. 毒理学试验报告包括的内容

农药管理部门要求提供的毒理学试验报告主要包括如下几个方面。

（1）急性毒性（acute toxicity）：包括急性经口、经皮、吸入、皮肤刺激、眼刺激、皮肤致敏性。指化学物质对实验动物一次大剂量染毒或24h内对实验动物多次染毒所产生的毒性作用。实验动物接触化合物的方式或途径不同，"一次"的含义也有所不同。凡经口接触和各种方式的注射接触，"一次"是指在瞬间将受试化合物输入实验动物的体内。而经呼吸道吸入与经皮肤接触，"一次"是指在一个特定的时间内实验动物持续地接触受试化合物的过程。

（2）短期毒性（short-term toxicity）：28d经口、经皮或吸入试验，90d经口、经皮或吸入试验。相当于后面所述的亚急性和亚慢性毒性试验。

（3）长期毒性试验和致癌性试验（long-term toxicity and carcinogenicity）。

（4）遗传毒性试验（genotoxicity testing）。

（5）生殖毒性试验（reproductive toxicity）。

（6）迟发性神经毒性试验（delayed neurotoxicity studies）。

（7）致畸试验（teratogenicity studies）。

（8）致突变试验（mutagenicity studies）。

以上前三项还可以称为一般毒性试验，其余几项则可称为特殊毒性试验。

2. 毒性试验其他分类

还可以将各种毒性试验按以下方式分类。

（1）急性毒性试验：内容同上文。

（2）亚急性毒性试验（subacute toxicity studies）：经过 1～4 周（或 14～28d）的重复染毒进行的经口、经皮和吸入试验，属于前述短期的毒性试验。亚急性毒性试验测定的是蓄积毒性（accumulative toxicity）。

（3）亚慢性毒性试验（subchronic toxicity studies）：亚慢性毒性试验是指在不超过 10% 寿命期内进行的试验。常采用的是 90d 多次染毒试验（如大鼠）就是亚慢性试验，也属于前述的短期毒性试验。

（4）慢性毒性试验（chronic toxicity studies）：试验期限超过 3 个月的毒性试验统称为慢性毒性试验（或在试验动物大部分生命期内进行的试验）。慢性毒性试验相当于前述的长期毒性试验。

（5）发育和生殖毒性试验（developmental and reproductive toxicity studies）。

（6）致突变试验（mutagenicity studies）。

（7）致畸试验（teratogenicity studies）。

（8）致癌试验（carcinogenicity）。

此外，近年来对农药作为内分泌干扰物的研究越来越重视。有多种农药被怀疑具有内分泌干扰物作用。

二、毒作用机制

毒物可能对活的生物体的功能和（或）结构产生不良的影响，这种影响取决于毒物对机体的暴露程度和暴露途径。毒作用机制就是了解毒物进入机体的途径、与靶分子的相互作用以及机体如何对毒物的毒害作用产生反应等。毒作用机制的研究实际就是机制毒理学的内容。

机制毒理学的研究结果除了可以用来解释描述性毒性试验结果之外，还有很多其他方面的应用价值。

毒物被机体吸收以后分布到全身，最后在靶器官中达到一定剂量并于靶器官相互作用以后才出现毒效应。通常把毒物作用的全过程分成四个阶段。

第一阶段是毒物的转运过程。毒物的暴露部位主要有皮肤、胃肠道、呼吸道、注射/叮咬位点等。毒物暴露之后开始运转到靶部位（与靶分子如蛋白质、脂质、核酸、大分子复合物等结合）。但是在转运过程中还会发生各种作用（吸收、进入大循环前的消除、分布到靶部位、由靶部位向外分布、排泄、增毒作用、解毒作用等），使最终到达靶部位的毒物的量和质发生变化。最终到达靶部位的毒物叫"终毒物"。

第二阶段是终毒物与靶分子的反应。靶分子的特性如反应性、易接近性和关键功能等是决定毒物与靶分子之间相互作用性质和程度的重要因素。终毒物与靶分子之间的反应类型主要有非共价结合、共价结合、脱氢作用、电子转移和酶促反应等。终毒物与靶分子之间的反应结果可以是功能障碍、结构破坏和新抗原形成等。

第三阶段是细胞功能障碍及其导致的毒性。

第四阶段是修复和修复紊乱。毒性发展的最后阶段是不适当的修复。很多毒物可以改变大分子，当改变不被修复就会引起生物体在较高水平的生物学层次上的损害。修复可以有三个层次：分子修复（蛋白质、脂肪、DNA），细胞修复和组织修复（凋亡、增生，增生可以有细胞增生和细胞外间质增生）。

如果发生修复紊乱就会导致一系列毒害结果：组织坏死、纤维化、致癌（DNA 修复失效、细胞凋亡失败、未能终止细胞增生）等。

第三节 描述毒理学试验

一、基本概念

为了方便读者理解以后的内容，这里首先引用《化学品毒性鉴定技术规范》里介绍的一些基本概念。

急性经口毒性（acute oral toxicity）：一次或在 24h 内多次经口给予实验动物受试样品后，动物在短期内出现的健康损害效应。

急性经皮毒性（acute dermal toxicity）：实验动物短时间（24h 内）经皮肤接触受试样品后，在短期内出现的健康损害效应。

急性吸入毒性（acute inhalation toxicity）：实验动物短时间（24h 内）持续吸入一种可吸入性受试样品后，在短期内出现的健康损害效应。

半数致死剂量（median lethal dose，LD_{50}）：在一定时间内经口或经皮给予受试样品后，使受试动物发生死亡概率为 50% 的剂量。以单位体重接受受试样品的质量（mg/kg bw 或 g/kg bw）来表示。

半数致死浓度（median lethal concentration，LC_{50}）：指在一定时间内经呼吸道吸入受试样品后引起受试动物发生死亡概率为 50% 的浓度。以单位体积空气中受试样品的质量（mg/m^3）来表示。

皮肤刺激性（dermal irritation）：皮肤涂敷受试样品后局部产生的可逆性炎性变化。

皮肤腐蚀性（dermal corrosion）：皮肤涂敷受试样品后局部引起的不可逆组织损伤。

眼刺激性（eye irritation）：眼球表面接触受试样品后产生的可逆性炎性变化。

眼腐蚀性（eye corrosion）：眼球表面接触受试样品后引起的不可逆性组织损伤。

皮肤致敏（过敏性接触性皮炎）（skin sensitization，allergic contact dermatitis）：皮肤对一种物质产生的免疫源性皮肤反应。对于人类这种反应可能以瘙痒、红斑、丘疹、水疱、融合水疱为特征。动物的反应不同，可能只见到皮肤红斑和水肿。

亚急性经口毒性（subacute oral toxicity）：实验动物在 14～28d 内每日经口接触受试样品后所引起的健康损害效应。

亚急性经皮毒性（subacute dermal toxicity）：实验动物在 14～28d 内，每日经皮接触受试样品后所引起的健康损害效应。

亚急性吸入毒性（subacute inhalation toxicity）：实验动物在 14～28d 内，每日经呼吸道接触受试样品后所引起的健康损害效应。

致突变性（mutagenicity）：受试样品引起原核或真核细胞、或实验动物遗传物质发生结构和/或数量改变的效应。

免疫毒性（immunotoxicity）：受试样品引起机体免疫功能抑制或异常增强的效应。

神经毒性（neurotoxicity）：受试样品对神经系统功能或结构的损害效应。

亚慢性经口毒性（subchronic oral toxicity）：实验动物在其部分生存期（不超过10％寿命期）内，每日经口接触受试样品后所引起的健康损害效应。

亚慢性经皮毒性（subchronic dermal toxicity）：实验动物在其部分生存期（不超过10％寿命期）内，每日经皮接触受试样品后所引起的健康损害效应。

亚慢性吸入毒性（subchronic inhalation toxicity）：实验动物在其部分生存期（不超过10％寿命期）内，每日经呼吸道接触受试样品后所引起的健康损害效应。

蓄积毒性（cumulative toxicity）：受试样品在体内蓄积引起的有害效应，蓄积有两种形式：①物质蓄积，即长期反复接触受试样品时，由于吸收速度超过消除速度导致的该物质在体内逐渐增多；②功能蓄积，即受试样品虽然在体内的代谢和排出速度较快，但其造成的损伤恢复慢，在前一次的损伤未恢复前又发生新的损伤，如此残留损伤的累积称为功能蓄积。

致畸性（teratogenicity）：受试样品在胚胎发育期引起胎仔永久性结构和功能异常的效应。

生殖毒性（reproduction toxicity）：受试样品对亲代繁殖功能或能力的影响和/或对子代生长发育的损害效应。

生长发育毒性（developmental toxicity）：妊娠动物接触受试样品而引起的子代在出生以前、围产期和出生以后所显现出的机体缺陷或功能障碍。

无可见有害作用水平（no observed adverse effect level，NOAEL）：在规定的试验条件下，用现有的技术手段或检测指标未观察到任何与受试样品有关的毒性作用的最大染毒剂量或浓度。

最低可见有害作用水平（lowest observed adverse effect level，LOAEL）：在规定的试验条件下，受试样品引起实验动物形态、功能、生长发育等发生有害改变的最低染毒剂量或浓度。

慢性毒性（chronic toxicity）：实验动物在其正常生命期的大部分时

间内接触受试样品所引起的健康损害效应。

致癌作用（carcinogenesis）：受试样品引起肿瘤发生率和/或类型增加、潜伏期缩短的效应。

基线剂量（benchmark dose，BMD）：由于 NOAEL 和 LOAEL 都是实验中的具体剂量值，易受每组样本含量大小和组间距宽窄等因素影响，故设定基线剂量，可选择 ED_1（概率为 1％的受试个体出现效应的剂量），或选择 ED_5（概率为 5％的受试个体出现效应的剂量）或 ED_{10}（概率为 10％的受试个体出现效应的剂量）的 95％可信限下限。

毒物代谢动力学（toxicokinetics）：定量研究毒物在体内吸收、分布、生物转化、排泄等过程随时间变化的动态规律的学科。

安全系数（safety factor，SF）：在以动物试验数据外推到人，或以小范围人群调查结果判断所评价的化学品对大范围人群的有害作用时，为排除所涉及的不确定因素而设定的系数，用于制定化学品控制标准，以保证接触人群的安全。

危险性参考剂量（risk reference dose，RfD）：危险度达到可接受程度的剂量。

危险性参考浓度（risk reference concentration，RfC）：危险度达到可接受程度的浓度。

日允许摄入量（acceptable daily intake，ADI）：终身每日摄入化学物而不引起可检出的健康损害效应的剂量，一般以 mg/(kg bw · d) 表示。

（致癌物的）实际安全剂量（visual safe dose，VSD）：化学品引起致癌率有 99％的把握低于 10^{-6} 的剂量水平。

职业接触限值（occupational exposure limit，OEL）：是职业性有害因素的接触限制量值，指劳动者在职业活动过程中长期反复接触对机体不引起急性或慢性有害健康影响的容许接触水平。

最高容许浓度（maximal allowable concentration，MAC）：指工作地点内，在一个工作日内、任何时间均不应超过的有毒化学物的浓度。

农药毒性或毒理学试验的目的是评价农药对人及有益生物的毒害水平。为了节省资源（人力、财力和物力）并减少对实验动物的伤害，国际上普遍采用分阶段进行毒理学试验的策略。前一阶段的试验为是否需要进行下一阶段试验提供依据，不需要进行的试验项目可以省去。

我国化学品毒理学试验分四个阶段进行（表3-2），分述如下。

表 3-2　中国化学品毒理学评价的四个试验阶段[①]

第一阶段	急性吸入毒性试验、急性经皮毒性试验、急性经口毒性试验、急性眼刺激性或腐蚀性试验、皮肤刺激性或腐蚀性试验、皮肤变态反应试验（皮肤致敏试验）
第二阶段	鼠伤寒沙门菌回复突变试验（Ames 试验）、体外哺乳动物细胞染色体畸变试验、体内哺乳动物骨髓细胞染色体畸变试验、体内哺乳动物骨髓嗜多染红细胞微核试验、哺乳动物精原细胞、初级精母细胞染色体畸变试验，或精子畸形试验、啮齿类动物显性致死试验、免疫毒性评价试验、亚急性吸入（14/28d）毒性试验、亚急性经皮（21/28d）毒性试验、亚急性经口（28d）毒性试验
第三阶段	亚慢性吸入毒性试验、亚慢性经皮毒性试验、亚慢性经口毒性试验、致畸试验、两代繁殖毒性试验、迟发性神经毒性试验
第四阶段	慢性吸入毒性试验、慢性经皮毒性试验、慢性经口毒性试验、致癌试验或慢性毒性试验合并致癌试验、毒物代谢动力学试验

① 引自卫生部《化学品毒性鉴定技术规范》，2005。

1. 第一阶段（急性毒性试验、眼刺激试验和皮肤刺激试验）

主要是急性毒性参数的测定和了解受试样品对皮肤、黏膜的刺激性以及致敏性，为毒性分级和标签管理提供依据。同时，可了解受试样品对机体造成急性损害的可能性和严重程度，并为第二阶段各项试验的剂量设计提供依据。在测定 LD_{50} 时，一般要求用两种动物，染毒途径应包括所有人体可能的接触途径。

2. 第二阶段（亚急性毒性试验和致突变试验）

主要是了解受试样品的亚急性毒性和遗传毒性，为第三阶段各项试验剂量设计和观察指标的选择提供依据，并对受试样品的致癌性进行预测。

3. 第三阶段（亚慢性毒性试验、致畸试验、繁殖试验）

通过亚慢性试验进一步确定多次重复染毒的毒作用性质和靶器官，初步确定无可见有害作用水平（no observed adverse effect level，NOAEL）或最低可见有害作用水平（lowest observed adverse effect level，LOAEL），为第四阶段各项试验的剂量设计和观察指标的选择提供依据；通过致畸试验判断受试样品的胚胎毒性及其是否有致畸性。通过繁殖试验，可判断受试样品对生殖过程的损害作用。通过迟发性神经毒性试验，可判断受试样品是否具有迟发性神经毒作用。

4. 第四阶段（慢性毒性试验和致癌试验）

通过慢性毒性试验可确定受试样品的 NOAEL 和 LOAEL，为推算受试样品的安全接触限值提供依据。通过致癌试验可以确定受试样品对受试实验动物的致癌性。通过代谢动力学试验可以了解受试样品的吸收、分布、代谢和排泄特点，了解蓄积毒性作用及其可能的靶器官和毒作用机理。

《化学品毒性鉴定技术规范》（2005 年）中还对化学品毒性鉴定项目的选择原则作了规定，可以作为具体试验的指导原则。这些规定如下：

(1) 试验项目的选择应当根据化学品的理化特性，特别是通过对其化学结构与活性关系进行初步分析，并尽量了解其使用范围、生产或使用过程、人体接触情况和现有文献资料，根据具体情况选择系统的或补充的毒性试验。在化学品毒性鉴定过程中，根据各阶段的试验结果，有针对性地取舍进一步试验的项目和观察指标，以完善对该化学品所做出的毒性鉴定资料的科学性和可靠性。

(2) 受试样品的染毒途径应与人体可能接触的途径一致，对人体有可能通过呼吸道、皮肤和消化道三种途径接触的化学品，应进行吸入、经皮和经口三种染毒途径的各项试验；常温下呈气态的化学品一般不进行经口染毒途径的各项试验；20℃蒸气压≤1×10^{-2} Pa 的非粉末状化学品一般不需进行吸入染毒途径的各项试验。

(3) 对有可能与皮肤或眼睛接触的化学品，应进行皮肤或眼刺激性试验；如化学品的 pH≤2 或 pH≥11，则不必进行皮肤和黏膜的刺激试验，并认为其对皮肤和眼有腐蚀作用。

(4) 对有可能与皮肤反复接触的化学品，应进行皮肤致敏试验；经皮毒性属高毒以及对皮肤有腐蚀作用的化学品则不进行皮肤致敏试验。

(5) 我国首创或根据国内外文献报道首次生产的化学品，原则上需进行 4 个阶段的毒理学试验。首先必须做急性毒性试验、亚急性毒性试验、亚慢性毒性试验、三项致突变试验（包括基因水平和染色体水平的体外、体内试验）、致畸试验和繁殖试验。根据试验结果，判断是否需继续做其他试验项目。

(6) 引进国外的生产技术，生产国外已登记生产和批准应用的化学品，如国内的生产单位能证明所生产化学品的理化性质、纯度、主要杂质成分及含量均与国外同类化学品一致时，可先进行第一阶段和两项致突变试验（包括基因水平和染色体水平两种类型的试验），如试验结果与国外同类化学品一致，可不继续进行第三阶段和第四阶段试验。

(7) 与国内已获批准生产的化学品属同类化学品的，如国内的生产单位能证明所生产化学品的理化性质、纯度、主要杂质成分及含量均与国内同类化学品一致时，可先进行急性毒性试验和一项致突变试验。如试验结果与国内同类化学品一致，可不继续进行试验。

(8) 凡将两种以上的化学品混配成新的制剂时，除必须按相应要求对其成分分别进行试验外，还应进行急性联合毒性试验，如有明显的协同作用，则根据具体情况对该制剂进行必要的其他毒性试验。

(9) 致突变试验的选择原则如下。

① 进行 3 项致突变试验的化学品，如 2 项或 3 项试验结果为阳性，应进行致癌试验。如仅 1 项试验结果为阳性，应增做另一项同类型的致突变试验，如结果仍为阳性，应进行致癌试验；如结果为阴性，可不继续进行试验。如 3 项结果均为阴性，可不继续进行试验。

② 进行 2 项致突变试验的化学品，如 2 项试验结果为阳性，应进行第三阶段和第四阶段的相应试验。如仅 1 项试验结果为阳性，应增做另一项同类型的致突变试验。如结果仍为阳性，应进行第三阶段和第四阶段的相应试验；如结果为阴性，可不继续进行试验。如 2 项结果均为阴性，可不继续进行试验。

③ 进行 1 项致突变试验的化学品，如试验结果为阳性，应增做另一项同类型的致突变试验。如结果仍为阳性，应进行第三阶段和第四阶段的相应试验。如结果为阴性，可不继续进行试验。

我国农业部颁布的《农药安全性毒理学评价程序》规定，农药登记用毒理学评价项目也分四个阶段进行。

第一阶段，动物急性毒理试验和皮肤及眼睛黏膜试验。①急性经口毒性试验（LD_{50}），急性经皮毒性试验（LD_{50}），用于挥发液体和可升华的固体农药的急性吸入毒性试验（LC_{50}）。②眼刺激试验、皮肤刺激试验、皮肤致敏试验。以上各项中，急性经口和经皮毒性试验、眼刺激试验为必做项目，其他项目根据需要确定。

第二阶段，蓄积毒性和致突变试验。①蓄积毒性试验。当经口 $LD_{50} >$ 5g/kg，或已做过代谢试验，有半减期（$t_{1/2}$）数据的，可免去此项试验。②致突变试验。原核细胞基因突变试验 Ames（鼠伤寒沙门菌/微粒体试验）及大肠杆菌回变试验。哺乳动物细胞染色体畸变分析：体细胞，骨髓细胞微核试验或骨髓细胞染色体畸变分析中两项任选一项；生殖细胞，睾丸细胞染色体畸变分析（即 MI 期精母细胞的染色体畸变测试）或显性致死试验两项中任选一项。其他试验根据需要确定，如精子畸形检测试验，体外培养细胞染色体畸变试验、程序外 DNA 修复合成试验、果蝇隐性致死试验等。

第三阶段，亚慢性毒性和代谢试验等。①亚慢性毒性试验包括 90d 经口试验、21d 经皮试验、根据需要确定 21d 或 28d 吸入试验、根据需要确定迟发性神经毒性试验、根据需要确定两代繁殖试验、致畸试验。②代谢试验。

第四阶段，慢性毒性（包括致癌）试验。包括大鼠两年喂养试验或小鼠一年半喂养试验。

这种分阶段进行试验的原则是被很多国家接受的做法。目的是避免不必要的试验，以保护动物、节约成本和节省时间。

目前被全球普遍接受的农药（或其他化学品）描述毒理学试验方法或试验指导主要是由经济合作与发展组织（OECD）制定的。美国环保局（EPA）也制定了统一的试验指导供美国实验室采用，或者说用于美国农药登记。但是美国 EPA 的这些试验指导多数是直接来自 OECD 的试验指导或者经过改进的 OECD 试验指导。以下主要介绍欧盟农药登记对毒理学试验资料的要求以及各种毒理学试验的目的和意义，同时也兼顾美国环保局及其他国际组织的情况。

二、农药登记要求的各种毒性试验

1. 急性毒性

急性毒性（acute toxicity）试验是农药登记要求的最基本的毒理学资料。急性经口、经皮和吸入毒性试验的目的是评价农药产品经过这几种途径进入人（动物）体内引起人（动物）急性中毒的可能性，为毒性分级和标签管理提供数据。对于某种具体产品而言，其经口、经皮和吸入毒性的大小取决于其有效成分的内在毒性及其制剂类型。除了故意接触外，不同的农药产品或不同剂型的农药产品由于其物理状态不同，进入人（动物）体的途径也不完全相同，因此造成的毒害风险不同。比如克百威是极高毒的杀虫剂，如果加工成乳油喷雾使用，造成中毒的可能性极大（吸入），但是做成颗粒剂撒施则可以大大降低中毒的可能性。同一种有效成分，加工成乳油比加工成颗粒剂造成吸入中毒及经皮中毒的可能性大得多。

眼刺激、皮肤刺激和皮肤致敏性试验的目的是了解农药对黏膜和皮肤的急性毒害作用。强酸或强碱性物质即 pH≤2 或 pH≥11.5 的农药不需要进行眼刺激或皮肤刺激试验，因为这类农药有可预见的腐蚀作用。

上述急性毒性六项试验也是目前很多国家对相同产品登记要求的最基本的毒理学数据。急性毒性试验数据是进一步进行亚慢性（或亚急性、短期毒性）毒理学试验设计的基础。

某种农药的急性毒性大小一般都是采用成年健康大鼠或小鼠等啮齿类动物作为供试动物进行测定的，经皮毒性测定时还要用兔和豚鼠等。急性毒性试验的给药途径一般有经口、经皮和吸入等三种，因而可以分别测得急性经口、急性经皮和急性吸入毒性的大小。农药急性毒性大小可以用致死中量（LD_{50}）或致死中浓度（LC_{50}）来表示。所谓致死中量或致死中浓度是指：以小白鼠或大白鼠作供试动物，测出的能杀死种群 50% 个体所需的剂量或浓度（LD_{50} 或 LC_{50}），单位分别是 mg/kg 或 mg/L。为了统一评价农药急性毒性的标准，世界卫生组织（WHO）、欧盟、美国环境保护局（EPA）和中国对农药急性毒性危害分别进行了分级，分别见表3-3～表3-6。

表 3-3　WHO 的农药危害分级标准

毒性分级	级别符号语	经口半数致死量/(mg/kg)		经皮半数致死量/(mg/kg)	
		固体	液体	固体	液体
Ⅰa 级	剧毒	≤5	≤20	≤10	≤40
Ⅰb 级	高毒	>5～50	>20～200	>10～100	>40～400
Ⅱ 级	中等毒	>50～500	>200～2000	>100～1000	>400～4000
Ⅲ 级	低毒	>500	>2000	>1000	>4000

表 3-4　欧盟农药毒性分级标准

级别	急性经口半数致死量/(mg/kg)		急性经皮半数致死量/(mg/kg)		急性吸入半数致死量浓度/(mg/L)
	固体	液体	固体	液体	气体及液化气体
剧毒	≤5	≤25	≤10	≤50	≤0.5
有毒	5～50	25～200	10～100	50～400	0.5～2
有害	50～500	200～2000	100～1000	400～4000	2～20

WHO根据该危害标准将常见的农药进行了归类，制定出推荐的危害分类和分类指导（WHO recommended classification of pesticides by hazard and guidelines to classification），并不断更新。

美国在WHO推荐的农药危害分级标准基础上，增加了依据农药产品对眼刺激、皮肤刺激试验结果，将剧毒和高毒两级合并为一级，并明确提出了微毒级农药，见表3-5。

表 3-5　美国农药毒性分级标准

毒性分级	级别	经口半数致死量/(mg/kg)	经皮半数致死量/(mg/kg)	吸入半数致死浓度/(mg/L)	眼睛刺激	皮肤刺激
Ⅰ级	高毒/剧毒	≤50	≤200	≤0.2	腐蚀性、不可恢复的角膜混浊	腐蚀性
Ⅱ级	中等毒	50～500	200～2000	0.2～2.0	在7d内可恢复的角膜混浊、持续7d的刺激	72h重度刺激
Ⅲ级	低毒	500～5000	2000～20000	>2.0～20	没有角膜混浊、7d内可恢复的刺激	72h中等度刺激
Ⅳ级	微毒	≥5000	≥20000	≥20	无刺激	72h轻度或中度刺激

表 3-6　中国农药毒性分级标准

毒性分级	级别	经口半数致死量/(mg/kg)	经皮半数致死量/(mg/kg)	吸入半数致死浓度/(mg/m³)
Ⅰa级	剧毒	≤5	≤20	≤20
Ⅰb级	高毒	5～50	20～200	20～200
Ⅱ级	中等毒	50～500	200～2000	200～2000
Ⅲ级	低毒	500～5000	2000～5000	2000～5000
Ⅳ级	微毒	>5000	>5000	>5000

为衡量农药对人畜的毒性程度，有时用毒效比来表示某种农药的毒性：毒效比值＝LD_{50}（白鼠口服）/LD_{50}（家蝇口服）。毒效比值小，说明安全性小，毒效比值大，说明安全性高。几种常见农药的毒效比见表3-7。

表 3-7　几种农药的毒效比

药剂名称	毒效比值	急性毒性分级
对硫磷	6	剧毒
敌敌畏	40	高毒
乐果	65	中等毒
敌百虫	200	中等毒
辛硫磷	3700	低毒

需要注意的是，农药急性毒性数值大小是由动物试验测得的，不能直接应用于人或畜。

联合国 2003 年正式推出（并分别于 2005、2007 年 2 次修订）由国际劳工组织、经济合作与发展组织（OECD）和联合国经济及社会理事会危险货物运输问题专家委员会共同制订的"全球化学品统一分类和标签制度"（Globally Harmonized System of Classification and Labelling of Chemicals，GHS），要求各国在 2008 年前全面执行。GSH 提出了统一的急性毒性分级标准（表 3-8）。

表 3-8　GHS 的急性毒性分级标准

途　　径		1 类	2 类	3 类	4 类	5 类
经口 LD_{50}/(mg/kg bw)		5	50	300	2000	
经皮 LD_{50}/(mg/kg bw)		50	200	1000	2000	
吸入	气体(mg/kg)	100	500	2500	5000	5000①
	蒸气(mg/L)	0.5	2.0	10	20	
	尘/烟雾(mg/L,4h)	0.05	0.5	1.0	5	

① 经口或经皮 LD_{50} 大约在 2000～5000mg/kg bw，吸入途径为当量剂量。其判别准则是：有可靠证据表明 LD_{50} 或 LC_{50} 在此范围，或有动物或人类急性毒性效应的证据；任何途径急性染毒剂量达 4 类值时，观察到致命性或明显的毒性体征；或者其他动物研究表明可能出现明显毒性效应。

2. 短期毒性（short-term toxicity）

28d 或 90d 的试验都被看作短期毒性试验，相当于亚急性和亚慢性试验。欧盟农药登记指令（Council Directive 91/414/EEC）强调，针对农药有效成分进行的短期毒性试验，其目的是为农药制剂（含有被试验的有效成分）的使用者和操作者提供有价值的毒害风险数据。特别是短期毒性试验还能提供农药有效成分的累积毒性作用数据，并揭示其对接触较多的工人的风险。欧盟对原药登记要求提交 28d 经口试验、90d 经口试验，根据情况还可能需要 28d 经皮、90d 经皮以及 28d 吸入和 90d 吸入试验。对挥发性强的产品（蒸气压高于 10^{-2} Pa），由专家决定是否需要进行吸入试验。

此外，短期毒性试验还为慢性毒性试验提供试验设计依据。短期毒性试验数据应该能够获得如下试验结果：

（1）剂量与不利影响之间的关系；

(2) 有效成分的毒性数据，包括 NOAEL；

(3) 靶标器官（有关的话）；

(4) 中毒的时间进程和特征，详细的行为改变和病理学尸检结果；

(5) 产生的特殊毒害作用和病理学改变；

(6) 经过不间断给药后，所观察到的某些毒害作用的持续时间及可恢复性；

(7) 可能的话还可观察到毒作用方式；

(8) 不同接触途径的相对毒害程度。

3. 遗传毒性试验

遗传毒理学（genetic toxicology）是毒理学的一个分支，它研究化学物质或其他环境因素对有机体细胞遗传物质的损伤，以及对机体的遗传学改变，阐明遗传毒性对机体健康的作用后果及作用机制。研究农药的遗传毒性目的就是阐明农药对人及生物体遗传物质潜在的危害作用，建立预警机制，采取干预措施，确保人类健康和生物安全及生态平衡。

一般而言，化学物质或环境因素对生物体的遗传毒性主要表现为如下几类：基因突变、染色体畸变和染色体数目异常（表 3-9）。

表 3-9　遗传毒性的类型

基因突变		染色体畸变	染色体数目异常
基因结构改变	碱基对互换 移码突变或移码框突变 三核苷酸重复 大段损伤	染色体或染色单体断裂，造成染色体或染色单体缺失，或引起各种重排，从而出现染色体结构异常，成为染色体畸变或染色体结构畸变	染色体数目异常或染色体数目畸变，也称基因组突变。染色体数目可以出现倍体改变和非整数倍体改变。整数倍体改变可以有二倍体、三倍体或四倍体
遗传信息改变	同义突变 错义突变 无义突变		
基因突变方向	正向突变 回复突变		

化学品或环境因素造成遗传毒性的机制主要有：DNA 损伤、DNA 修复与突变、整倍体和非整倍体的形成等。

遗传毒性造成的后果有多种。体细胞突变的后果有肿瘤、老化和致畸等，生殖细胞突变的后果可以是致死的（显性致死如流产、死产）、也可以是非致死的（出生缺陷和先天性疾病）。

遗传毒理学试验可以作为生殖细胞诱变剂、体细胞诱变剂及潜在致癌物的鉴定。遗传毒理学试验一般采用组合材料方式，如利用病毒、细菌、真菌、培养的哺乳动物细胞、植物、昆虫和哺乳动物等。OECD建议的化学品遗传毒理学试验主要有：果蝇伴性隐性致死试验（sex-linked recessive lethal test in drosophila melanogaster），啮齿类显性致死试验（rodent dominant lethal test），哺乳动物细胞姐妹染色单体互换体外试验（in vitro sister chromatid exchange assay in mammalian cells），酵母菌基因突变试验（saccharomyces cerevisiae gene mutation assay），酵母菌线粒体重组试验（saccharomyces cerevisiae miotic recombination assay），DNA损伤与修复体外哺乳动物细胞程序外DNA合成（DNA damage and repair/unscheduled DNA synthesis in mammalian cells *in vitro*），小鼠斑点试验（mouse spot test），小鼠可遗传易位试验（mouse heritable translocation assay）等。

目前已经发表过的，涉及遗传毒理学试验的材料和方法有很多种，这里引用卡萨瑞特、道尔毒理学第六版列出的遗传毒理学试验清单中的主要内容（表3-10），便于读者更好地理解遗传毒理学的内容方法。当然，这些方法中只有很少一部分被农药管理所采用。

表 3-10　遗传毒理学试验材料和方法

Ⅰ. DNA损伤和修复试验	Ⅱ. 原核基因突变试验	Ⅲ. 非哺乳类真核细胞试验
DNA损伤的直接检测（三种方法）；检测DNA损伤的细菌试验（两种）；哺乳动物细胞可修复DNA损伤试验（两种）	细菌回复突变试验（四种）；细菌正向突变试验（两种）	检测基因突变的真菌试验（两种）；检测非整倍体的真菌试验（两种）；检测诱发重组的真菌试验（一种）；植物试验（四种）；果蝇试验（四种）
Ⅳ. 哺乳动物基因突变试验	Ⅴ. 哺乳动物细胞遗传试验	Ⅵ. 生殖细胞致突变试验
体外正向突变试验（三种）；检测体细胞基因突变的体内试验（两种）；转基因试验（三种）	染色体畸变（两种）；微核（三种）；姐妹染色单体交换（两种）；丝裂细胞非整倍体（六种）	DNA损伤的测定（三种）；基因突变（三种）；染色体畸变（三种）；显性致死试验（一种）；非整倍体（三种）

遗传毒性的试验目的是预测遗传毒性、早期确定遗传毒性致癌物，解释某些致癌物的作用机制。

为了避免试验体系造成的假象，在致突变作用的在体（*in vivo*）或体外（*in vitro*）试验中都不能设置额外的毒作用剂量。

欧盟要求的遗传毒性试验首先是体外试验：鼠伤寒沙门菌回复突变试验（Directive 92/69/EEC method B14）、哺乳动物细胞染色体畸变（clastogenicity）试验（Directive 92/69/EEC method B10）和哺乳动物细胞基因突变试验（Directive 87/302/EEC，Part B）。还要求体细胞在体试验：包括哺乳动物细胞微核试验（Directive 92/69/EEC method B12），小鼠斑点试验（Directive 87/302/EEC，Part B）和哺乳动物骨髓细胞染色体畸变（Directive 92/69/EEC method B11）。

如果所有体外试验的结果都是阴性的，则需要考虑到其他可获得的信息〔如毒动力学（toxicokinetics）、毒物效应动力学（toxicodynamics）和理化性质资料以及类似物的资料〕进行进一步的试验。要用不同于已经使用的代谢体系进行在体或体外试验。

如果体外细胞遗传试验结果是阳性的，则必须进行体细胞（somatic cells）在体试验〔啮齿动物骨髓中期分析试验（metaphase analysis in rodent bone marrow）或啮齿动物微核试验（micronucleus test）〕。

如果体外基因突变试验的任何一种是阳性结果，还必须进行在体试验，即程序外 DNA 合成试验（unscheduled DNA synthesis）或小鼠斑点试验（mouse spot test）。

根据情况还可能要求在体精细胞（germ cells）试验：任何一项在体试验出现阳性结果的，就可能需要进行在体精细胞试验。是否需要进行这些试验还要考虑到毒动力学、使用和预期接触等信息。合适的试验可能包括观察与 DNA 的相互作用（即显性致死测定）、可能的遗传（inherited）效应（甚至定量遗传效应）。

4. 长期毒性试验（long term toxicity）和致癌性试验

欧盟 91/414/EEC 对所有原药登记都要求长期毒性试验（也可以称为慢性毒性试验）和致癌试验。这些试验的目的是：

(1) 确定长期接触原药造成的毒害作用；

(2) 确定毒作用器官（有关的话）；

(3) 确定剂量-反应关系；

(4) 确定毒作用症状的变化和可观察到的表现；

(5) 确定 NOAEL。

同样，致癌试验的目的是：

(1) 确定接触原药可能造成的致癌作用；

(2) 确定导致肿瘤的动物种和靶器官特异性；

(3) 确定剂量-反应关系；

(4) 对非遗传毒性的致癌物，确定不引发有害作用（adverse effect）的最大剂量（阈剂量）。

欧盟要求采用的试验方法为：Directive 87/302/EEC，Part B，即慢性毒性试验、致癌试验或者慢性/致癌联合试验。

5. 生殖毒性和发育毒性

生殖毒性（reproductive toxicity）是指农药对生殖系统及其生殖功能的影响，就是对雌性和雄性动物生殖系统的结构和功能的影响，包括对排卵、精子发生、生殖细胞分化、胚胎发育的影响以及对生殖能力甚至对后代的不良影响等。

发育毒性（developmental toxicity）则泛指有害物质对胚胎发育过程的损害，还可以用胚胎-胎儿毒性（embryo-fetal toxicity）来表述。农药对胚胎发育的影响包括从卵子受精到整个胚胎的形态结构和功能发育完成的整个过程。

农药对生殖的不利影响主要有两个方面：削弱男性或女性的生育能力和影响后代的正常发育（发育毒性）。根据欧盟原药登记要求，原药对雌性或雄性供试动物的生殖生理的影响、对后代出生前和出生后发育的影响都需要进行研究和报告。如果提出免做这方面的研究，则必须说明充足的理由。

生殖毒性试验一般有两种：多代试验（multi-generation studies）和发育毒性试验。

多代试验的目的是提供充足的信息来说明如下问题：

(1) 确定供试原药对生殖的直接和间接影响；

(2) 确定对一般毒性（在短期和慢性试验中发现的）是否有加强作用；

(3) 确定剂量-反应关系，确定毒害症状（toxic sign）和表现（manifestation）的变化；

(4) 确定 NOAEL。

大鼠试验至少需要经过两代。对生殖器官的作用也需要报告出来。为了进一步解释生殖试验的结果，又可能需要进行一些补充试验，以便提供更多信息：

(1) 雌性和雄性的单独研究；

(2) 三段设计；

(3) 雄性生育力显性致死测定；

(4) 被处理雄性与未处理雌性的交配，以及被处理雌性与未处理雄性的交配；

(5) 对产精能力（spermatogenicity）的影响；

(6) 对卵子发生（oogenesis）的影响；

(7) 对精子运动性（motility）、迁移率（mobility）及形态的影响；

(8) 激素作用。

欧盟建议采用的方法是：Directive 87/302/EEC，Part B。

发育毒性试验的目的是：

(1) 确定接触原药对胚胎（embryonic）和胎儿（foetal）发育的直接或间接影响；

(2) 确定可能的母体毒性（maternal toxicity）；

(3) 建立母亲和后代可观察到的剂量-反应关系；

(4) 确定毒害症状（toxic sign）和表现（manifestation）的变化；

(5) 确定 NOAEL。

欧盟建议采用的方法是：Directive 87/302/EEC，Part B。

6. 神经毒性和迟发性神经毒性（delayed neurotoxicity）

农药的神经毒性是指农药引起生物体内神经系统结构和功能损害的作用。农药中的杀虫剂，主要是神经毒剂。有机氯杀虫剂、有机磷杀虫剂、氨基甲酸酯类杀虫剂、拟除虫菊酯类杀虫剂都是神经毒剂，它们对昆虫和对人的作用基本一致。阿维菌素对昆虫是神经毒剂，对哺乳动物也是神经毒剂。

农药神经毒剂产生的神经毒害作用主要有：神经元病、轴突病、髓鞘病、神经传递受损、影响神经系统信号转导、发育神经毒性等。

实践发现有机磷酸酯杀虫剂的某些品种还能引起迟发性神经毒性（Delayed neurotoxicity）。由此引起的神经系统疾病被称为有机磷迟发性神经病（organophosphate induced delayed neuropathy，OPIDN）。所谓迟发性神经毒性是指中毒症状发生后 8~14d，甚至 3~5 周再出现的较持久的神经症状。通常先累及感觉神经，之后出现运动神经症状。一般多见于下肢远端部分，然后发展至上肢，并向肢体近端延伸。主要症状有肢体麻木、疼痛、肢体无力、共济失调，重症患者可出现肢体远端肌肉萎缩。

最早于1930年就证明有机磷化合物三邻甲苯磷酸酯（TOPC）可引发迟发性神经毒性，但是它不被用作农药。20世纪50年代陆续发现有机磷酸酯杀虫剂引起迟发性神经毒性的案例，引起的病变与TOPC类似。丙胺氟磷、丙氯磷、对溴磷、三硫磷、苯硫磷、脱叶磷、敌百虫、敌敌畏、甲胺磷等有引发迟发性神经毒性的作用。迟发性神经毒性的机理尚不清楚。

发育神经毒性（developmental neurotoxicity）也是农药登记需要提供的神经毒性资料。发育神经毒性是指出生前经由父体和（或）母体接触外来理化因素引起的在子代到达成体之前神经系统出现的有害作用。正常胚胎、胎儿和新生儿期神经细胞的增殖、迁移、分化、髓鞘形成和突触形成等都按其固有程序进行，某些农药可以作用于某些相关区域或过程而导致神经发育异常，表现为器官发育错误、神经管不正常发育及脑某一部分不正常发育的结构异常；细胞成分组织混乱，不正常营养对细胞分裂、髓鞘形成及神经原形成的影响；代谢错误引起的有毒物质堆积，导致不可逆的精神异常等。

农药登记要求的神经毒性测试项目：欧盟农药登记资料仅要求提供原药迟发性神经毒性研究报告。美国视不同情况要求90d大鼠神经毒性和28d（原来要求90d，后建议改为28d）母鸡神经毒性试验报告，以及发育神经毒性试验报告等。中国农药登记（新原药）对有机磷酸酯农药以及化学结构与引起迟发性神经毒性作用阳性的物质相似的其他农药，要求迟发性神经毒性试验报告。

对该项试验，欧盟建议采用OECD method 418进行。

7. 其他毒理学研究

对有些产品而言，可能需要对其有毒杂质进行毒理学研究。这不是常规要求项目。

此外，某些情况下还需要做如下一些研究：

(1) 吸收、分布、排泄和代谢研究；

(2) 神经毒性研究；

(3) 免疫毒性研究；

(4) 其他染毒途径毒性研究等。

三、农药登记常用的毒理学试验方法

农药毒理学实验经过多年的发展，已经日趋成熟和多样化。为达成同一试验目的而开发出来的实验方法都不止一种，甚至有多种。但是随着毒理学试验方法的发展，以及人类保护动物意识的逐渐加强，有些操作繁琐或需要杀死大量动物的试验方法在逐渐被淘汰。目前国际上比较流行的毒理学试验方法是 OECD 试验方法。美国 EPA 的毒理学试验方法也主要是依据 OECD 毒理学试验方法建立起来的。OECD 试验方法适用于 OECD 各成员国，而且也已经被相当一部分发展中国家所采纳。欧盟农药登记需要的毒理学试验报告，有些要求采用欧盟自己制定的试验方法获得，也有一部分要求采用 OECD 试验方法。

在农药登记所需要的各种试验资料中，毒理学试验是比较昂贵的试验之一。全套毒理学试验动则需要数千万美元。表 3-11 是 2001 年美国部分毒理学试验项目的收费情况，读者可以从中体会毒理学实验到底有多么昂贵。

表 3-11　各种描述毒理学试验所需费用（美国，2001 年）

实验项目	费用/美元	实验项目	费用/美元
一般急性毒性试验		遗传毒理学试验	
急性毒性试验(大鼠,两种途径)	6500	细菌回复突变试验(Ames 试验)	7000
急性经皮毒性试验(家兔)	3500	哺乳动物细胞正向突变试验	25000
急性吸入毒性试验(大鼠)	10000	体外细胞遗传学试验(CHO 细胞)	20000
急性皮肤刺激毒性试验(家兔)	2000	体内微核试验(小鼠)	11000
急性眼刺激毒性试验(家兔)	1500	体内染色体畸变试验(大鼠)	22000
皮肤致敏性毒性试验(豚鼠)	5000	显性致死试验(小鼠)	85000
重复染毒毒性试验		果蝇伴性隐性致死试验	55000
14d 染毒试验(大鼠)	45000	哺乳动物骨髓细胞遗传试验(体内、大鼠)	22500
90d 染毒试验(大鼠)	110000	生殖毒性试验	
1 年染毒试验(饲喂,大鼠)	250000	Ⅰ 段生殖毒性试验(大鼠)	90000
1 年染毒试验(饲喂,大鼠)	300000	Ⅱ 段生殖毒性试验(大鼠)	63000
2 年染毒试验(饲喂,大鼠)	685000	Ⅲ 段生殖毒性试验(家兔)	72000
2 年染毒试验(灌胃,大鼠)	860000	Ⅳ 段生殖毒性试验(大鼠)	160000

1. 急性经口毒性试验

急性经口毒性试验的目的：急性经口毒性试验一般是评价某种物质毒

性特性的初始步骤。急性经口毒性试验可以提供短期经口接触可能对健康和环境引起的危害数据。急性毒性试验数据可以作为毒性分类和产品标签的基础。传统上还将急性毒性试验数据作为确定亚慢性和其他毒性试验剂量的一个步骤，还可能为确定某种物质毒性作用方式提供初始信息。对急性毒性试验数据的评价，应该包括实验动物对供试化合物的接触与各种畸形的发生和严重程度（包括行为和临床的畸形，死亡情况及任何其他毒性作用）之间的关系。

OECD 制定的急性毒性试验方法主要有 401（传统方法）、420（固定剂量法）、423（分级法）、425（上下法）。为了保护动物，2002 年将传统方法（401）从 OECD 毒理试验方法名单中删除。美国 EPA 也建议采用 OECD 的 420、423 和 425 三种方法。

目前保留的三种方法比传统的方法减少了大量的实验动物，并要求将垂死动物尽快无痛苦处死，多采用雌性动物。分级法和固定计量法可以用于毒性分级，而上下法可以获得准确的 LD_{50} 值（可用计算机程序计算）。

（1）固定剂量试验法（OECD 420）

固定剂量法是 1992 年首次被采用来取代传统方法 401 的。传统方法采用动物死亡作为急性毒性测试终点（end-point）。固定剂量法采用中等毒性剂量，而不是采用导致动物死亡的剂量。同时，已知的由于腐蚀性或严重刺激性能够导致动物明显痛苦或悲伤的剂量也不能采用。固定剂量法的作用是提供被试物的毒害作用信息并进行毒性分级和分类（依据全球统一标签体系，GHS）。

固定剂量法分 2 个阶段进行：预试验和主试验。固定剂量为：5mg/kg、50mg/kg、300mg/kg 或 2000mg/kg。

① 预试验（sighting study）　目的是为主试验选择一个合适的开始剂量。预试验采用单性别一只动物顺序进行，接受试验的前后两只动物饲毒时间间隔至少 24h。所有试验动物都需要至少观察 14d。这是目前毒理学 GLP 实验室采用较多的方法。

根据供试化合物或结构相似化合物的已有资料，如活体或离体试验资料，从 5mg/kg，50mg/kg，300mg/kg，2000mg/kg 中选择一种剂量进行。如果没有这些资料，就选择从 300mg/kg 这一剂量开始试验。如一个剂量无中毒表现，其上一个剂量动物死亡，则需在其间插入剂量。

采用最低剂量（5mg/kg）试验，若动物因中毒死亡，一般需要中止试验，将被试物的毒性归为 GHS 第 1 类。但是，若需要进一步的证实，则可能需要按如下步骤继续试验。用 5mg/kg 的剂量对第二个动物进行试验，如果这个动物也中毒死亡，那么这个供试物的急性经口毒性就可以被确认为 GHS 第 1 类，并立即中止试验。如果第二个供试动物没有死亡，最多再用另外 3 个动物进行试验（剂量仍然是 5mg/kg）。因为动物死亡的风险很高，所以为了保护动物的利益，这三个动物需要按顺序饲毒。饲毒间隔的时间要足以预知前一个动物可能不会死亡，然后才开始下一个动物的试验。如果第二个动物死亡，就立即中止试验，不要再饲毒下一个动物。

② 主试验（main study）　根据预试验结果，一般只需一个剂量，5 只动物（包括预试验在该剂量水平做过的动物）。

主试验的目的有三种情况：中止试验并给出毒害分类、或进行更高剂量的试验、或在更低的固定剂量进行试验。为了保护动物，在预试验中导致动物死亡的那个剂量水平不能在主试验中重复。经验说明，在开始剂量水平下出现的最可能的结果就可以进行毒害分类，无需进一步试验。

主试验总共使用单一性别的 5 只动物，这 5 只动物包括预试验中用于筛选试验剂量的那只动物（如果主试验使用的某一剂量没有在预试验中用到，就不能把预试验动物算在这 5 只动物内）。

用不同剂量饲毒动物的时间间隔取决于中毒症状的发作、持续时间及严重程度。在饲毒下一个动物之前必须能够确认前一个被试动物能够存活（不会死亡）。一般建议间隔 3～4d，以便观察到迟发的毒性作用。

③ 限度试验（limit test）　限度试验主要用于试验者根据已有资料认为被试物可能无毒的情况。在没有毒性资料可以参考的情况下或者被试物可能有毒时，还是需要进行前述的主试验。

限度试验一般以 2000mg/kg 为预试验开始剂量（特殊情况下用 5000mg/kg），然后再用 4 只动物在此剂量下进行主试验。

固定剂量试验要求记录动物体重变化和进行病理检查。

提交的数据要用表格表示。每只动物的观察数据都必须呈现出来。每组试验所用动物数量、表现出中毒症状的动物数量、死亡动物数量以及出于人道而杀死的动物数量、动物死亡时间、毒作用的描述及毒作用时间进程以及可恢复性、尸检结果等都需要报告出来。

试验报告应包括如下内容：供试物（物理状态、纯度、理化性质、CAS 号等），水以外的饲毒溶媒（vehicle），试验动物情况（种/系、微生物学状况、数量、年龄和性别、来源和饲养条件），试验条件（供试物的物理状态、饲毒方法、饲料和水的供应、开始试验剂量的选择原理），试验结果（用表格说明每个动物对毒物的反应，包括中毒和死亡动物数量、严重程度和持续时间等，体重和体重变化，动物死亡日期和时间，中毒症状的发生和时间进程以及可恢复性，尸检和病理检查结果等），讨论及结果解释。

GSH 急性经口毒性分类见表 3-12。

表 3-12 固定计量法试验结果评价

剂量 /(mg/kg)	试验结果		
	动物存活数目<100%	动物 100%存活，但中毒症状明显	动物 100%存活，但中毒症状明显
5	高毒(very toxic)，LD_{50}<25mg/kg	有毒，LD_{50}(25～2000mg/kg)	用 50mg/kg 试验
50	有毒或高毒，用 500mg/kg 剂量试验	有害，LD_{50}(200～2000mg/kg)	用 500mg/kg 试验
500	有毒有害，用 500mg/kg 剂量试验	LD_{50}>2000mg/kg	用 50mg/kg 试验
2000	用 500mg/kg 试验	该化合物无严重急性中毒的危险性	

(2) 分级试验法（OECD 423）

依照固定的判别表格，每次选用设定剂量（5mg/kg、50mg/kg、300mg/kg、2000mg/kg）之一，用 3 只单性别动物进行试验，确定动物的生死后再进行下一步试验。如果没有相关的毒性文献，一般选择 300mg/kg 的剂量作为开始剂量。有 3 种可能的结果：

① 不需进一步试验即可分级；

② 用相同剂量进行另一组 3 只同性别动物进行试验；

③ 另取 3 只同性别动物进行高一档剂量或低一档剂量的试验。

当有文献表明在最高开始剂量 2000mg/kg 时仍可能不能致死动物，则需要进行限度试验。从 2000mg/kg 开始，要求采用 6 只动物分步进行试验。第一步试验的 3 只动物死亡 1 只或无死亡，再做 3 只动物。

一般采用雌性大鼠作为试验动物。在饲毒时，动物应在 8～12 周龄，体重相差不超过平均值的 12%。

根据在某一染毒剂量下，死亡发生的数量来判定大致的 LD_{50} 值范围，直接进行危害评估和毒性分级。按全球统一毒性分级系统（GHS），1 类：>0.15～5mg/kg；2 类：>5～50mg/kg；3 类：>50～300mg/kg；4 类：>300～2000mg/kg；5 类：>2000～5000mg/kg；>5000mg/kg 归为基本无毒类。为了适合不同国家和不同管理机构，本法也给出了 LD_{50} 的估计值。

试验过程中要求观察动物体重变化和病理学变化。试验报告要求的内容与固定计量法基本相同。

　　(3) 上下法

　　该法也称为阶梯法或序贯法。该方法由 Dixon 和 Mood 首次提出，1985 年 Bruce 又进行了改进，目前是 OECD 和 EPA 推荐的方法之一。其最大的特点是节省实验动物，同时，不但可以进行毒性表现的观察，还可以估算 LD_{50} 及其可信限，适合于能引起动物快速死亡的药物。该方法分为限度试验和主试验。限度试验主要用于有资料提示受试物毒性可能较小的情况。可以从与受试物相关的化合物或相似的混合物或产品中获得相关毒性资料。在相关毒性资料很少或没有时，或预期受试物有毒性时，应进行主试验。

　　上下法最早诞生于第二次世界大战中，适用一种"全或无"的反应。当时作者就预言了此方法将可用于一般生物学和医学研究领域。美国毒理学界曾经采用 Bruce 的上下法，根据一张专门设计的表格决定何时应该终止试验（一般 6～10 只动物已足够），LD_{50} 和 95% 可信限通过计算得到。

　　① 主试验　由一个设定的给药程序组成，在此程序中，每次给药 1 只动物，间隔至少 48h。给药间隔取决于毒性出现时间、持续时间和毒性的严重程度。在确信前一只动物给药后能存活之前，应推迟按下一剂量给药。时间间隔可以适当调整，但使用单一时间间隔时，试验会更简便。

　　第一只动物的给药剂量低于 LD_{50} 的最接近的估计值。如果该动物存活，第二只动物给予高一级剂量；如果第一只动物死亡或出现濒死状态，第二只动物给予低一级剂量。剂量级数因子应选定为 1/（剂量-反应曲线斜率估计值）的反对数（对应于斜率 2 的级数因子为 3.2），并应在整个试验过程中保持不变。当没有受试物的斜率的有关资料时，使用 3.2 为剂量级数因子。使用默认级数因子时，剂量应从以下序列中选择：1.75mg/kg、5.5mg/kg、17.5mg/kg、55mg/kg、175mg/kg、550mg/kg、2000mg/kg（或有特殊要求时 1.75mg/kg、5.5mg/kg、17.5mg/kg、55mg/kg、175mg/kg、550mg/kg、1750mg/kg、5000mg/kg）。如果没有受试物的致死估计值，应该从 175mg/kg 开始。如果预期动物对该受试物的耐受程度变化很大（估计斜率小于 2.0），那么开始试验前应考虑增加剂量级数因子超过按对数剂量计算的默认值 0.5（级数因子为 3.2）。同样，对于已知斜率很陡的受试物，应选择小于默认值的级数因子。

　　在决定是否及如何对下一只动物给药之前，每只动物都应认真观察达

48h。当满足停止试验标准之一时，停止给药，同时根据终止时所有动物的状态计算 LD_{50} 估计值和可信区间。

当满足下列停止试验标准之一时，停止试验：

a. 连续 3 只动物存活；

b. 任意连续 6 只试验动物中有 5 只连续发生存活/死亡转换；

c. 第一只动物发生转换之后至少有 4 只动物进入试验，并且其 LD_{50} 估算值的范围超出临界值（2.5 倍）。

对于 LD_{50} 和斜率的各种组合，在动物发生死亡/存活转换之后，用 4~6 只动物即可满足停止试验标准。但在一些情况下，化合物的剂量-反应曲线的斜率较小，可能另外还需要增加动物（总共可达 15 只）。

② 限度试验　是最多用 5 只动物进行的序列试验。试验剂量为 2000mg/kg，特殊情况下也可使用 5000mg/kg。

2000mg/kg 剂量水平的限度试验：将受试物给予 1 只动物。如果该动物死亡，则进行主试验；如果该动物存活，依次将受试物给予另外 4 只动物，动物总数为 5 只。如果 1 只动物在试验后期出乎意料地死亡，而其他动物存活，应停止对其他动物给药，对所有动物进行观察，是否在相似的观察期间也发生死亡。后期死亡的动物应与其他死亡的动物同样计数，对结果进行如下评价：有 3 只或 3 只以上动物死亡时，LD_{50} 小于 2000mg/kg；有 3 只或 3 只以上动物存活时，LD_{50} 大于 2000mg/kg；如果有第 3 只动物死亡，则进行主试验。

5000mg/kg 剂量水平的限度试验：特殊情况下，可考虑使用 5000mg/kg 的剂量。将受试物给予 1 只动物。如果该动物死亡，则进行主试验；如果该动物存活，将受试物给予另外 2 只动物。如果这 2 只动物都存活，则 LD_{50} 大于 5000mg/kg，停止试验（即不再对其他动物给药，观察 14d）。如果这 2 只动物中有 1 只死亡或者 2 只均死亡，将受试物给予另外 2 只动物，一次 1 只。如果 1 只动物在试验后期出乎意料地死亡，而其他动物存活，应停止对其他动物给药，对所有动物进行观察，是否在相似的观察期间也发生死亡。后期死亡的动物应与其他死亡的动物同样计数，对结果进行如下评价。有 3 只或 3 只以上动物死亡时，LD_{50} 小于 5000mg/kg；有 3 只或 3 只以上动物存活时，LD_{50} 大于 5000mg/kg。

2. 急性经皮毒性试验（OECD 402）

农药对动物的毒性可能通过不同的接触途径产生，除经口之外，很多农药也会经皮产生毒害作用。比如有些农药具有很高的经口毒性，克百威原药大鼠急性经口毒性 LD_{50} 为 8～14mg/kg，但是对家兔的急性经皮毒性 LD_{50} >10000mg/kg，所以将其加工成颗粒剂撒施非常安全。急性经皮毒性试验的目的就是考察农药通过皮肤接触可能对人或动物造成的毒害作用程度。

试验动物可以是成年大鼠、家兔或豚鼠。体重要求：大鼠 200～300g，家兔 2.0～3.0kg，豚鼠 350～450g。每个剂量至少使用 5 只动物，全部同性。雌性动物必须是未生育过的而且是未怀孕的。动物需要单独笼养，饲养温度是啮齿动物 22℃（±3℃），家兔 20℃（±3℃）。相对湿度 30％～70％。人工灯光 12h 光照和 12h 黑暗交替。

试验剂量要求至少三个，各剂量之间有适当距离以便产生一定范围的毒效应和死亡率。获得的数据要足以形成剂量-反应（dose-response）曲线，可能的情况下使能够得到 LD_{50} 值。

首先进行限度试验。即选择一种剂量水平（至少 2000mg/kg），对一组动物（5 雄 5 雌）动物进行试验。如果有动物死亡，就可能需要进一步的完整试验。

试验观察时间至少 14d，但是可以根据动物产生的中毒反应及死亡情况等适当延长或减少观察时间。

试验药物必须均匀地涂抹在实验动物的皮肤上（处理面积应占全部体表面积的 10％），毒性很高的物质也可以减少涂抹面积，尽可能在被处理皮肤上形成薄而均匀的一层药膜。试验药物需要在皮肤上保持 24h，皮肤用多孔薄纱布包裹并用无刺激性的胶布或绷带固定。试验结束时用温水或适当溶剂洗掉皮肤上残留的药物。

试验过程中需要对每只动物能够进行临床观察和记录。药物处理之后第一天应对动物进行多次观察，以后每天至少观察记录一次。每天都要观察动物死亡、中毒情况，冷冻死亡动物，进行尸检，隔离或杀死病弱或垂死动物。还要观察动物皮毛、眼睛和黏膜，呼吸、循环、自律神经和中枢神经系统、躯干活动和行为模式等。特别要注意动物的战栗（tremors）、痉挛（convulsions）、流涎（salivation）、腹泻（diarrhoea）、无生气（lethargy）、嗜睡（sleep）、昏迷（coma）等症状的出现。在整个试验过程前后及试验过程中动物体重的变化也需要逐个动物记录（死亡动物在死亡时的体重也要记录）。

对所有动物都要进行尸检和所有的大体病理学观察都要记录。存活

24h 或更长时间的动物，对其显示大体病理变化的器官进行显微观察也是必要的，这可能获得更有价值的信息。

试验报告应该包括至少如下内容：

(1) 实验动物种属品系、来源、饲养环境、饲料和饮水；

(2) 按剂量组列表说明每组动物数、性别状况、出现毒效应的动物数、死亡动物数；

(3) 染毒时间、染毒持续时间、染毒后动物中毒的主要表现；

(4) LD_{50} 计算方法；

(5) LD_{50} 值及其 95％ 可信区间（包括雌、雄实验动物各自的 LD_{50}）；

(6) 病理组织学检查结果；

(7) 结论。

3. 急性吸入毒性（OECD 403）

本方法适用于评价农药气体、挥发物或气溶胶/颗粒物等对实验动物的急性吸入毒性作用和强度。为亚急（慢）性等吸入毒性试验提供剂量选择的依据。

各试验组动物在一定时间内吸入不同浓度的受试样品，染毒浓度的选择可通过预试验确定。染毒后观察动物的毒性反应和死亡情况。试验期间死亡的动物要进行尸检，试验结束时仍存活的动物要处死并进行大体解剖。

首选健康成年小鼠（体重 18～22g）和大鼠（体重 180～220g），也可选用其他敏感动物。同性别各剂量组个体间体重相差不得超过平均体重的20％。试验前动物要在试验环境中至少适应 3～5d 时间。

根据所选方法的要求，原则上应设 4～5 个剂量组，每组动物一般为10 只，雌雄各半。各剂量组间距大小以兼顾产生毒性大小和死亡为宜，通常以较大组距和较少量动物进行预试。如果受试样品毒性很低，也可采用一次限量法，即用 20 只动物（雌雄各半），$10000mg/m^3$ 吸入 2h 或 $5000mg/m^3$ 吸入 4h，如未引起动物死亡，则不再进行多个剂量的急性吸入毒性试验。

染毒可采用静式染毒法或动式染毒法。

静式染毒是将实验动物放在一定体积的密闭容器（染毒柜）内，加入一定量的受试样品，并使其挥发，造成试验需要的受试样品浓度的空气，一次吸入性染毒 2h。染毒柜的容积以每只染毒小鼠每小时不少于 3L 空气计，每只大鼠每小时不少于 30L 计。染毒浓度的计算：染毒浓度一般应采用实际测定浓度。在染毒期间一般可测 4~5 次，求其平均浓度。

动式染毒是采用机械通风装置，连续不断地将含有一定浓度受试样品的空气均匀不断地送入染毒柜，空气交换量大约为 12~15 次/h，并排出等量的染毒气体，维持相对稳定的染毒浓度（对通过染毒柜的流动气体应不间断地进行监测，并至少记录 2 次）。一次吸入性染毒 2h。当受试化合物需要特殊要求时，应用其他的气流速率。染毒时，染毒柜内应确保至少有 19% 的氧含量和均衡分配的染毒气体。一般情况下，为确保染毒柜内空气稳定，实验动物的体积不应超过染毒柜体积的 5%。且染毒柜内应维持微弱的负压，以防受试样品泄漏污染周围环境。同时，应注意防止受试样品爆炸。

受试样品气化（雾化）和输入的常用方法：气体受试样品，经流量计与空气混合成一定浓度后，直接输入染毒柜。易挥发液体受试样品，通过空气鼓泡或适当加热促使挥发后输入染毒柜。若受试样品现场使用时采取喷雾法时，可采用喷雾器或超声雾化器使其雾化后输入染毒柜。

染毒浓度计算：染毒浓度一般应采用动物呼吸的实际测定浓度，每半小时一次，取其平均值。各测定浓度值应在其平均值的 25% 以内。

观察并记录染毒过程和观察期内的动物中毒和死亡情况。观察期限一般为 14d，观察指标包括试验过程中死亡动物及试验结束后杀死动物的大体病理观察。观察内容包括肠道及主要器官如肝、肾、心、大脑和脾等。呼吸道需要细心观察。对肝肾以及显示中毒症状并存活 24h 或更长时间的动物的呼吸道及器官显微观察也是必要的。可采用各种被接受的方法计算 LC_{50} 值。

评价试验结果时，应将 LC_{50} 与观察到的毒性效应和尸检所见相结合考虑，LC_{50} 值是受试样品急性毒性分级和标签标识以及判定受试样品经呼吸道吸入后引起动物死亡可能性大小的依据。引用 LC_{50} 值时一定要注明所用实验动物的种属、性别、染毒方式及时间长短、观察期限等。评价应包括动物接触受试样品与动物异常表现（包括行为和临床改变、大体损伤、体重变化、致死效应及其他毒性作用）的发生率和严重程度之间的关系。

试验报告至少应包括如下内容：

(1) 受试样品名称、理化性状、配制方法、所用浓度；

(2) 动式染毒设备中的气流速度；

（3）实验动物的种属、品系和来源（注明合格证号和动物级别）；

（4）实验动物饲养环境，包括饲料来源、室温、相对湿度、动物实验室合格证号；

（5）所用染毒浓度和动物分组，每组所用动物性别、数量及体重范围；

（6）计算 LC_{50} 的方法；

（7）染毒后动物中毒表现及出现时间和恢复情况、死亡时间、大体解剖所见；

（8）列表报告结果，计算的 LC_{50} 及其 95％可信区间；

（9）结论。

4. 急性皮肤刺激/腐蚀性试验（OECD 404）

试验目的：确定化学物对哺乳动物皮肤局部是否有刺激作用或腐蚀作用及其程度，为制定防护化学物对皮肤的刺激保护措施提供依据。

采用单一剂量的被试药物在动物皮肤上进行试验。以未经药物处理的动物皮肤作为对照。按特定时间间隔观察和记录药物对皮肤的刺激/腐蚀程度。试验的持续时间要充足，以便能够评价药物作用的可恢复性或不可恢复性。在试验过程中发现动物忍受严重痛苦的，需要采用人道主义方式将其杀死。

试验动物以健康白色家兔为首选。提前 24h 将试验动物躯干沿脊柱方向去毛，注意不能损伤皮肤。只有健康的并没有受到伤害的动物皮肤才能参与试验。试验动物应单独饲养，饲养家兔的室内温保持为 20℃±3℃，相对湿度以 50％～60％为宜，人工灯光 12h 明暗交替。

供试药物涂抹在约 6cm^2 的皮肤面积上，用纱布盖住处理皮肤，并用无刺激性的胶布固定。在无法直接涂抹到皮肤上时（如液体或膏剂），可以将药物涂抹在纱布上，然后将纱布固定到需要处理的皮肤上。必须保证纱布与皮肤的密切接触。

液体药物一般需要稀释后使用。固体药物（必要时可以粉碎后使用）需要用最小量的水或其他溶媒湿润后使用，以保证与动物皮肤更好接触。使用其他溶媒是要求溶媒对皮肤的刺激性必须很小。

试验一般持续 4h，试验结束后用温水或其他适当溶剂洗去残留药物。

试验药物用量一般是 0.5mL 液体，或 0.5g 固体或膏。

（1）初步试验（initial test） 一般要求首先采用一只动物进行初步试

验，尤其是当供试药物可能具有腐蚀性时。如果有充分证据证明供试药物有腐蚀性，则不必再进行进一步试验。如果证据不充分，觉得需要额外试验时，可以采用如下方法。采用三块纱布顺序进行试验：第一块纱布在处理3min后去掉，如果没有发现严重皮肤反应，在不同的地方再用第二块纱布处理1h。此时如果觉得皮肤反应可以继续忍受延长4h的处理，就用第三块纱布处理持续4h。然后记录皮肤反应级别。如果在这三个步骤中的任何一步发现有腐蚀作用，则立即停止试验。

在没有腐蚀性而只有刺激性作用时，只需要进行单只动物单块纱布处理4h的试验。

(2) 确证试验（confirmatory test）　初步试验没有发现腐蚀性，则需要进一步用另外两只动物来确定供试物的刺激性或阴性反应。每只动物用一块纱布，分别接触4h。如果在初步试验中观察到刺激作用，则可以采用顺序方式进行确证试验，或同时处理两只动物。用两只动物试验时，如果发现两只动物表现出相同的反应，则无需进行进一步试验。否则，需要进行第三只动物的试验。

试验动物一般需要在去掉纱布之后观察至少14d，以便有足够时间观察到被处理动物皮肤的恢复性和不可恢复性。如果在14d以内发现动物已经恢复，则可在恢复之时立即终止试验。如果试验过程中，发现动物异常痛苦，则需要随时中断试验。

临床观察和皮肤反应分级：所有被处理动物都要观察皮肤红斑（erythema）和水肿（oedema）情况，在处理后60min时进行皮肤反应分级，然后在去掉纱布后24h，48h和72h进行观察和分级。对初步试验的动物在纱布去掉之后也立即进行刺激分级。如果皮肤受到损伤，而在72h内还无法断定是刺激还是腐蚀作用造成的，就需要继续观察到第14d以确定皮肤是否能够恢复。除了观察红斑和水肿之外，其他局部症状也要观察和记录。此外，还要对动物进行组织病理学观察。表3-13是皮肤刺激反应分级标准。

试验报告应该包括如下内容。

① 活体试验的基本原理。对已有试验资料的分析，包括顺序试验策略得到的结果。

② 试验材料：材料来源、CAS编号、纯度、已知的杂质、生产批号、物理状态和理化性质（pH、挥发性、溶解度、稳定性等），如果是混合物需要给出组分名称和各组分含量等。

③ 溶媒：溶媒物名称、浓度，使用的体积。

④ 试验动物：种/品系，如果使用其他动物代替家白兔，给出理由。每种性别动物的数量、试验前后每只动物的体重、试验开始时动物年龄、动物来源、饲养条件、饲料等。

⑤ 试验条件：动物皮肤准备办法，纱布材料的详细信息和皮肤处理方法，试验药物的制备、涂抹和去除方法的详细描述。

⑥ 试验结果：每次观察时每只动物的皮肤反应分级结果都要用表格表示。观察到的所有伤害、对所观察到的皮肤刺激或腐蚀作用的性质和程度的描述。对其他伤害（如皮肤脱脂）及对皮肤刺激和腐蚀之外的其他系统损害的描述。

表 3-13　皮肤刺激反应评分

皮 肤 反 应	积 分
红斑和焦痂形成	
无红斑	0
轻微红斑(仅仅可觉察到)	1
明显红斑	2
中等程度到重度程度红斑	3
严重红斑(beef redness)至形成焦痂(无法进行红斑分级)	4
水肿形成	
无水肿	0
很轻微水肿(仅仅可觉察到)	1
轻微水肿(肿起部位边界清楚)	2
中度水肿(隆起约 1mm)	3
严重水肿(隆起约 1mm,超出染毒部位)	4

5. 眼刺激/腐蚀试验（OECD 405）

确定评价化学物对哺乳动物眼睛是否有刺激作用/腐蚀作用及其程度。

首选健康成年白色家兔。如果使用其他的哺乳动物做试验，试验者应提供选择的依据。

试验前动物要在动物实验室环境中至少适应 3d 时间。试验前 24h，要对实验动物的两只眼睛进行常规检查。有眼睛刺激症状、角膜缺陷或结膜损伤的动物不能用于试验。

试验动物需要单独饲养。家兔饲养温度为 20℃±3℃。相对湿度不能低于 30%，不能高于 70%，以 50%～60% 为宜，人工灯光 12h 明暗交替。常规饲料喂养并自由取水。

对于液态受试样品，一般不需稀释，可直接使用原液，染毒量为0.1mL。不能使用泵直接向家兔眼睛内滴药。对于液体喷雾制剂，需要在染毒之前将药物喷洒到一个容器内并收集起来再滴入家兔眼睛内。

若受试样品为固态、膏或颗粒状物质，应将其研磨成细粉状，染毒量应不超过100mg，并制备成0.1mL液体备用。在处理后第一个小时观察眼睛受害情况时，如果眼内固体物尚未被家兔的生理作用自然清除，可以用蒸馏水或生理盐水洗涤眼睛后再观察。

气溶胶产品首先需要喷到容器中，收集其液体再滴入家兔眼睛内。对罐装在压缩性气溶胶容器内的药物，由于挥发性极强难以进行收集，需要在家兔眼睛睁开的情况下进行脉冲喷药1s，在眼睛正前方距眼睛10cm之外喷药。这个喷药距离可以根据容器压力大小和化学物浓度适当调整。原则是不能因为压力而伤害眼睛。有些情况下，可能需要对喷药压力造成的眼损伤进行评估。

(1) 初步试验（initial test） 建议先采用一只动物进行初步试验。如果初步试验表明被试样品对眼睛有严重刺激性或有腐蚀性，应立即终止试验。如果有证据表明供试药物可造成疼痛或初步试验发现疼痛反应，就需要根据情况进行局部麻醉。但是麻醉剂量以不影响试验结果为宜。

(2) 确证试验（confirmatory test） 初步试验没有发现腐蚀作用，就需要另外两只动物进行刺激性或阴性反应的确证试验。如果初步试验表明被试物可能有很强的刺激性（不可恢复），则需要采用顺序试验方法，即每次用一只动物进行试验，而不是同时处理两只动物。如果第二只动物表现出被腐蚀或受到严重刺激，就不要再继续试验。额外的动物试验只用于弱刺激或中度刺激试验。

试验动物一般需要在去掉纱布之后观察至少21d，以便有足够时间观察到被处理动物皮肤的恢复性和不可恢复性。如果在21d以内发现动物已经恢复，则可在恢复之时立即终止试验。如果试验过程中，发现动物异常痛苦，则需要随时中断试验。

试验动物处理后1h，24h，48h和72h分别进行临床观察。试验过程中发现动物有严重疼痛或痛苦时应立即终止试验并据此对供试物的刺激性进行评价。用药后出现如下眼损伤的动物应立即人道地杀死：角膜穿孔（corneal perforation）或明显的角膜溃疡（corneal ulceration）包括葡萄肿（staphyloma）；眼睛前房出血；4级眼角膜混浊持续48h以上；丧失光反射（活虹膜反应2级）持续72h；结膜（conjunctival membrane）溃疡；

结膜或瞬膜（nictitating membrane）坏疽（necrosis）或脱落（sloughing）。因为这些损害一般无法恢复。

没有产生眼损伤的动物要在药物处理 3d 之后终止试验。表现出温和或中度眼损伤的动物需要观察到损伤消失为止，或观察 21d，然后终止试验。观察需要在第 7 天，第 14 天，第 21 天进行，以便确定损伤程度以及可恢复性或不可恢复性。眼睛刺激程度分级见表 3-14。

表 3-14　眼各部位损伤评分表

部位及损伤情况	积分
角膜混浊程度（以最致密部位为准）	
无溃疡或混浊	0
散在或弥漫性混浊（不包括轻度的正常光反应迟钝），虹膜清晰可见	1
半透明区易分辨，虹膜细节轻度模糊不清	2
出现灰白色半透明区，虹膜模糊不清，瞳孔大小勉强可见	3
角膜混浊，虹膜无法辨认	4
角膜受损范围	
虹膜正常	0
皱褶明显加深、充血、水肿、角膜周围有中度充血；或充血；虹膜对光反应迟钝	1
出血（hemorrhae）、肉眼可见严重损伤（gross destruction）或对光反应消失	2
积分×5　最高积分为 10	
结膜充血，指睑结膜和球结膜，不包括角膜和虹膜	
血管正常	0
部分血管充血（hyperaemia）	1
弥漫充血，呈深红色，个别血管难以辨认	2
弥漫性充血，呈深紫红色	3
球结膜水肿（chemosis），包括眼睑（lids）和/或瞬膜	
正常	0
轻微水肿	1
明显水肿伴部分眼睑外翻（eversion）	2
水肿至眼睑近半闭合	3
水肿至眼睑超过半闭合	4

试验报告应包括如下内容。

① 活体试验的原理，对已有资料的分析。

② 试验材料（样品），包括 CAS 编号、来源、纯度、杂质和生产批号；理化性质如 pH、挥发性、溶解度、稳定性、与水的反应性；混剂则需要提供组成和各组分含量；如果需要局部麻醉，需要提供麻醉剂名称、纯度、计量和与被试物之间可能发生的反应。

③ 溶媒：名称、浓度和使用的体积，说明使用理由。

④ 试验动物：品系、试验前动物年龄、每种性别的动物的数量、试

验动物在试验前后的体重、动物来源、饲养条件、饲料等。

⑤ 试验结果：每次观察刺激作用的积分方法（如手持狭缝灯、生物显微镜、荧光素）；用表格描述动物的刺激/腐蚀反应；对刺激/腐蚀的叙述性描述；对其他各种反应（如血管化、血管翳的形成、黏附、着色）的描述；对可能发生的非眼部局部或系统影响的描述，如组织病理结果等。

6. 皮肤变态反应实验（OECD 406）

(1) 试验原理和试验方法　皮肤致敏反应/过敏性接触性皮炎：是皮肤对一种物质产生的免疫源性皮肤反应。对于人类这种反应可能以搔痒、红斑、丘疹、水疱、融合水疱为特征。动物的反应不同，可能只见到皮肤红斑和水肿。

理解皮肤变态反应先要明确如下几个基本概念。①诱导接触（induction exposure）：指机体通过接触受试样品以达到诱导产生致敏状态目的的试验性暴露；②诱导期（induction period）：指机体通过接触受试样品而诱导出过敏状态所需的时间；③激发接触（challenge exposure）：机体接受诱导接触后，再次接触受试样品的试验性暴露，以确定皮肤是否会出现过敏反应。

用豚鼠进行皮肤变态反应试验已有几十年的历史。已经开发的试验方法有两种，一种是佐剂试验，即通过注射弗氏完全佐剂（freund complete adjuvant，FCA）加强变态反应；另一种就是非佐剂试验。在最早的OECD 406 中采用 4 种佐剂试验和 3 种非佐剂试验。而现版的 OECD 406 采用 Magnusson 和 Kligman 的豚鼠最大化试验方法（guinea pig maximization test，GPMT），该法使用佐剂；还有不使用佐剂的 Buehler 试验方法。

试验动物最初以皮内注射（intradermal injection）和/或皮外涂抹（epidermal application）方式用待试物进行诱导。诱导时间为 $10 \sim 14d$（诱导期）。在诱导期间动物免疫系统会产生反应。然后进行激发试验。与对照动物对比，观察被激发动物的反应。对照动物在诱导期和激发期内均进行伪处理（不含有待试物）。

皮肤变态试验可以使用雄性和/或雌性试验动物，必须是年轻健康的动物。雌性动物必须使用没有生育过的、没有怀孕的。

动物饲养条件是 $20℃ \pm 3℃$，相对湿度 $30\% \sim 70\%$，人工灯光 12h 明暗交替。常规饲料喂养并自由取水。需要保证豚鼠能够摄取足够的抗坏血酸。

试验开始前至少要有 5d 的时间使动物适应实验室环境。试验之前将动物随机分组。去毛方法有剪除、剃除或用化学脱毛法。注意不能磨损动物皮肤。实验开始时以及在实验结束时都要称量动物体重。实验结束时，如果需要去除试验药物，可以用水也可以使用溶剂，前提是溶剂不会改变试验结果。

一般试验处理组需要 10 只动物，而对照组至少需要 5 只动物。如果使用的动物数量少于 20 只（处理组）和 10 只（对照组），而且无法说明供试物是致敏物质时，建议使用 20 只（处理组）和 10 只（对照组）动物进行试验。

每个诱导试验需要的供试物浓度必须是系统耐受的而且是能够导致温和至中度皮肤刺激的最高浓度。激发试验所用供试物的浓度应该是最高的无刺激剂量。最佳剂量的选择可以通过 2～3 只动物的预实验获得。

(2) 豚鼠最大反应试验

① 诱导试验（induction-intradermal injection）

a. 处理当天（处理组） 三对皮内注射（0.1mL）在动物脱毛后的肩区进行。每对注射在每只动物的两侧肩区进行。三对注射分别如下。1∶1（体积比）的弗氏完全佐剂与水的混合物或生理盐水，供试物在适当溶媒物中配成的需要浓度（选定的浓度）的溶液，用 1∶1（体积比）的弗氏完全佐剂与水的混合物或生理盐水配制的供试物的溶液（选定的浓度）。

b. 处理当天（对照组） 三对注射分别为 1∶1（体积比）的弗氏完全佐剂与水的混合物或生理盐水，未经稀释的溶媒物，用 1∶1（体积比）的弗氏完全佐剂与水的混合物或生理盐水配制的溶媒物的 50％制剂（重量/体积）。

② 诱导试验：局部滴旋（induction：topical application）

a. 第 5～7 天（处理组和对照组） 如果供试物没有皮肤刺激性，在进行局部滴旋试验之前，提前 24h，在试验动物的试验部位（剃毛之后）涂抹用凡士林配制的 10％月桂醇硫酸钠 0.5mL，以产生局部刺激。

b. 第 6～8 天（处理组） 对被处理部位再次脱毛。取一张滤纸（2×4cm），浸满供试物的溶液（在适当的溶媒中）之后置于试验部位并封闭敷裹，保持与皮肤接触 48h。固体供试物需要磨细后与适当的溶媒混合后使用。液体物可以不加稀释直接使用。

c. 第 6～8 天（对照组） 对被处理部位再次脱毛。按处理组相同的方式只用不含供试物的溶媒进行 48h 试验。

③ 激发试验：局部滴旋

a. 第 20～22d（处理组和对照组） 处理组和对照组动物躯干部去毛。然后用载有供试物质的覆盖物或药室敷贴在处理组动物的去毛处，用只载有媒介物（无药物）的覆盖物或药室敷贴在对照组动物的去毛处。用封闭覆裹物（纱布、胶布等）将覆盖物或药室与动物皮肤紧密固定接触 24h。

b. 结果观察（对照组和处理组） 去除覆盖物或药室 21h 之后，将被处理皮肤清洗干净，必要时去净毛。大约 3h 之后（从处理开始算 48h），观察皮肤反应并按如下分级标准进行记录，再过 24h（从处理开始算 72h）做第二次观察和记录。

皮肤反应分级标准：

0＝无明显变化（no change）

1＝散在或小块红斑（discrete or patchy erythema）

2＝中度和会合的红斑（moderate and confluent erythema）

3＝严重红斑和红肿（intense erythema and swelling）

c. 临床观察 由于诱导和刺激产生的所有皮肤反应以及任何不正常现象包括系统反应都应进行记录。为了弄清某些可疑的反应，可能需要进行组织病理学检验，测量皮肤皱褶厚度等。

(3) 局部封闭涂皮法 供试动物数：试验组至少 20 只，对照组至少 10 只。

剂量水平：用 2～3 只动物进行预试验，寻找能引起皮肤轻度刺激反应的最高浓度（剂量）。

在试验中设阴性对照组，在诱导接触时该组仅涂以溶媒作为对照；在激发接触时该组涂以受试样品。对照组动物必须与受试样品组动物为同一批。在实验室开展致敏反应试验初期或使用新的动物种属或品系时，需同时设阳性对照组。

① 诱导接触

a. 处理当天（处理组） 接近皮肤去除动物背部一侧的毛，去毛面积为 4～6cm^2。将浸满溶于适当溶媒中的供试物的覆盖物，与去毛的皮肤接触并用封闭覆裹物（纱布、胶布等）固定 6h。

b. 处理当天（对照组） 处理方式同上，只是覆盖物浸满的只有溶媒（不含供试药物）。

c. 处理后 6～8d 和 13～15d（对照和处理组） 在处理后 6～8d 和

13～15d 分别在试验动物的相同部位（必要时去除新生出来的毛）重复进行试验头一天做过的试验。

② 激发接触

a. 处理后 27～29d　末次诱导 2 周后，即第 28d，将对照组和处理组动物的未剃毛的一侧也进行去毛处理。按前述方法采用最大无刺激浓度处理皮肤。对照组和处理组动物均用浸满药物的覆盖物贴附于去毛皮肤的后部。对照组和处理组动物均用浸满溶媒的覆盖物贴附于去毛皮肤的前部。处理时间为 6h。

b. 结果观察（处理组和对照组）　去除覆盖物之后约 21h，剪除被激发区域皮肤的毛。大约 3h 之后（激发处理后约 30h）观察记录皮肤反应并进行分级。分级标准如下。

皮肤反应分级标准：

0＝无明显变化（no change）

1＝散在或小块红斑（discrete or patchy erythema）

2＝中度和会合的红斑（moderate and confluent erythema）

3＝严重红斑和红肿（intense erythema and swelling）

在第一次观察之后，相隔 30h（约激发处理后 54h）进行第二次观察。

c. 临床观察　由于诱导和刺激产生的所有皮肤反应以及任何不正常现象包括系统反应都应进行记录。为了弄清某些可疑的反应，可能需要进行组织病理学检验，测量皮肤皱褶厚度等。

③ 试验报告　上述两种试验方法需要报告的内容如下。数据应该用表格展示，数据要显示每次对动物皮肤反应的观察结果。试验结果必须反映出如下方面的内容：供试物质物理本质甚至理化性质，能鉴定供试物质身份的数据、溶媒、供试动物（豚鼠品系、数量、年龄、性别、来源、试验动物在试验前后的体重）、试验条件、试验可靠性查对以及实验结果和讨论。

7. Ames 致突变试验（鼠伤寒沙门菌回复突变试验，OECD 471，1997 年 7 月 21 日）

(1) 细菌回复突变试验原理　在 OECD 471（1997）中，鼠伤寒沙门菌或大肠杆菌（*Escherichia coli*）两种微生物均可以用来进行细菌回复突变试验。这里仅介绍利用鼠伤寒沙门菌进行的回复突变试验。

利用一组鼠伤寒沙门菌组氨酸缺陷型试验菌株测定引起沙门菌碱基置

换或移码突变的化学物质所诱发的组氨酸缺陷型回变到野生型的试验方法。这种实验方法可以探测 DNA 的点突变。

所谓点突变，也称单碱基替换，指由单个碱基改变发生的突变。点突变可以分为转换（transitions）和颠换（transversions）两类。转换可以是嘌呤和嘌呤之间的替换，或嘧啶和嘧啶之间的替换。颠换可以是嘌呤和嘧啶之间的替换。

点突变是导致人类一些遗传病的原因。而且有大量证据表明，某些体细胞致癌基因和肿瘤抑制基因的点突变与人及试验动物的肿瘤形成有关。细菌回复突变试验方法便宜、快速和容易操作。

细菌回复突变试验利用的是原核细胞，与哺乳动物细胞不同。两者在吸收、代谢、染色体结构和 DNA 修复过程上都不相同。离体试验通常需要使用一种外源的代谢活化作用。体外代谢活化体系很难模拟哺乳动物的全部在体条件。所以离体试验无法提供供试物质在哺乳动物体内是否产生突变或致癌作用的直接信息。

细菌回复突变试验一般只用于遗传毒性的初步筛选试验，尤其是检测点突变诱导作用。很多试验数据说明，能够在细菌回复突变试验中表现出阳性结果的物质在其他试验中也常常引起突变作用。也有在细菌回复突变试验中表现阴性的物质确有突变作用。

细菌回复突变试验可能不适用于一些化合物的致突变检测，如具有高度杀细菌作用化合物（如某些抗生素），也不适用于那些被认为或已知的特异性地干扰哺乳动物细胞复制体系的物质（如拓扑异构酶和某些核苷类似物）。这种情况下使用哺乳动物突变试验体系更好。虽然很多哺乳动物致癌物在细菌回复突变试验中表现出阳性，但不是绝对的。

鼠伤寒沙门菌组氨酸营养缺陷型菌株不能合成组氨酸，故在缺乏组氨酸的培养基上，仅少数自发回复突变的细菌生长。假如有致突变物存在，则营养缺陷型的细菌回复突变成野生型，因此能生长形成菌落，据此判断受试样品是否为致突变物。

某些致突变物需要代谢活化后才能引起回复突变，故需加入经诱导剂诱导的大鼠肝制备的 S9 混合液。

(2) 鼠伤寒沙门菌回复突变试验方法

① 试验材料的准备

a. 细菌悬浮液的制备　新鲜的细菌培养物必须培养至指数生长后期或者静止生长前期（大约 10^9 个细胞/mL）。不能使用静止生长后期的培养物。所用细菌培养物必须含有高滴度的活细菌。建议的培养温度是37℃。

至少要使用5个品系的细菌。包括4个品系鼠伤寒沙门菌（S. typhi-murium TA1535；TA1537或TA97a或TA97；TA98；和TA100）。这几个品系是经大量试验证实的可靠的品系。这几个品系在主要回复位点上含有GC碱基对［碱基代号：腺嘌呤（A）、鸟嘌呤（G）、胞嘧啶（C）和胸腺嘧啶（T）］，而且它们不能检测某些氧化型突变物，交联剂和肼类。这类突变物质可以采用大肠杆菌WP2品系或者鼠伤寒沙门菌TA102检测系统进行检测。

b. 培养基制备　利用适当的最低营养琼脂（如含V-B盐最低培养基E和葡萄糖）和含组氨酸/生物素或色氨酸的顶层琼脂，以容许细菌几次细胞分裂。

c. 代谢活化　细菌应在有或无代谢活化的条件下暴露于受试物。最常用的是经酶诱导剂Aroclor 1254或苯巴比妥/β-萘黄酮联合预处理的啮齿类肝制备的线粒体后部分（S9）并补以辅助因子，S9使用剂量范围通常为S9混合液的5％～30％（体积比）。代谢活化系统的选择和条件依赖于受试物的类别，必要时，可利用几种S9剂量。对于偶氮染料和重偶氮化合物，利用还原性代谢活化系统可能更合适。

d. 受试物制备　固体受试物在处理细菌前应溶于或悬浮于适当的溶剂/赋形剂，并适当稀释。液体受试物可直接加至试验系统和/或适当稀释。应新鲜制备受试物，除非有资料证实贮存的稳定性。

② 试验条件

a. 溶剂/赋形剂　所用溶剂/赋形剂不应与受试物发生化学反应，并对细菌存活率和S9活性无影响。如果采用不常用的溶剂/赋形剂，应有资料表明其对细菌存活率和S9活性无影响。推荐采用水作溶剂/赋形剂，当受试物为水不溶性，则所用的有机溶剂应该是无水的。

b. 染毒剂量　（a）确定受试物最高剂量时，应考虑受试物对细菌的毒性和在最终处理混合物中的溶解度，因此有必要进行预试验。细菌毒性可表现为回变菌落数减少、背景菌苔减少或消失，或细菌存活率降低。代谢活化系统可能改变受试物的细菌毒性。在实际试验条件下，在最终处理混合物中肉眼见到沉淀即评价为不溶解。对可溶性无细菌毒性的受试物，推荐的最高试验剂量是5mg/平板或5μL/平板。否则，受试物最高剂量应为出现沉淀或细菌毒性的剂量。沉淀不应干扰菌落计数。（b）受试物至少设 5 个不同的剂量，在开始试验时剂量间距可为半对数。在研究剂量-反应关系时，可以选用较小的间距。（c）评价含有潜在致突变杂质的受试物时，试验剂量可高于 5mg/平板或 5μL/平板。

c. 对照

（a）每个试验都应包括同时进行的有或无代谢活化的菌株特异性阳性对照和阴性（溶剂/赋形剂）对照。阳性对照应选择适当的剂量，以证实每次试验的有效性。

（b）评价代谢活化系统的试验，阳性对照的参考物质应根据所用的细菌菌株类型来选择。表 3-15 所列化学物适用于代谢活化试验的阳性对照物。

表 3-15　适用于代谢活化试验的菌株特异性阳性对照物

化 学 物	CAS 号
9,10-二甲基蒽	781-43-1
7,12-二甲基苯并蒽	57-97-6
刚果红(用于还原性代谢活化法)	573-58-0
苯并[a]芘	50-32-8
环磷酰胺(单水)	50-18-0 (6055-19-2)
2-氨基蒽	613-13-8

2-氨基蒽不应作为 S9 混合物有效性的唯一指示化学物。如果用 2-氨基蒽，每批 S9 也应以一种需要微粒体酶代谢活化的致突变物如苯并 [a] 芘、二甲基苯并蒽来证实其活性。

（c）对于无代谢活化系统的试验，菌株特异性阳性对照物如表 3-16 所示。

表 3-16　适用于无代谢活化试验的菌株特异性阳性对照物

化 学 物	CAS 号	菌 株
叠氮钠	26628-22-8	TA1535 和 TA100
2-硝基蒽	607-57-8	TA98
9-氨基吖啶	90-45-9	TA1537, TA97 和 TA97a
ICR191	17070-45-0	
枯烯氢过氧化物	80-15-9	TA102
丝裂霉素 C	50-07-7	WP2uvrA 和 TA102
N-乙基-N-硝基-N-亚硝基胍	70-25-7	WP2, WP2uvrA 和 WP2uvrA(pKM101)
或 4-硝基喹啉 1-氧化物	56-57-5	
呋喃糠酰胺(AF-2)	3688-53-7	含质粒菌株

（d）也可利用其他适用的阳性对照物，如果可能，可考虑利用化学类

别相关的阳性对照物。

（e）试验应包括阴性（溶剂/赋形剂）对照组，阴性对照组的处理方法除无受试物外在其他方面与处理组相同。而且，也应包括未处理对照组，除非本底资料证实所选择的溶剂无毒性或致突变作用。

③ 操作步骤

a. 受试物处理

（a）无代谢活化的平板掺入法。在试管中，0.05mL 或 0.1mL 受试物溶液、0.1mL 新鲜细菌培养物（含约 10^8 存活细胞）和 0.5mL 灭菌缓冲液与 2.0mL 顶层琼脂混合。如需代谢活化，通常加 0.5mL S9 混合物［含 S9 范围为 5%～30%（V/V）］与细菌和受试物/受试溶液一起与 2.0mL 顶层琼脂混合。试管的内容物混合后铺至最低琼脂营养平板的表面。在培养前待顶层琼脂固化。

（b）预保温法。受试物/受试溶液 0.05mL 或 0.1mL 与新鲜细菌培养物 0.1mL（含约 10^8 存活细胞）和灭菌缓冲液或代谢活化系统 0.5mL 一起于 30～37℃预保温，通常 20min，然后与顶层琼脂 2.0mL 混合，再铺至最低琼脂平板上。试管在预保温期内用摇床充氧。

（c）为估计变异性，每个剂量水平应该有 3 个平行平板，如有充分理由，利用 2 个平行平板也可接受。偶有一个平板资料丢失不否定试验的可靠性。

（d）气态或挥发性物应该用适当的方法进行试验，如用密闭的容器。

b. 培养和观察　试验的所有平板应在 37℃培养 48～72h 后，计数每个平板的回变菌落数。

④ 资料和报告

a. 结果处理

（a）应报告受试物各剂量组、阳性对照组、阴性（溶剂）对照组、未处理对照组的各个平板回变菌落数，均数和标准差。

（b）明显的阳性对照不要求证实。可疑的结果应进一步试验，最好改变试验条件。阴性结果需要重复试验证实。如果认为阴性结果不需要证实，应提供依据。在证实试验中应考虑改变研究的参数，包括剂量间距、试验方法（平板掺入或液体预保温）和代谢活化条件。

b. 结果的评价和解释

（a）判断阳性结果的标准为至少在一种菌株，有或无代谢活化系统，有剂量相关性增加和/或在一个或多个剂量组平板回变菌落数可重复的增加。结果的生物学重要性应首先考虑。可利用统计学方法，以有助于评价试验结果。但是，统计学意义不应是阳性反应的唯一的决定因素。

（b）不符合上述标准的受试物被认为在此试验为非致突变物。

（c）虽然大多数试验可得到明确的阳性或阴性结果，在少见的情况下，经多次重复试验，所得到的结果仍然是可疑的。

（d）细菌回复突变试验的阳性结果表明受试物在鼠伤寒沙门菌和/或大肠杆菌的基因组诱发了点突变。阴性结果表明，在试验条件下，受试物对试验菌为非致突变物。

试验报告必须包括下列资料。

（a）受试物：鉴定资料和 CAS 编号（如已知）；物理性质和纯度；与进行本试验有关的物理化学性质，受试物的稳定性（如已知）。

（b）溶剂/赋形剂：溶剂/赋形剂选择依据；受试物在溶剂/赋形剂中的溶解性和稳定性（如已知）。

（c）菌株：所用菌株；每个培养物细胞数；菌株特性。

（d）试验条件：每平板受试物的量（mg/平板或 μL/平板），剂量选择的依据，每个剂量的平板数；所用培养基；代谢活化系统的种类和组成，包括合格的标准；处理方法。

（e）结果：毒性；沉淀；各平板计数；每平板回变落均数和标准差；剂量-反应关系（如可能）；统计学分析（如有）；同时进行的阴性（溶剂/赋形剂）和阳性对照资料，包括范围、均数和标准差；历史性阴性（溶剂/赋形剂）和阳性对照资料，包括范围、均数和标准差。

（f）结果的讨论。

（g）结论。

⑤ 试验的解释和评价

（a）细菌回复突变试验利用原核细胞，在某些方面不同于哺乳动物细胞，如摄取、代谢、染色体结构和 DNA 修复过程。体外试验一般需要外源性代谢活化。体外代谢活化系统不可能完全模拟哺乳动物体内代谢条件。因此本试验对受试物在哺乳动物细胞致突变和致癌强度不提供直接的资料。

（b）本试验通常用于遗传毒性的初步筛选，并且，特别适用于诱发点突变的筛选。已有的数据库证明在本试验为阳性结果的很多化学物在其他试验也显示致突变活性。也有一些致突变物在本试验不能检测，这可能是由于检测终点的特殊性质、代谢活化的差别，或生物利用度的差别。另一方面，增强本试验的敏感性可能导致高估了受试物的致突变活性。

（c）细菌回复突变试验不适用于评价某些类别的化学物，如强杀菌剂（如某些抗菌素）和特异性干扰哺乳动物细胞复制系统的化学品（如某些拓扑异构酶抑制剂和某些核苷酸同型物等）。对这些受试物，哺乳动物细胞基因致突变试验可能更适用。

虽然在本试验为阳性结果的化合物很多是哺乳动物致癌物，但其相关并不是绝对的，取决于化学物类别。有些在本试验未能检出阳性结果的致癌物，是因为经非遗传毒性机制或细菌缺乏的机制引起致癌作用的。

以上七种毒理试验是目前农药出口登记要求较多的，除第七项细菌回复突变试验之外，其他都属于第一阶段的毒理学试验要求。关于第二阶段之后的一些毒理学试验，由于目前要求提供原始试验报告的国家还不多，加上国内企业还无力承担其昂贵的试验费用，所以本章不做介绍。

参 考 文 献

[1]　纪云晶. 实用毒理学手册. 北京：中国环境科学出版社，1991.
[2]　卡萨瑞特·道尔. 毒理学：毒物的基础科学. 黄吉武，周宗灿译. 第六版. 北京：人民卫生出版社，2005.
[3]　夏世钧. 农药毒理学. 北京：化学工业出版社，2008.
[4]　顾祖维. 现代毒理学概论. 北京：化学工业出版社，2005.
[5]　迈克尔 C. 纽曼，迈克尔 A. 昂格尔. 生态毒理学原理. 赵园，王太平译. 北京：化学工业出版社，2007.
[6]　Fred Whitford. The Complete Book of Pesticide Management：Science Regulation，Stewardship，and Communication. New York：John Wiley & Sons, Inc. , 2002.
[7]　OECD Guidelines for the testing of chemicals，section 4：health effects.
[8]　化学品分析、环境、毒理实验方法国家标准. 北京：国家标准化管理委员会，2008.

第四章

农药剂型和制剂加工

农药出口登记需要提交农药制剂有关的各种技术资料。主要包括制剂类型和代码、配方组成及加工工艺、理化性质、与使用有关的资料、分析方法（制剂分析和残留分析）、与药效药害有关的资料、残留资料、毒理学资料和生态毒理学、环境归宿及对环境影响资料等。本章主要讨论制剂类型和代码、配方组成及加工工艺、理化性质等，其他有关内容在本书其他有关章节中讨论。

第一节 农药剂型分类及代码

由农药工厂通过化学过程生产出来的原药（technical）一般难以直接施用，因为它们难以溶于水或难以直接分散到固体载体中。所以农药厂家必须将原药加工成容易施用的各种制剂（formulation）。制剂的类型称为剂型（formulation type）。制剂中添加的其他材料如乳化剂、溶剂、分散剂、润湿剂、黏着剂、稳定剂等，称为添加剂（additive）或助剂（co-formulant 或 formulant）。由于这些材料一般都没有生物活性，所以也被称为惰性组分（inert）。原药和添加剂一起经过一定的加工处理而形成的可以直接使用或经水或溶剂等稀释之后再使用的各种混合物，统称为农药制剂。

农药剂型的选择决定于农药原药的理化性质、使用目的和使用方法等综合因素，所以同一种原药可能被加工成一种或多种剂型。

关于农药剂型的种类，植保国际（Croplife International）2005 给出了剂型种类及代码，这是全球通用的剂型分类和代码系统。植保国际是2001 年由国际作物保护联盟（GCPF）发展而来，它是全球植物科学工业的联盟。它联络了许多国家的农药或植保协会和以及农药公司（尤其是跨国公司），分布在全球 90 多个国家。其工作范围包括农药和生物技术，目的是保障农业产品的安全。

中国参考了联合国粮农组织（FAO）1999 年《植物保护产品标准的制定和使用手册》的《农药规格》（第五版）、世界卫生组织（WHO）1998 年的《家用杀虫剂产品标准规范》（CTD/WHOPES/IC/98.3）和1997 年的《卫生用农药标准》（WHO/CTD/WHOPES/97.1）、全球农作物保护联合会（GCPF）［原名为国际农药工业协会（GIFAP）］的《农药剂型代码及国际代码系统》-技术文件 No.2（1989）以及其他国家农药剂型的名称及代码，并以联合国粮农组织的农药分类法为蓝本，以固态和液态形式分类，再按其性能进行科学、细致的排列，我国结合国情制定发布了《农药剂型名称及代码》国家标准（GB/T 19378—2003），其中有些剂型是中国特有的。

目前普遍采用剂型编码的是双字母代码系统（在统一采用双字母系统之前有用单字母和多字母表示剂型的），即每种制剂都由一个有两个大写英文字母组成的代码表示，如"EC"代表乳油，"WG"代表可分散粒剂（以前用WDG表示）。植保国际2005年发布的农药剂型代码体系里全部采用双字母代码。但是中国的农药剂型名称及代码国家标准发布于2003年，仍然使用2～5个字母作为剂型代码。为方便读者，本书将植保国际的剂型代码列于附录中。

第二节 农药制剂及加工

在植保国际农药剂型代码系统和中国农药剂型名称及代码国家标准中，对各种剂型的特点和组成都有不同程度的描述。农药制剂是综合原药的理化性质和生物活性特点以及使用目的而研制的组合物。不同的剂型其组合物的配方也就不同。除了原药以外，制剂组合物中常用的助剂或添加剂主要有：黏着剂（adhesive/sticker）、消泡剂（antifoaming agent）、防冻剂（antifreeze）、黏合剂（binder）、缓冲剂（buffer）、填料（carrier）、脱味剂（deodorant）、分散剂（dispersing agent）、染料（dye）、呕吐剂（emetic）、乳化剂（emulsifier）、肥料（fertilizer）、防腐剂（preservative）、气味剂（odourant）、香味剂（perfume）、推进剂（propellant）、驱避剂（repellant）、安全剂（safener）、溶剂（solvent）、稳定剂（stabilizer）、增效剂（synergist）、增稠剂（thickener）、润湿剂（wetting agent）、其他。

本节将对常用的主要剂型的配方组成及加工工艺进行简单的介绍。表4-1中是最常见的农药剂型。

表 4-1　常用的农药剂型

液 体 制 剂	固 体 制 剂
乳油（EC）	粉剂（DP）
微乳剂（ME）	粒剂（GR）
水乳剂（EW）	可湿性粉剂（WP）
可溶液剂（SL）	水分散粒剂（WG）
超低容量剂（UL）	水分散片剂（WT）
悬浮剂（SC）	可溶性粉剂（SP）
微囊悬浮剂（CS）	水溶性粒剂（SG）
油悬浮剂（OD）	种子处理用可分散粒剂（WS）
悬浮乳剂（SE）	

　　我国目前使用的水剂（AS）在联合国粮农组织和世界卫生组织编写的《农药标准制订和使用手册》中统称为可溶液剂（SL）。典型的例子是中国的草甘膦异丙胺盐水剂、百草枯水剂、2,4-D 铵水剂和二甲四氯胺盐水剂对外均称为 SL。

一、乳油

　　乳油（emulsifiable concentrate，EC）是由原药（母药）以及乳化剂等溶解于一定的有机溶剂中形成的均一透明的油状真溶液。乳油分以下三种状态。①可溶性乳油。乳油用水稀释后，形成的透明的真溶液。②溶胶状乳油。乳油用水稀释后形成的半透明淡蓝色溶胶状溶液，油珠一般在 0.1nm 以上。当油珠小于 $0.005\mu m$，甚至小于可见光波长的 1/4（小于 120nm），肉眼观察时呈透明溶液状，称为透明乳剂或微乳剂。③乳浊状乳油。乳油用水稀释后形成的白色不透明乳浊液，油珠直径在 $1\sim10\mu m$。乳油有效成分含量一般在 20％～60％，有的高达 98％或低至 0.5％。要求乳油冷热贮藏不变质，200 倍的稀释液，1h 之内上无乳油层，下无沉淀。

　　乳状液可以是以水作为连续相（油作为分散相）形成的水包油型（O/W），也可以是以油作为连续相，水作为分散相形成的是油包水型（W/O）。常用的农药乳油都是分散到水中形成水包油型乳状液。

　　乳油的基本组成应包括：有效成分、乳化剂、溶剂。依据产品特点还可能加入稳定剂（如二嗪磷乳油）、助溶剂（帮助溶解度稍差的农药溶解）、增效剂等其他助剂。乳油常用的溶剂有混合二甲苯、甲苯、苯等，助溶剂有环己酮、吡咯烷酮、异佛尔酮、甲醇、乙醇、丙醇、丁醇、乙二醇、二甲基甲酰胺、乙腈、二甲基亚砜、醚类等。稳定剂和增效剂依据农药不同选择使用。有机磷杀虫剂和菊酯类杀虫剂乳油常使用各类稳定剂和增效剂来防止分解（延长残效）和克服害虫抗性。

乳油的优点主要表现在：① 可以配制很高浓度；② 制剂组成、加工工艺、生产与使用比较容易，生产成本也较低；③ 贮存稳定性较高，物理化学性质稳定；④ 药效高，一般比粉剂、可湿性粉剂和悬浮剂药效高。乳油的缺点是因为含有有机溶剂，在加工、贮存和运输过程中安全性差，毒性相对较高。此外，由于芳香烃类溶剂不易在环境中降解，因此乳油的环境污染问题日益受到关注，这类剂型在农药剂型中占有的比例也越来越小。

乳油质量控制指标主要有：外观、有效成分含量、自发乳化性和乳液稳定性（FAO 要求乳液稳定性和再乳化性）、酸碱度（或 pH）、水分含量、闪点、热贮和冷贮稳定性、其他如表面张力等。

乳油加工的工艺过程比较简单，一般过程是原料准备（原药、乳化剂、溶剂等）、计量、混合、过滤（除去不溶物或颗粒物）、检验、包装。依据产品不同具体工艺过程可繁简不同。需要的主要设备有计量槽、调制釜、过滤器、乳油贮罐（槽）、包装机等。乳油配方实例见表 4-2。

表 4-2　乳油配方实例

600g/L 二嗪磷乳油	50％氯氰菊酯乳油	50％乙草胺乳油
二嗪磷：600g/L	94％氯氰菊酯原药：53.2％	92％乙草胺原药：55.56％
Berol 9960：36g/L	Berol 9968：5.5％	Sponto 300T：1.95％
Berol 9968：24g/L	Witconol NS-500LQ：1.5％	Sponto 500T：4.55％
Agrilan FS101：10g/L	甲苯：补齐	甲苯：补齐
甲苯：补齐到 1L		

二、微乳剂

微乳剂（microemulsion，ME）由液态农药、表面活性剂、水、稳定剂等组成，属于热力学经时稳定的分散体系。是液体或与溶剂配制成的液体农药原药分散在含有大量表面活性剂的水溶液中，所形成的透明的或半透明的溶液。在微乳剂中，农药被高度分散，达微细化程度，粒子直径一般为 0.01～0.1μm，外观近似于透明或微透明液。微乳剂在水中分散性好，对靶体渗透性强、附着力好。微乳剂是非溶剂化剂型，也称为水性乳油或可溶化乳油。微乳剂一般制成水包油型乳状液。

微乳剂的组成：原药（水中稳定性强的液态农药原药最好）、乳化剂（一般要求 HLB 值在 13 以上的有强亲水性的非离子表面活性剂和亲油性阴离子表面活性剂的配合物）、溶剂、稳定剂（提高物理及化学稳定性）、防冻剂（因为含水多易被冷冻）等。

微乳剂的特点是以水为介质，不含或少含有机溶剂，因而不燃（闪点高）不爆、生产操作和贮运安全、环境污染少，比乳油节省大量有机溶剂。

微乳剂的质量控制指标主要有：外观、有效成分含量、pH 值、乳液稳定性、低温稳定性、热贮稳定性、透明温度范围等。

微乳剂的加工方法有以下四种。

(1) 将乳化剂和水混合后制成水相（要求乳化剂在水中有一定的溶解度，有时需要加入高级醇），然后将油溶性的农药在搅拌下加入水相，制成透明的水包油（O/W）型微乳剂。工艺过程见图 4-1。

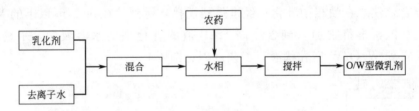

图 4-1　微乳剂的配制

(2) 可乳化油法。将乳化剂溶于农药油相中，先形成透明溶液（有时需要加入部分溶剂使溶解更好），然后将油相滴入水中，同时搅拌成透明的水包油型（O/W）微乳剂。如果相反操作，将水滴入油相中，形成油包水型（W/O）微乳剂。乳化剂的亲水亲油性和水量多少决定形成油包水还是水包油型微乳剂。工艺过程见图 4-2。

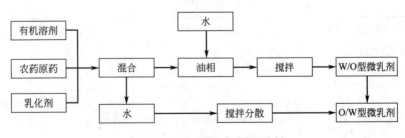

图 4-2　可乳化油法配制微乳剂

（3）转相法（反相法）。 将农药与乳化剂及溶剂充分混合形成均匀透明的油相，在搅拌下慢慢加入蒸馏水或去离子水，形成油包水型乳状液，再加热搅拌使之迅速转相形成水包油型，冷却至室温并经过滤精制得到稳定水包油型微乳剂。工艺过程见图 4-3。

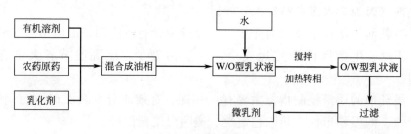

图 4-3　转相法配制微乳剂

（4）二次乳化法。 当需要将水溶性和油溶性两种不同性质的农药加工到统一体系中时，可以采用二次乳化法制备 W/O/W 型乳状液。方法是先将水溶性农药的水溶液与 HLB 值较低的乳化剂或者 A-n-A 型嵌段聚合物混合，使之在油相中乳化，经过强烈搅拌，得到粒径在 1μm 以下的 W/O 乳状液，再将它加入到含有高 HLB 值的乳化剂的水溶液中，平稳混合，得到 W/O/W 型乳状液。工艺过程见图 4-4。

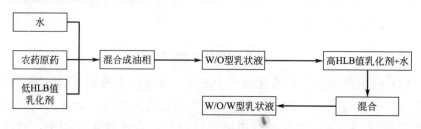

图 4-4　二次乳化法制备微乳剂

微乳剂配方实例见表 4-3。

表 4-3　微乳剂配方举例

5%啶虫脒 ME	3.0%吡虫啉 ME	30%三唑磷 ME
油溶剂环己酮:12%	丙酮:20%	丁醇:1%～3%
宁乳 33# 和农乳 500# 按 1:（3～4）混合,18%	异丙醇:5%	二甲苯:3%～5%
正丁醇:2%	农乳 500#（6g）+农乳 600#（2.5g）:17%	二甲基甲酰胺:3%～5%
水:补足至 100%	辅助剂（防冻剂和赋形剂）:4%	乳化剂（500、NPEPO、1602 和 400 按一定比例混合）:17%～20%
	自来水:补足至 100%	水:补足至 100%

三、水乳剂

水乳剂（emulsion in water，EW）也称浓乳剂（concentrated emulsion，CE）。水乳剂是亲油性液体原药或低熔点固体原药溶于有机溶剂中，并以微小液滴分散于水中形成的悬浮体。水乳剂是乳状液的浓溶液，外观不透明，不同于悬浮剂，也不同于乳油。

乳状液的外观决定于乳状液中分散的油珠的大小，如表 4-4 所示。

表 4-4　乳状液油珠大小与外观

油珠大小/μm	外　　观	油珠大小/μm	外　　观
≥100	可分辨出两相	0.05～0.1	灰白半透明液体
>1	乳白色乳状液	<0.05	透明液体
0.1～1	蓝白色乳状液		

水乳剂的特点：与乳油相比，水乳剂主要以水为基质，不含或含少量苯类等易燃溶剂，所以不易着火，气味较小，刺激性也小，因此在生产、贮运和使用过程中比较安全，对环境污染小。水乳剂生产成本略高于乳油或与乳油相当。

水乳剂的配方组成：原药、溶剂、乳化剂、分散剂、共乳化剂、防冻剂、消泡剂、抗微生物剂、pH 调节剂、增稠剂、水。水溶性高的原药对乳状液稳定性影响较大，不适合加工成水乳剂。水溶解低于 1000mg/L 的原药适合加工成水乳剂。熔点较高的原药溶于适当溶剂也可以加工成水乳剂。

水乳剂的质量控制指标：外观、有效成分含量、pH、乳液稳定性、热贮稳定性和低温稳定性、可倾倒性、黏度等。

四、可溶液剂

用水稀释以后农药有效成分在水中能够形成真溶液的匀相液体制剂统称为可溶液剂。FAO 将以前被称为水剂（AS）和浓可溶液剂（SL）均改称为可溶液剂（soluble concentrate，SL），如过去常说的草甘膦和百草枯的水剂，目前国际上都称为 SL。但是中国农药剂型名称仍然保持水剂和可溶液剂两种剂型名称。

可溶液剂的基本组成包括原药（要求有效成分有一定的水溶解度）、

溶剂（水或者其他亲水性有机溶剂）、助剂（增稠剂、稳定剂、助溶剂）。

可溶液剂中通常选用的极性溶剂和增溶剂为酰胺类的 N,N-二甲基甲酰胺（DMF）；酮类的环己酮、N-甲基吡咯烷酮；直链或支链的醇以及特殊结构的某些极性溶剂等。一般认为在水中溶解度大于 $1000mg/L$ 的农药适宜于制备可溶液剂，因为它所需添加的极性溶剂较少，甚至可以不加或少加助溶剂。可溶液剂与微乳剂外观和组成上有很大相似之处，所以很容易被相互混淆。以下是区别和鉴别这两种制剂的要点。①两者适用的农药有效成分不同：水溶液剂的研制对象为在水中呈微溶状态的农药原药，而微乳剂配制的对象更广泛，还包括大量的难溶的农药原药。②SL 的最大特点在于大量使用亲水的极性溶剂，故又被称作可溶性乳油。在微乳剂中，对固体农药活性物只需用少量非极性溶剂配成药液即可。而在可溶液剂中，不管是固态或液态农药，均需配以大量的极性溶剂以提高亲水性。此外，微乳剂和可溶液剂一般均需添加极性结构的增溶剂。在可溶液剂中，上述极性溶剂主要为酰胺类、酮类、直链和支链的醇等有机物，尤其对水中溶解度小于 $1000mg/L$ 的活性物 SL 中，所需的量很大，不少品种对环境的危害已超过乳油。③制剂的有效成分含量不同，同一农药用 SL 剂型能制成较高含量的制剂，而用微乳剂不可能制成高含量制剂，例如吡虫啉，即使利用特种溶剂所配制的微乳剂，其含量也只有百分之几。但配制成 SL，其浓度都可高达 $20\%\sim30\%$。④可溶液剂与同含量微乳剂相比，由于微观结构不同，其导电性较大，一般情况下，可测定溶液电导以作进一步的鉴别。

可溶性液剂的配方实例见表 4-5。

表 4-5　可溶性液剂的配方举例

20g/L 吡虫啉可溶性液剂	41%草甘膦异丙胺盐水剂	200g/L 百草枯水剂
吡虫啉：≥200g/L	95%草甘膦酸：469g/L	百草枯二氯化物：276g/L
JP90：100g/L	99%异丙胺：168g/L	Terwet 107：55.0～60.0g/L
JP93：50g/L	牛脂酸＋烷基核苷（25％＋75％）：	其他助剂与水：补齐到 1L
助溶剂：200g/L	116.8g/L	
溶剂：补齐到 1L	水：补齐到 1L	

五、悬浮剂

悬浮剂（suspension concentrate，SC）是将固体的水不溶性农药有效成分与必要的各种助剂一起配制而成的悬浮于分散介质水或油中的一种液体制剂。因分散介质不同形成的悬浮剂分别称为水悬浮剂和油悬浮剂。

悬浮剂的配方组成一般包括：原药、润湿分散剂、增稠剂、防腐剂、消泡剂、防冻剂、水或油等。

悬浮剂的特点：兼有可湿性粉剂及乳油的特性，克服了乳油使用有机溶剂的缺点，但是加工技术要求比乳油或可湿性粉剂都高。

加工悬浮剂要求农药原药（有效成分）的溶解度小于100mg/L，熔点高于60℃，在分散介质水中有相当的稳定性。

悬浮剂的质量控制指标可以有如下几种：有效成分含量、外观、酸碱度、颗粒细度、悬浮率、分散性、黏度、起泡性、可倾倒性、热贮稳定性、低温温定性、冰点等。

悬浮剂配方实例见表4-6。

表 4-6　悬浮剂配方举例

500g/L 多菌灵悬浮剂	35% 吡虫啉悬浮剂	480g/L 百菌清悬浮剂
多菌灵：50%	吡虫啉：35%	百菌清：48%
WPJ：3%	XF-WPJ9：4%	Morwet D-425：2.5%
乙二醇：5%	乙二醇：5%	Witconol NP-100：1.0%
增黏剂：0.16%	增黏剂：0.16%	消泡剂：0.2%
消泡剂：0.2%	特种辅料：0.5%	黄原胶：0.19%
水：补足至100%	消泡剂：0.2%	乙二醇：5.0%
	水：补足至100%	水：补齐至100%

国内外悬浮剂加工工艺主要有两种：超微粉碎法和凝聚法。使用最多的是超微粉碎法。该法需要经过两个过程：粗分散液的制备和超微粉碎。先将原药各种助剂以及水按配方设计投入带有高剪切搅拌机的反应釜中，进行搅拌、粉碎和混合，直到得到均匀黏稠的混合物之后再进入下一个加工步骤，即超微粉碎。一般使用砂磨机进行超微粉碎。超微粉碎法的一般工艺流程如图4-5所示。

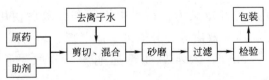

图 4-5　超微粉碎法生产悬浮剂的流程

六、可湿性粉剂

可湿性粉剂（wettable powder，WP）是农药原药与载体和填料、表面活性剂（主要是悬浮剂或分散剂、润湿剂）、辅助剂（稳定剂、警戒色等）等一起经超微粉碎或气流粉碎之后形成的粉末状固体制剂。该制剂加水稀释可形成稳定并能够喷雾使用的悬浮液。

熔点较高、易粉碎、有机溶剂中溶解度很小的固体原药容易加工成可湿性粉剂。而液体原药和低熔点的固体原药一般不宜加工成可湿性粉剂。

可湿性粉剂的加工常用超微粉碎的或气流粉碎，使粉粒细度达到标准要求。工艺过程一般分以下几个步骤：原药和/或填料的预粉碎、配料、预混合、粉碎、再混合、磨细、后混合。

典型可湿性粉剂配方如表4-7所示。其中75％克百威可湿性粉剂（母粉）是典型的传统配方。其他两个是新型可湿性粉剂配方，多采用商品化的复合助剂，一般只需要2～3种复合助剂即可。

表 4-7　传统的可湿性粉剂配方举例

75％克百威母粉(WP)	80％莠去津	75％百菌清
95％克百威原药:79.5％	96％莠去津原药:83.3％	98％百菌清原药:76.5％
丁基萘磺酸钠:1.0％	Morwet D-425:2.00％	Morwet® EFW:2.00％
木质素磺酸钠:5.0％	Morwet EFW:1.00％	Morwet® D-425:8.00％
活性白土:6.25％	高岭土:16.00％	Kaolin Clay:11.00％
高岭土:4.75％		
滑石:2.75％		
脱臭煤油:0.75％		

七、水分散粒剂

水分散粒剂（water dispersible granule，WG）是20世纪80年代初在欧美发展起来的一种农药新剂型，也称干悬浮剂，前国际农药工业协会联合会（GIFAP）将其定义为：在水中崩解和分散后使用的颗粒剂。水分散粒剂主要由农药有效成分、分散剂、润湿剂、黏结剂、崩解剂和填料组成，粒径200～5mm，入水后能迅速崩解，分散，形成高悬浮分散体系。

具有WP优点，含量高，包装体积小；无粉尘，假比重大，流动性好，不沾包装物，易于计量、储运安全，雾化性能稳定，毒性低，助剂含量高，悬浮率高，药效好。环保剂型兼具液体和固体制剂优点，综合性能全面完善。

WG 的加工工艺主要有如下 4 种，配方举例见表 4-8 所示。

(1) 流动床干燥造粒 就是将混合、造粒、干燥同时进行的所谓一步法。经过气流粉碎之后的物料粉末粒子，在流化床（容器）内受到净化和加热后的空气的作用而成环流状态，再将黏合剂的溶液雾化喷入，使若干粒子聚集成含有黏合剂的较大团粒，由于热空气的干燥作用，团粒水分不断蒸发黏合剂凝固，形成多微孔球状颗粒。此法的特点是造粒形状，尺寸都不规则。但简便，设备投资少。

(2) 喷雾造粒 首先将原药与分散剂、湿润剂、崩解剂和稀释剂等一起在水中研磨得到需要的粒径，再加入其他所需助剂，调整其浓度和黏度，得到喷雾用的浆料，然后将浆料经喷嘴雾化成微小的液滴，射入喷雾容器（或塔）内，热空气与喷射滴并流或逆流进入干燥器。干燥所需的热空气由鼓风机吸入过滤器和加热器进入喷雾的容器，干净的热空气与料浆在造粒设备内与物料混合并蒸发料浆中的水分。

(3) 盘式造粒 首先将原药与助剂等制成超细可湿性粉剂（载体多为各种土类和白炭黑），然后向倾斜的旋转盘中，边加可湿性粉剂，边喷带有黏结剂的水溶液进行造粒（也有黏结剂事先加入到可湿性粉剂中）。造粒过程分为核生成、核成长和核完成阶段，最后经干燥、筛分可得水分散性粒剂。在国际市场销售的水分散性粒剂，多数都用此法生产。

(4) 挤压造粒 首先制造超细可湿性粉剂，与转盘造粒前步相同，然后将可湿性粉剂与定量的水（或带有黏结剂）同时加入捏和机中捏和，制成可塑性的物料，其中水分含量在 $15\%\sim20\%$，最后将此物料送进挤压造粒机，进行造粒，通过干燥、筛分得到水分散性粒剂产品。

表 4-8　水分散粒剂配方举例

40%苯醚甲环唑（WG）	70%啶虫脒（WG）	75%精喹禾灵（WG）
苯醚甲环唑原药(96%)：41.6%	啶虫脒原药(98%)：71.4%	精喹禾灵原药(96%)：78.1%
烷基苯磺酸钙：4%	萘磺酸甲醛缩合物：2%	润湿分散剂 WG4：5%
PO-EO 嵌段聚醚：6%	ZX-D9：4%	黏结剂聚乙烯醇：2%
尿素：10%	润湿剂 M：2%	硫酸钠：5%
膨润土：补足至 100%	氯化铵：10%	硅藻土：适量
	膨润土：补足至 100%	其他：补齐至 100%

八、可溶性粉剂

可溶性粉剂（water soluble powder，SP）是有效成分能溶于水中形成真溶液，但是可含有一定量的非水溶性惰性成分的粉末状物质。

可溶性粉剂的配方主要包括原药、助剂和惰性填料。填料可以是水溶性无机盐（硫酸钠、硫酸铵）或少量使用不溶于水的惰性填料如陶土、白炭黑、轻质碳酸钙等。但要求不溶性填料有足够的细度（98％通过325目筛）。在实际使用浓度时，惰性组分不致堵塞喷头。常用助剂有木质素磺酸钠、十二烷基磺酸钠、硫酸钠、硫酸铵、蔗糖、尿素、硼酸等。

可溶性粉剂所用助剂主要起到助溶、分散、稳定和增加药液对靶标生物的润湿和黏着能力。能够加工成可溶性粉剂的农药需要在常温下有一定的水溶解度：如敌百虫、乙酰甲胺磷、乐果、啶虫脒、吡虫啉、灭多威、杀虫环、烯啶虫胺等。有些农药虽然本身溶解度不高，但是制成盐之后也可以加工成可溶性粉剂：如多菌灵（盐酸盐）、杀螟丹（盐酸盐）、单甲脒（盐酸盐）、草甘膦胺盐等。还有一些生物农药如武夷菌素、井冈霉素和中生菌素等也可以加工成可溶性粉剂。

农药可溶性粉剂的加工方法主要有：粉碎法、喷雾干燥法和直接冷凝成型法。

50％杀虫环可溶性粉剂配方如下。

杀虫环原药（84％）：59.5％

表面活性剂（烷基酚磺酸钙盐＋聚氧乙烯三甘油酯）：20.0％

无机盐：7.0％

白炭黑：13.5％

九、颗粒剂

颗粒剂（granule，GR）是指将农药有效成分均匀吸附或分散在颗粒状载体中，或吸附在颗粒状载体表面做成的，具有一定粒径范围并可直接使用的可自由流动的粒状制剂。

根据颗粒剂颗粒的性质可将颗粒剂分成可崩解型和不解体型两种。

颗粒剂的造粒方法主要有：包衣法、挤出成型法、喷雾造粒法、流化床造粒法、转盘造粒法、吸附（浸渍）造粒法等。

颗粒剂的配方主要包括载体、分散剂、吸附剂、助崩解剂、稳定剂、黏结剂和着色剂（警戒色）等。

常用载体（稀释剂）主要有：玉米棒芯、稻壳、硅藻土、石灰、滑石、高岭土、蒙脱石、黏土、石膏等。常见黏结剂有：淀粉、糊精、阿拉伯树胶、明胶、骨胶、无机盐类、松香、虫胶、沥青、石蜡等。常用助崩解剂多是无机盐，如硫酸铵、氯化钙、食盐、氯化镁、膨润土等。分散剂主要有茶籽饼、皂角、纸浆废液、拉开粉、萘磺酸盐甲醛缩合物、分散剂NNO 等。吸附剂（用于吸附液体原药或低熔点固体原药）主要有植物性和矿物性材料，如硅藻土、白炭黑、凹凸棒土、碳酸钙等。常用着色剂有用于杀虫剂的红色染料大红粉、铁红、酸性大红，用于除草剂的绿色染料铅铬绿、酞菁绿和碱性绿，以及用于杀菌剂的黑色染料炭黑和油溶黑等。

其他几种固体剂型较为少见，此处不做介绍。

第三节 农药制剂的贮存稳定性

农药制剂的贮存稳定性是农药制剂的货架商品寿命的重要指标，它与理化性质指标一样重要。FAO/WHO 农药标准对原药和母药都没有要求贮存稳定性试验，而对制剂都有要求。欧盟农药登记资料要求提供原药稳定性（stability）资料，但没有要求贮存稳定性试验（加速贮藏试验）资料，制剂贮存稳定性资料则是必需，因为制剂是直接使用的商品。制剂的贮存稳定性，如对液体制剂要求的低温稳定性（0℃）试验，其目的是保证在低温贮存期间，制剂的物理性质以及相关的分散性、颗粒性质等没有发生不良变化。对所有制剂都要求热贮（54℃）稳定性试验，目的是确保在高温贮存时对产品的性能无负面影响，并评价产品在常温下长期贮存时有效成分含量和相关杂质含量（可能发生增加）以及相关物理性质变化。

表 4-9 和表 4-10 分别列出了我国和 FAO 对不同剂型的农药制剂的理化性质指标要求。

表 4-9 我国《农药产品标准编写规范》对 20 种不同剂型的质量指标要求

剂型	质 量 指 标
原药	有效成分、相关杂质、固体不溶物、水分、酸度(以硫酸计)或碱度(以氢氧化钠计)或pH 值范围
母药	有效成分、相关杂质、水分、固体不溶物、酸度(以硫酸计)或碱度(以氢氧化钠计)或pH 值范围
乳油	有效成分、相关杂质、水分、酸度(以硫酸计)或碱度(以氢氧化钠计)或 pH 值范围、乳液稳定性、低温稳定性、热贮稳定性
可湿性粉剂	有效成分、相关杂质、水分、酸度(以硫酸计)或碱度(以氢氧化钠计)或 pH 值范围、悬浮率、润湿时间、细度、热贮稳定性
粉剂	有效成分、相关杂质、水分、酸度(以硫酸计)或碱度(以氢氧化钠计)或 pH 值范围、细度、热贮稳定性
悬浮剂	有效成分、相关杂质、水分、酸度(以硫酸计)或碱度(以氢氧化钠计)或 pH 值范围、悬浮率、湿筛试验、持久起泡性、低温稳定性、热贮稳定性
水剂	有效成分、相关杂质、水不溶物质量分数、pH 值范围、稀释稳定性、低温稳定性、热贮稳定性
可溶性液剂	有效成分、相关杂质、水分、酸度(以硫酸计)或碱度(以氢氧化钠计)或 pH 值范围、与水互溶性、低温稳定性、热贮稳定性
水乳剂	有效成分、相关杂质、酸度(以硫酸计)或碱度(以氢氧化钠计)或 pH 值范围、倾倒性、持久起泡性、低温稳定性、热贮稳定性
微乳剂	有效成分、相关杂质、酸度(以硫酸计)或碱度(以氢氧化钠计)或 pH 值范围、透明温度范围、乳液稳定性、持久起泡性、低温稳定性、热贮稳定性
悬乳剂	有效成分、相关杂质、酸度(以硫酸计)或碱度(以氢氧化钠计)或 pH 值范围、倾倒性、湿筛试验、分散稳定性、持久起泡性、低温稳定性、热贮稳定性
颗粒剂	有效成分、相关杂质、水分、酸度(以硫酸计)或碱度(以氢氧化钠计)或 pH 值范围、粒度范围、脱落率、热贮稳定性
水分散粒剂	有效成分、相关杂质、水分、酸度(以硫酸计)或碱度(以氢氧化钠计)或 pH 值范围、润湿时间、湿筛试验、悬浮率、粒度范围、分散性、持久起泡性、热贮稳定性
可分散片剂	有效成分、相关杂质、水分、酸度(以硫酸计)或碱度(以氢氧化钠计)或 pH 值范围、崩解时间、湿筛试验、悬浮率、持久起泡性、粉末和碎片、热贮稳定性
可溶性粉剂	有效成分、相关杂质、水分、酸度(以硫酸计)或碱度(以氢氧化钠计)或 pH 值范围、润湿时间、溶解程度和溶液稳定性、持久起泡性、热贮稳定性
可溶性粒剂	有效成分、相关杂质、水分、酸度(以硫酸计)或碱度(以氢氧化钠计)或 pH 值范围、溶解程度和溶液稳定性、持久起泡性、热贮稳定性
可溶片剂	有效成分、相关杂质、水分、酸度(以硫酸计)或碱度(以氢氧化钠计)或 pH 值范围、崩解时间、湿筛试验、溶解程度和溶液稳定性、持久起泡性、粉末和碎片、热贮稳定性
烟剂	有效成分、相关杂质、水分、酸度(以硫酸计)或碱度(以氢氧化钠计)或 pH 值范围、自燃温度、成烟率、干筛试验、燃烧发烟时间、点燃试验、热贮稳定性
烟片剂	有效成分、相关杂质、水分、酸度(以硫酸计)或碱度(以氢氧化钠计)或 pH 值范围、自燃温度、成烟率、跌落破碎率、粉末和碎片、燃烧发烟时间、点燃试验、热贮稳定性
超低容量液剂	有效成分、相关杂质、水分、酸度(以硫酸计)或碱度(以氢氧化钠计)或 pH 值范围、低温稳定性、热贮稳定性

表 4-10　FAO/WHO 建议的不同剂型需要考察的物理性质

农药剂型	物理性质（试验方法）	结果表示
原药（TC，包括原粉和原油）和母药（TK，包括母粉和母油）	酸度和/或碱度（MT191），或 pH 范围（MT 75.3）[除特别说明外，以下各种剂型要求该项物理性质的均省略]。还可以有任何其他适用的性质	最高含酸量（以硫酸 g/kg 计）或最高含碱量（以氢氧化钠 g/kg 计）[除特别说明外，以下各种剂型要求该项物理性质的均省略]
固体制剂（14 种）		
粉剂（DP）	干筛试验（MT 59.1）	保留在 75μm 筛上的残余物量不超过 5%
干拌种剂（DS）	干筛试验（MT 59.1）	没有规定指标
	对种子的黏附百分率（方法开发中）	
颗粒剂（GR）	松密度（pour density, MT 186）	倾注密度和振实密度均用 g/mL 表示
	堆密度（tap density, MT 186）	
	名义粒径范围（MT 58）	通常小颗粒和大颗粒的比例不应超过 1∶4
	粉尘	本质上应该无尘
	抗磨损性（attrition resistance, MT 178）	用最低百分数表示
	有效成分释放速率	适用于缓释型颗粒剂
直接使用片剂（DT）	片剂完整性	无破损的片
	片硬度（方法开发中）	给出硬度范围
	磨损程度（degree of attrition, MT 193）	用最大磨损程度（%）表示
可湿性粉剂（WP）	湿筛试验（MT 185）	在 75μm 筛上的最大残余物量（%）
	悬浮率（MT 15.1, MT 177, MT 184）	用有效成分最低悬浮百分率（%）表示
	持久性泡沫（MT 47.2）	用 CIPAC 标准水 D 稀释后，1min 之内出现的最大泡沫量
	润湿性（MT 53.3）	在不搅拌的条件下能完全润湿需要的时间（min）

农药剂型	物理性质（试验方法）	结果表示
种子处理用可分散粉粒剂（WS）	湿筛试验（MT 185）	在…μm 筛上的最大残余物量（%）
	持久性泡沫性（MT 47.2）	用 CIPAC 标准水 D 水稀释后，…min 之内出现的最大泡沫量
	润湿性（MT 53.3）	在不搅拌的条件下能完全润湿需要的时间（min）
水分散粒剂（WG）	润湿性（MT 53.3）	在不搅拌的条件下能完全润湿需要的时间（min）
	湿筛试验（MT 185）	在 75μm 筛上的最大残余量（%）
	分散度（degree of dispersion, MT 174）	搅拌 1min 后至少有…%被分散
	悬浮率（MT 168,MT 184）	在（30±2）℃的 CIPAC 标准水 D 水中放置 30min 后悬浮液中有效成分的最低百分率（%）
	崩解时间（方法在开发中）	全部崩解需要的时间（min），仅适用于泡腾片剂
水分散片剂（WT）	湿筛试验（MT 185）	在 75μm 筛上的最大残余量（%）
	悬浮率（MT 168,MT 184）	在（30±2）℃的 CIPAC 标准水 D 水中放置 30min 后悬浮液中有效成分的最低百分率（%）
	持久性泡沫（MT 47.2）	用 CIPAC 标准水 D 水稀释后，1min 之内出现的最大泡沫量（mL）
	片剂完整性	无破损片
	磨损率（MT 193）	最大磨损率（%）
	润湿性（MT 53.3）	在不搅拌的条件下能完全润湿需要的时间（min）
	分散稳定性（MT 180）	用 CIPAC 标准水 A 和 D 水进行初分散和再分散后再分散后出现的沉淀物和浮油（膏）的最大体积（mL）
乳粒剂（EG）	湿筛试验（MT 185）	在 75μm 筛上的最大残余物量（%）
	粉尘（MT 171）	应基本无粉尘
	抗磨损性（MT 178.2）	最低抗磨损能力（%）
	持久性泡沫（MT 47.2）	用 CIPAC 标准水 D 水稀释后，1min 之内出现的最大泡沫量（mL）

农药剂型	物理性质（试验方法）	结果表示
乳粉（EP）	润湿性（MT 53.3）	在不搅拌的条件下能完全润湿需要的时间（min）
	分散稳定性（MT 180）	用 CIPAC 标准水 A 水和 D 水进行初步分散和再分散后出现的沉淀物和浮油（膏）的最大体积（mL）
	湿筛试验（MT 185）	在 75μm 筛上的最大残余物量（%）
	持久性泡沫（MT 47.2）	用 CIPAC 标准水 D 水稀释后，1min 之内出现的最大泡沫量（mL）
可溶粉剂（SP）	润湿性（MT 53.3）	在不搅拌的条件下能完全润湿需要的时间（min）
	溶解度和溶液稳定性（MT 179）	在（30±2）℃的 CIPAC 标准水 D 水中溶解后，5min 和 18h 之内残留在 75μm 筛上最大量（mL）
	持久性泡沫（MT 47.2）	用 CIPAC 标准水 D 水稀释后，···min 之内出现的最大泡沫量（mL）
种子处理可溶粉（SS）	溶解度和溶液稳定性（MT 179）	在（30±2）℃的 CIPAC 标准水 D 水中溶解后，5min 和 18h 之内残留在 75μm 筛上最大量（mL）
	持久性泡沫（MT 47.2）	用 CIPAC 标准水 D 水稀释后，···min 之内出现的最大泡沫量（mL）
可溶粒剂（SG）	溶解度和溶液稳定性（MT 179）	在（30±2）℃的 CIPAC 标准水 D 水中溶解后，5min 和 18h 之内残留在 75μm 筛上最大量（mL）
	持久性泡沫（MT 47.2）	用 CIPAC 标准水 D 水稀释后，1min 之内出现的最大泡沫量（mL）
	粉尘（MT 171）	应无粉尘
	抗磨损性（MT 178.2）	最低抗磨能力（%）
	流动性（MT 172）	将试筛跌落 20 次，最少应有 ···% 能通过 5mm 的试筛
	崩壊时间（方法开发中）	仅适用于泡腾片剂。用完全崩解需要的最多时间（min）
可溶片剂（ST）	溶解度和溶液稳定性（MT 179）	在（30±2）℃的 CIPAC 标准水 D 水中溶解后，5min 之内以及 18h 之内残留在 75μm 筛上最大量（%）
	湿筛试验（MT 185）	在 75μm 筛上的最大残余物量（%）
	持久性泡沫（MT 47.2）	用 CIPAC 标准水 D 水稀释后，1min 之内出现的最大泡沫量（mL）
	片剂完整性	无破损片
	磨损程度（MT 193）	最大磨损率（%）

农药剂型(17种)	物理性质(试验方法)	结果表示
液体制剂(17种)		
可溶液剂(SL)	溶液稳定性(MT 41)	本品在54℃稳定性试验后,用CIPAC标准水D水稀释,在(30±2)℃水浴中放置18h,将产生乳白色的溶液,无可见的悬浮物和沉淀物,如稍有可见沉淀或颗粒产生,应能完全通过45μm筛目试验
	持久性泡沫(MT 47.2)	用CIPAC标准水D水稀释后,1min之内出现的最大泡沫量(mL)
种子处理液剂(LS)	溶液稳定性(MT 41)	本品在54℃稳定性试验后,用CIPAC标准水D水稀释,在(30±2)℃水浴中放置18h,将产生乳白色的溶液,无可见的悬浮物和沉淀物,如稍有可见沉淀或颗粒产生,应能完全通过45μm筛目试验
油溶液剂(OL)	与烃类相油混溶性(MT 23)	样品应与合适的烃类油相混
超低容量液剂(UL)	黏度(MT 192)	给出黏度范围
乳油(EC)	乳液稳定性和再乳化(MT 36.1.1, MT 36.3 或 MT 183)。MT 183是仪器测定法。	稀释后时间 / 稳定性要求(MT 36.1, MT 36.3)：0h 初乳化完全；0.5h 乳膏：mL(最多)；2.0h 乳膏：mL(最多)、浮油：mL(最多)；24h 完全再乳化；24.5h 乳膏：mL(最多)、浮油：mL(最多)
		稀释后时间 / 稳定性要求(MT 183)：2min AC读数最大值；7~32min AC读数无明显变化(无明显增加、下降或波动)。注：采用MT 183在大多数情况下AC初始读数<1
	持久性泡沫(MT 47.2)	用稀释10s后的最大泡沫量(mL)或若干分钟后的最大泡沫量(mL)表示

农药剂型	物理性质（试验方法）	结果表示
可分散液剂（DC）	分散稳定性（MT 180）	用本品在（30±2）℃的 CIPAC 标准水 A 水和 D 水中稀释 1h 后产生的油膏或浮油以及沉淀物的最大体积表示
	湿筛试验（MT 185）	按规定的比例稀释物的，留在…μm 筛上的最大量…g/kg
	持久性泡沫（MT 47.2）	用稀释 10s 后的最大泡沫量（mL）或若干分钟后分离的最大泡沫量（mL）表示
	可倾倒性（MT 148.1）	用最大残余百分数表示（%）
水乳剂（EW）	持久性泡沫（MT 47.2）	稀释后 1min 内形成的最大泡沫量（mL）
	乳液稳定性和再乳化（MT 36.1.1，MT 36.3 或 MT 183）。MT 183 是仪器测定法。	见"乳油"部分
种子处理乳剂（ES）	用水稀释乳液稳定性（方法待定）	
	持久性泡沫（MT 47.2）	稀释后 1min 内形成的最大泡沫量（mL）
微乳剂（ME）	持久性泡沫（MT 47.2）	稀释后 1min 内形成的最大泡沫量（mL）
	乳液稳定性和再乳化（MT 36.1.1，MT 36.3 或 MT 183）。MT 183 是仪器测定法。	见"乳油"部分
悬浮剂（SC）	倾倒性（MT 148.1）	用最大残余物%表示
	自发分散性（MT 160）	用（30±2）℃的 CIPAC 标准水 D 水配制成悬浮液，并在此温度下放置 5min 后有效成分处于悬浮液的百分比（%）
	悬浮率（MT 184）	用（30±2）℃有效成分处于悬浮状态的 CIPAC 标准水 D 水配制成悬浮液，并在此温度下放置 30min 后有效成分处于悬浮状态的百分比（%）
	湿筛试验（MT 185）	按规定的比例稀释后，留在…μm 筛上的最大量…g/kg
	持久性泡沫（MT 47.2）	稀释后 1min 内形成的最大泡沫量（mL）
	粒径分布（MT 187）	在某一粒径范围内，一粒径范围应的颗粒应占的百分比（%）
	黏度（MT 192）	黏度应在某一范围内

农药剂型	物理性质（试验方法）	结果表示
种子处理悬浮剂（FS）	倾倒性（MT 148.1）	用最大残余物%表示
	湿筛试验（MT 185）	按规定的比例稀释后，留在…μm筛上的最大量…g/kg
	持久性泡沫（MT 47.2）	稀释后1min内形成的最大泡沫量（mL）
	悬浮率（MT 184）	用（30±2）℃的CIPAC标准水D水配制成悬浮液，并在此温度下放置30min后，有效成分处于悬浮状态的百分比（%）
	粒径分布（MT 187）	在某一粒径范围内的颗粒应占的百分比（%）
	黏度（MT 192）	黏度应在某一范围内
微囊悬浮剂（CS）	倾倒性（MT 148.1）	用最大残余物量（%）表示
	自发分散性（MT 160）	用（30±2）℃的CIPAC标准水D水配制成悬浮液，并在此温度下放置5min后，有效成分处于悬浮状态的百分比（%）
	悬浮率（MT 184）	用（30±2）℃的CIPAC标准水D水配制成悬浮液，并在此温度下放置30min后，有效成分处于悬浮状态的百分比（%）
	湿筛试验（MT 185）	按规定的比例稀释后，留在…μm筛上的最大量（mL）
	持久性泡沫（MT 47.2）	稀释后1min内形成的最大泡沫量（mL）
	粒径分布（MT 187）	在某一粒径范围内的颗粒应占的百分比（%）
	黏度（MT 192）	黏度应在某一范围内
油悬浮剂（OD）	倾倒性（MT 148.1）	用最大残余物量（%）表示

油悬浮剂（OD）分散稳定性（MT 180）结果表示：

分散后放置时间	稳定性指标		
0h	初乳化完全		
0.5h	乳膏： mL（最多）		
2.0h	浮油： mL（最多）	沉淀： mL（最多）	
24h	完全再乳化		
24.5h	乳膏： mL（最多）	浮油： mL（最多）	沉淀： mL（最多）

农药剂型	物理性质（试验方法）	结果表示
油悬浮剂(OD)	湿筛试验(MT 185)	按规定的比例稀释后，留在…μm 筛上的最大量…g/kg
	持久性泡沫(MT 47.2)	稀释后 1min 内形成的最大泡沫量(mL)
	粒径分布(MT 187)	在某一粒径范围的颗粒应占的百分比(%)
	黏度(MT 192)	黏度应在某一范围内
多特性的液体制剂		
悬浮乳剂(SE)		与 OD 相同
微囊悬浮剂(CS)与悬浮剂(SC)的混合制剂(ZC)		粒径分布，可倾倒性，黏度，自发分散性，悬浮率，湿筛试验，持久性泡沫
微囊悬浮剂(CS)与水乳剂(EW)的混合制剂(ZW)		粒径分布，可倾倒性，黏度，分散稳定性(同 OD)，湿筛试验，持久性泡沫
微囊悬浮乳剂(CS)与悬浮乳剂(SE)的混合制剂(ZE)		同 ZW
各种防治装置		
蚊香(MC)	蚊香盘平均质量(g)	当测定 20 个单盘质量时，盘平均质量不应超出标明值的±10%范围
	燃烧时间	测定 5 个单盘蚊香，将其置于不通风的空气中连续燃烧，平均燃烧时间应不低于标明值
	盘强度	测定 20 个单盘，每一个盘都应能承受至少 120g 的负重而不断裂。
	"双盘"分离度	如果是"双盘"式的蚊香，应便于分开。当测定 50 对"双盘"式蚊香时，断裂的蚊香数不能多于 3 对
电热蚊香片(MV)	蚊香片尺寸(大小)	要求与相应加热器的尺寸匹配
	挥发速率	将片放入适宜的加热器中加热 4h，残余的有效成分含量不应低于标明值的 20%
电热蚊香液(LV)	筒或瓶	a. 应由适宜的耐热材料制成；b. 其形状和大小应适合于所用的加热器；c. 用牢固地固定药芯，并配有防止翻时药液的溢出；d. 应有防护儿童的瓶盖

农药剂型	物理性质（试验方法）	结果表示
电热蚊香液（LV）	药芯	a. 应由适宜的多孔耐热材料制成；b. 当在一头加热时，应提取足够的杀虫药液，挥发出消灭蚊子的适宜量；c. 芯的材料和设计应能够接触到瓶中的药液并使之挥发尽
	挥发速率	药芯和筒或瓶的设计和结构，应能使杀虫剂从加热的药芯一端以一个常数，或接近于一个常数的速率挥发，即有效成分在最低持效速率尽可能是一个常数
	最低持效期	应标明最低持效期。筒或瓶应装有足够的药液以确保产品高于最低持效期的使用。
	制剂的净含量	应标明最小的净含量（kg）/实际测定的平均净含量应不低于标明值
	内部压力	标签中应标明罐最大承受压力，在（30±2）℃测量时，内压力应不超过最大承受压力的…%
气雾剂（AE）	喷射速率	满罐的喷射速率应在…g/s至…g/s的范围内
	pH范围	pH应在…至…
	气雾剂阀门的堵塞试验	当气雾剂阀门依照规定的方法或其他可接受的方法进行测定时，应不发生堵塞
长效杀虫蚊帐或网（LN）	网孔尺寸	当用指定的方法计数时，每平方米网上完整孔数不得低于某数值，最低数值不得少于某个数值
	网尺寸的空间稳定性（洗涤的影响）	网孔因洗涤而发生收缩或膨胀的比例不得超过5%
	破裂强度（bursting strength）	网纤维强度的破裂强度必须声明（一般不低于250kPa），测定结果不得低于声明值
微生物农药		
细菌杀虫剂母药（TK）	pH范围（MT 75.3）	

农药剂型	物理性质(试验方法)	结果表示
杀虫细菌可湿性粉剂(WP)	pH 范围(WHO test method M25, CIPAC MT 75.3)	
	持久性泡沫(MT 47.2)	1min 后,泡沫量不应超过…mL
	湿筛试验(MT 185)	留在…μm 试验筛上的试样最多不超过…%
	悬浮率(MT 184)	用(30±2)℃的 CIPAC 标准水 D 水配制成悬浮液,并在此温度下放置 30min 后,至少应有…%处于悬浮状态
	润湿性(MT 53.3)	在不搅拌下,制剂应在…min 内完全润湿
杀虫细菌可分散粒剂(WG)	与杀虫细菌可湿性粉剂相同的项目:pH 范围,持久性泡沫,湿筛试验,润湿性,悬浮率	
	分散性(MT 174)	在(30±2)℃的 CIPAC 标准硬水 D 中 5min 后,至少应有…%产品在悬浮状态。
	粉尘(MT 171)	应基本无粉尘
杀虫细菌可分散片剂(WT)	与杀虫细菌可湿性粉剂相同的项目:pH 范围,持久性泡沫,湿筛试验,悬浮率。	
	片剂完整性	无破损的药片。最大破损度:…%(松散包装片剂);最大破损度:…%(紧密包装剂)
	崩解时间	全部崩解,最多需要时间为…min
杀虫细菌悬浮剂(SC)	与杀虫细菌可湿性粉剂相同的项目:pH 范围,持久性泡沫,湿筛试验,悬浮率。	
	分散性(MT 160)	在(30±2)℃的 CIPAC 标准硬水 D 中 5min 后,至少应有…%在悬浮状态。
	可倾倒性(流动性,MT 148.1)	最多残留…%

参 考 文 献

[1] Bert L. Bohmont. The Standard Pesticide User's Guide. the 7th Edition. Prentice Hall, 2007: 246-270.

[2] 刘步林. 农药剂型加工技术. 北京：化学工业出版社，1998.

[3] 吴学民，徐妍. 农药制剂加工实验. 北京：化学工业出版社，2009.

[4] 凌世海. 固体制剂-农药剂型加工丛书. 北京：化学工业出版社，2003.

[5] 郭武棣. 液体制剂-农药剂型加工丛书. 北京：化学工业出版社，2003.

[6] FAO/WHO Joint Meeting on Pesticide Specifications (JMPS). Manual on development and use of FAO and WHO specifications for pesticides: March 2006 revision of the first edition. Rome, 2006.

[7] GB/T 19378—2003 农药剂型名称及代码.

[8] 王以燕，刘绍仁. 国家标准：《农药剂型名称与代码》释义（上）. 世界农药，2004，(6)：23-26.

[9] 王以燕，刘绍仁. 国家标准：《农药剂型名称与代码》释义（下）. 世界农药，2005，(1)：27-31.

[10] CropLife International Technical Monograph No. 2. 5th edition. Catalogue of pesticide formulation types and international coding system，March 2002.

[11] Alan K. Trends and Opportunities in Formulation Technology. Outlook on Pest Management, June 2006：99-102.

[12] 沈晋良. 农药加工与管理. 北京：中国农业出版社，2002.

[13] 王箴. 化工辞典. 第四版. 北京：化学工业出版社，2000.

第五章

农药质量标准
和农药分析方法

第一节 农药标准

一、农药标准的概念

农药标准（Pesticide Specifications），或称"农药规格"，是根据达到田间预期防治效果所需要的质量指标及农药生产企业的生产能力制定的农药质量要求。农药原药及农药制剂都要制定质量标准。农药标准的内容包括产品理化性质，有效成分含量及其允许变化范围，主要杂质及其含量，产品质量检验方法，检验规则，贮存稳定性，包装及运输要求等。

国际农药标准主要有联合国粮农组织（FAO）和世界卫生组织（WHO）共同制定的农药标准。国内农药标准根据其制定机构和适用范围分国家标准、行业标准和企业标准等。

农药标准的制定对于农药生产、流通、销售和使用都有重要意义。农药标准是农药生产者追求产品质量的目标之一，不符合标准的产品不能进入市场流通。农药标准在农药商品的流通过程中对产品的包装、运输和贮存起指导作用，在销售过程中作为销售合同的一部分，给买方以质量保证，还可作为权威部门检验市场上流通的商品农药的质量是否符合登记时的质量规定的依据。在农药使用过程中如发生与质量有关的问题时（如药效降低或丧失），农药标准亦可作为判断问题原因的依据之一。此外，农药标准是农药产品取得登记时必须呈报农药登记管理部门的资料之一。

二、FAO 农药标准

国际标准化组织（ISO）不制定农药产品标准，只制定农药通用名称标准。作为农药的国际标准，用于作物保护的是 FAO 农药标准，用于公共卫生的是 WHO 农药标准。我国农药产品采用的国际标准主要是 FAO 农药标准。

FAO 于 1963 年 7 月 25 日成立了农药行政管理工作委员会（FAO working party of experts on the official control of pesticides），下设 A，B 两个部门（Section A and section B）。A 部门负责农药行政管理和农药标签等方面的工作，B 部门负责农药标准制定工作。1975 年，该工作委员会更名为：FAO 农药标准、登记要求和应用标准专家委员会（FAO panel of experts on pesticide specifications，registration requirements and application standards），B 部门更名为：农药标准专家组（The group of experts on pesticide specifications）。1989 年，预先通知同意专家组（The panel of experts on prior informed consent）成为 FAO 农药标准专家组的一部分，之后，该委员会就更名为：FAO 农药标准、登记要求、应用标准和预先通知同意专家委员会（FAO panel of experts on pesticide specifications，registration requirements，application standards and prior informed consent），B 部门名称不变。

FAO 农药标准专家组成员来自不同国家，他们均以个人名义被邀请参加会议，不代表他们的国家，该专家组由来自 WHO 的技术代表协助工作。政府和工业界的具有某些特长的科学家也会被邀请到会，FAO 农药标准专家组则就某些特殊问题向他们征求意见。行政管理工作委员会（FAO working party）在 1965 年至 1974 年间每年在意大利罗马举行一次会议，采纳新的农药标准并对讨论中的标准和已被接受的标准作出评价。后来，农药标准专家组（Group of experts on pesticide specifications）于 1977，1979，1981，1992 和 1998 年举行了正式会议，并和 CIPAC 的年会一起举行了一系列技术会议。FAO 负责制定农药标准的部门已制定和发行了多种农药标准，此外还出版了指导农药标准制定的手册。该手册第一版于 1971 年发行，作为 FAO 农业发展文集第 93 号（FAO agricultural development paper No. 93）。第二版，第三版和第四版分别于 1979，1987 和 1995 年出版，分别作为 FAO 植物生产和植物保护文集第 13，第 85 和第 128 号（FAO plant production and protection paper 13，85 and 128）。第二版的英文名称为：The use of FAO specifications for plant protection products。第三、第四和第五版的英文名：Manual on the development and use of FAO specifications for plant protection products。

1996 年，FAO 农药标准专家组起草了一份修正案，修改农药标准的制定和应用程序。目的是：（1）采用与 FAO/WHO 农药残留联席会议

（JMPR）同样透明和相似的正式评价程序；（2）使 JMPR 的毒理学和残留评价与原药有效成分的评价联系起来；（3）将标准限制在原药有效成分已经被评价过的制造商范围内。经过向感兴趣的各方广泛征询咨询意见和评价意见，于 1998 年在罗马召开的正式会议上采纳了这一修正案。新的制定程序被编入 1999 年出版的农药标准开发和使用手册（Manual on the development and use of FAO specifications for plant protection products），即 FAO Plant Production and Protection Paper No. 149，1999。此外还对该手册内容进行了了的重新组织。

采用新旧两种制定程序制定出来的农药标准表面上看来相似，但两者具有非常不同的基础。依据旧的程序制定出来的标准，适用于所有生产商的产品。而依据新程序制定的标准，适用于其产品数据经过标准评审组评价的生产商。

1999 年之前，所有的标准都只有纸版出版物，采用新的制定程序指定的标准有电子版可供下载，也可根据要求提供纸质版。

FAO 农药标准，到目前为止已有 600 多个，包括农药原药和各种制剂标准。其标准水平多为国际一般水平。但近年来制定的标准，大都达到了国际先进水平。FAO 农药标准作为农药国际标准，在国际贸易和农药安全使用方面起着越来越重要的作用。

在很多国家，FAO 标准已成为农药产品登记和产品质量控制的依据。我国农药登记基本上以 FAO 农药标准为依据。很多农药产品的出口，如甲基对硫磷、多菌灵、草甘膦及百菌清等，外商要求执行 FAO 标准，尤其是对其中杂质指标的要求。某些国家的国家标准，如澳大利亚则完全采用 FAO 农药标准。

三、WHO 农药标准

世界卫生组织（World Health Organization，WHO）是世界上最早制定农药标准的组织。它早在 1953 年就发表了"杀虫剂及喷雾、喷粉设备标准"（Specifications for insecticides and for spraying and dusting apparatus）。该标准是以 WHO 杀虫剂专家委员会（WHO Expert Committee on Insecticides）的第四次报告及在此以前的两次报告为依据制定的，希望能包括公共卫生用的主要化合物。但是农药在公共卫生上的应用发展很快，人们对于产品质量控制的知识也逐渐增多，所以该标准发表后仅一年，

WHO 就又召开了专家委员会会议，对此标准进行扩充和修订。于是 1956 年 WHO 出版了"农药标准"（Specifications for pesticides）的第一版。该版除杀虫剂及喷雾、喷粉设备标准外，还包括杀软体动物剂和杀鼠剂。根据 1958 年 WHO 专家委员会的修订建议，1961 年 WHO 又出版了农药标准第二版。1965 年 WHO 杀虫剂专家委员会对卫生杀虫剂的农药标准作了全面修改。基于这些修改意见 WHO 于 1967 年出版了第三版农药标准，但该版的标题改为"卫生用农药标准"（Specifications for pesticides used in public health）。标题的修改是为了强调该标准适用于卫生用药，有别于农用药剂的标准。该标准后又经 WHO 杀虫剂专家委员会和 WHO 媒介生物学及防治专家委员会（WHO Expert Committee on Vector Biology and Control，取代 WHO 杀虫剂专家委员会）的审改，审改意见分别发表在它们于 1971 年和 1978 年出版的技术报告中（WHO technical report series，No. 475，1971；WHO technical report series，No. 620，1978）。

反映在这两个技术的报告中的修改意见，则分别成为 1973 和 1979 年出版的第四版和第五版 WHO 农药标准的基础。第五版中未收入杀鼠剂的农药标准。该部分内容由 WHO 和 FAO 联合出版作为 FAO 植物生产和植物保护文集（FAO plant production and protection paper No. 16，1980）。之后，WHO 农药标准的编撰工作就由 WHO 媒介生物学及控制专家委员会承担。

1985 年 WHO 出版了卫生用农药标准第六版。第七版原定 1995 年出版，后于 1997 年才出版（Specifications for pesticides used in public health，7th edition，WHO，Geneva，1997）。

WHO 农药评价计划（WHO pesticide evaluation scheme，WHOPES）成立于 1960 年，目前仍然是推进和协调卫生用药试验和评价的唯一国际项目。国际农药供销与使用行为守则（International Code of Conduct on the Distribution and Use of Pesticides）制定了 WHOPES 工作框架，以促进安全操作和使用、提高药效、节省使用成本和控制产品质量。

WHOPES 的主要功能就是与各国的疾病和有害生物控制计划及登记主管部门，与国际和地区性国际组织和公共机构（关注农药管理、立法和规章）、研究机构以及农药企业密切合作。

WHOPES 的全球目标是：（1）推动安全并节省的替代农药和使用技术的研究；（2）为选择性地和明智地使用农药防治卫生害虫开发和推进政策、策略和指导，帮助并监督成员国的实施。

四、FAO 和 WHO 联合标准

1999 年 12 月，世界卫生组织传媒生物学和传媒控制专家顾问委员会建议联合国粮农组织和世界卫生组织在农药标准方面应该使用相同的术语定义、格式和制订方法。该委员会进一步建议对于同时具有公共卫生用途和农业用途的原药（TC）和母药（TK），世界卫生组织和联合国粮农组织应制订联合标准。2000 年 5 月，联合国粮农组织专家委员会接受了上述建议。

为了推进标准制订工作的协作进程，2001 年，世界卫生组织和联合国粮农组织签署了实施建议的谅解备忘录，同意联合国粮农组织和世界卫生组织的专家委员会一起工作。当两个委员会在一起工作时，这两个委员会将作为农药标准联席会议（FAO/WHO Joint Meeting on Pesticides Specifications，JMPS），该委员会第一次正式会议将于 2002 年 6 月在罗马举行。

只有当有些标准问题不能由农药标准联席会议解决时，上述两个专家委员会才会分别召开会议。

2001 年，联合国粮农组织和世界卫生组织广泛散发了本《FAO/WHO 农药标准制定和使用手册》（以下简称《手册》）的初稿，邀请企业、政府官员和其他有关方面专家提出意见。2002 年 2 月，包括联合国粮农组织和世界卫生组织专家委员会成员和企业技术专家的起草小组在英国约克郡召开会议，审议收到的所有建议并起草供 2002 年 6 月农药标准联席会议采纳的《手册》草案。

联合国粮农组织和世界卫生组织的《手册》第一版收入了公共卫生用农药，包括生物杀幼虫剂制剂的规范。此外，还并入了农业用农药的新规范，同时包括不少 1999 年后的实践证明非常有必要的程序上的简化。

农药制剂、制剂标准以及有关农药的科学知识都将继续发展，联合国粮农组织、世界卫生组织和农药标准联席会议欢迎任何有关手册第一版的修改意见。

五、JMPS 简介

1. JMPS

JMPS 由具有标准制订专业知识的科学家组成。他们依据其自身的专业能力向粮农组织/世界卫生组织提出意见和建议，并不代表其国家或组织。粮农组织任命的专家从粮农组织农药标准、登记要求、应用标准和预先知情同意的专家组中选出。世界卫生组织任命的专家是从世界卫生组织传媒昆虫生物学和控制专家组中选出，同时包括1名世界卫生组织化学品安全项目（WHO/PCS）的代表。

粮农组织和世界卫生组织还可以邀请具有特殊技能或知识的学术界或政府专家作为特别顾问参加联合国粮农组织和世界卫生组织农药标准联席会议。

此外，为下述两个目的也可邀请企业的专家。第一，邀请企业专家对其公司申请的标准进行解释或提交支持该标准的附加资料（不能接触其他企业的资料和提案）；第二，可以邀请具有特殊技能或专业知识的企业专家（与特定公司的提案或标准不相干）。来自企业的专家不能参加，其他方面的专家在未经允许时也不能参加由联合国粮农组织和世界卫生组织农药标准联席会议任命的专家所承担的会议建议书的起草工作。

联合国粮农组织和世界卫生组织农药标准联席会议的首要职责是向粮农组织和（或）世界卫生组织提出采用、扩展、修改或撤销标准的建议。

2. JMPS 与其他国际组织、国际条约或各国管理机构的关系

JMPS 与国际农药分析协作委员会（CIPAC）和美国官方分析化学家协会（AOAC）关系密切。

粮农组织/世界卫生组织标准中引用的试验方法应尽可能是经过实验室间确认和验证的方法。

CIPAC 和 AOAC 公布的试验方法是经试验协助验证和确证的（也可能包括同行验证）。AOAC 还验证和公布物理性能的检测方法。其他组织也可确证支持 JMPS 标准的试验方法，但是除了几个特例外，目前所采用的方法大都是经过 CIPAC 和 AOAC 验证的方法。对于测定有效成分或物理性能的方法，除了 CIPAC 和 AOAC 已经确证的方法外，JMPS 对其他方法在逐一审查的基础上采用。当发生争议时，应使用指定的仲裁方法。如果可行的话，通常将国际官方分析化学家协会提出的方法作为仲裁方法（除非已经确证这些方法落后于其他方法）。

3. 农药企业的参与

（1）标准制定　农药企业提供制订 FAO/WHO 标准所需的资料。积极鼓励农药生产者向 JMPS 提交用于评定的标准草案及其相关的支持资料。在适

宜的条件下，提交给 JMPS 的资料应尽可能与提交给 JMPR 的资料相符。

（2）WHO 农药评价计划（WHOPES）的药效资料要求　在 JMPS 制定农药制剂标准前，由世界卫生组织 PES 评审企业提交的资料，以决定是否需要提交进一步的实验室和外试验的药效资料。JMPS 不负责评价药效资料。

（3）粮农组织和世界卫生组织公布的标准发生变化　企业有责任通知粮农组织和（或）世界卫生组织可能影响标准有效性的生产过程中的任何改变，以及生产商的名称或联系方式的改变。联合国粮农组织和世界卫生组织农药标准联席会议对生产过程中的改变进行评价。不提供上述信息可能导致标准的撤销。

（4）标准制定准则和原则　积极鼓励企业起草供 JMPS 审议的新制剂的标准草案。企业、参加 JMPS 的专家或其他相关方面人员，可以对提议的或已经通过的准则提出意见或建议。准则保证在 JMPS 上进行复审。通常在 JMPS 的公开会议上对准则和相关事宜进行审议，但规范的采纳需在非公开会议（closed meeting）上进行。此项工作作为粮农组织和世界卫生组织审议标准的原则是标准制订工作中的一部分，因此积极鼓励所有农药企业的代表参加 JMPS 的公开会议。为了充分全面地对问题进行讨论，可以邀请企业协会（例如，国际作物协会和欧盟植物保护协会，ECCA）派出技术专家作为联合国粮农组织和世界卫生组织农药标准联席会议特别咨询会议的顾问。企业专家不参与联合国粮农组织和世界卫生组织农药标准联席会议向粮农组织和世界卫生组织提交的建议书的起草工作。

六、制定农药标准的目标和标准使用

1. 目标

通常，标准可在下述情况下使用。

（1）作为销售合同的组成部分，从而使购买者在质量保证的前提下购买农药；

（2）用来由具有相应职能的机构检测市场上销售的产品质量与登记的质量相同。

粮农组织/世界卫生组织的标准致力于增强农药购买者和使用者的信心，保护人类和环境的安全，促进农业可持续发展，增进公共健康。各国农药管理部门可以将粮农组织/世界卫生组织的标准作为国际参考标准，但不能用其取代国家或国际的登记要求。

2. 要求

要描述一个农药必须确定该农药的组分和理化特性。

显然，不可能测定农药所有可能的化学和物理特性。确定某些关系到产品特性和质量的参数，选定这些参数的限值，以构建一个标准的基础。标准应简要、明确，并有检测产品是否符合规定指标的、合适的试验方法的支持。标准本身既不能说明产品的生物试验效果，也不能提供有关危害方面的信息，尽管这些信息不能作为标准的构成部分，但标准可以附加这方面的信息（例如：闪点，爆炸性）。

3. 合同的基础

为保证销售的农药产品质量，标准可以作为销售合同的组成部分。

如果①农药没有被过度地暴露于高温、高湿和（或）光照等条件下；②其标签上没有指出较短的保质期（如根据粮农组织标签规范制定）；③已经遵守了生产者提供的任何特殊要求，那么在未打开的原始包装容器中的农药，应当在存储至少两年后仍可使用。

4. 农药官方管理

条件适宜时，粮农组织和世界卫生组织的标准应与登记要求联系起来，以便在农药官方管理中也可使用这些标准，从而保证提供的农药质量尽可能与登记声明的一致。《手册》提供的规范也可作为尚未建立粮农组织或世界卫生组织的制剂标准制订框架和（或）评价参数。

授权的管理机构最终决定某种农药是否能在该国使用。

世界卫生组织 PES 建议，对于在类似环境下已经取得满意结果的控制病媒昆虫和重要公共卫生害虫的产品，应减免产品的本地试验要求，并加速产品的本地登记。

5. 标准在世界农药市场中的作用

通过使用粮农组织和世界卫生组织的标准协调有关国家和（或）国际标准，可以促进农药的国际贸易。

粮农组织和世界卫生组织的标准旨在反映可以普遍接受的产品标准。标准不仅为管理，而且为农药商业贸易中判断产品质量提供了一个国际参考，从而有助于防止劣质农药的流通。这些标准详细规定了与产品有效和安全使用有关的重要化学和物理特性。

七、FAO/WHO 农药标准的类型

1999 年之前，FAO 农药标准有三种形式，即试行标准（tentative specifications）、临时标准（provisional specifications）和正式标准（full specifications）。

经过 1999~2000 年这个过渡期之后，只有正式标准才被采用。2000 年以后，根据最新的标准制定程序制定的正式标准被采用。

以前根据旧的程序制定的标准仍然有效，直到将来采用新程序对其进行更新（根据情况可能被取消或被升级为正式标准）。目前在 FAO 网站上可以分别看到在新旧两种程序下制定的农药标准。

依据旧的程序制定的标准，适合所有相似的产品，即适用于含有同样有效成分的所有具有适当剂型的产品。但是应用新的程序制定的 FAO/WHO 标准，不适用于其他生产商生产的名义上相似的产品，也不适用于同样的生产商（指提交制定标准所需材料的生产商）采用不同制造工艺生产的原药产品。只有当其他生产商的产品（新来源）被 JMPS 认定与制定标准的产品等同时，该标准才适用于新来源的产品。

第二节　农药登记对农药分析方法的要求

全球公认的农药分析方法是 CIPAC 方法。任何其他分析方法或生产企业的分析方法，都必须经过确证（validation）以后才能使用。

CIPAC 分析方法以手册的形式不定期出版。目前已经出版的有 1A，1B，1C，D，E，F，G，H，J，K，L，M 各卷。前三卷已经脱销，无法购到。其余各卷可以向 CIPAC 购买。

CIPAC 手册主要登载农药原药、制剂的分析方法和农药理化性能测试方法（miscellaneous techniques，MT）。CIPAC 手册第 1 卷于 1970 年出版，除登载原药、制剂的分析方法外还将理化性能测试方法登在其中。后来各卷（1A、1B、1C、D、E）主要登载原药、制剂的分析方法并对第 1 卷中的理化性能测试方法进行补充。由于 CIPAC 手册第 1 卷不再重印，1995 年出版农药原药、制剂理化性能测试方法专集，即 CIPAC 手册第 F 卷（physico-chemical methods for technical and formulated pesticides）。

农药制剂分析方法一般包括有效成分含量测定方法以及理化指标测定方法。理化指标测定方法一般建议采用 CIPAC 方法（CIPAC 手册 F 卷）。FAO 农药标准对每种农药及其制剂的相关理化指标都指定了相应的 CIPAC 分析方法。

有效成分分析如果没有 CIPAC 方法可以参考，我们在制定农药制剂或原药中的有效成分分析方法时，都需要有数据，否则分析方法可能不被接受（一般是发达国家要求较高）。如澳大利亚农药管理部门就制定有农药分析方法确证指导；欧盟（SANCO/3030/99 rev. 4，11/07/00）、美国（OPPTS830. 1550 product identity and composition 和 OPPTS 830. 1700 Preliminary Analysis）对分析方法的确证也有相应的要求（参见农药产品化学一章）。CIPAC 也给出了分析方法开发指导（guidelines for the design of chromatographic analytical methods intended for cipac collaborative study，guidelines on method validation to be performed in support of analytical methods for agrochemical formulations，instructions for writing CIPAC methods）。为了提高农药分析方法的可靠性和提高分析方法的撰写水平，在自行开发分析方法时，可以参考以上各种指导。

第三节 农药分析方法

常见的色谱分析方法主要有气相色谱法和高效液相色谱法。色谱法的原理已有很多专著论述，本节并不想对色谱分析方法做详细论述，只想介绍一下在农药全分析和农药质量分析中经常遇到的几个重要问题，供大家参考。

一、色谱定性

色谱分析是一种微量分析方法。可以用来对未知组分进行定性和对已知组分进行定量分析。色谱定性的主要依据是：相同的物质在相同的色谱条件下应该有相同的色谱保留值。但是，反过来，在相同的色谱条件下，具有相同保留值的两个物质不一定相同。所以这种定性是有可能发生错误的。所以，为了更加可靠，可以采用改变色谱柱再次进行保留值比对的办法保证定性的准确性。目前随着质谱和红外光谱与色谱连接技术的发展，多采用色谱-质谱或色谱-傅里叶红外光谱定性技术。

1. 气相色谱定性

可以采用标样对比法进行。但是由于气相色谱的载气的流速以及色谱柱温度等的微小变化都会影响保留值，所以会产生不可靠结果。为了克服这些因素的影响，可以采用相对保留值定性和已知物增加峰高的办法来定性。相对保留值定性就是在相同的色谱条件下，利用待测组分与参比物的调整保留值之比（相对保留值）来定性。因为相对保留值不受载气流速和柱温变化的影响。

峰高增加法就是在待分析的未知样品中增加一定量的已知的纯物质，在相同的色谱条件下，做出色谱图，与加入纯物质之前的未知样品的色谱图对比发现峰高增加的色谱峰就是加入的纯物质的色谱峰。这种方法也能避免载气流速和柱温变化引起的误差。

还有一种定性方法就是双柱定性。就是利用极性差别尽可能大的两个不同的色谱柱对未知物进行分析，在两个柱子上保留值仍然相同的色谱峰应该是相同的物质。由于在非极性柱子上各种物质的出峰顺序是按沸点高低进行的，而在极性柱子上各物质的出峰顺序决定于其化学结构，所以双柱定性更有利于同分异构体的定性。

2. 液相色谱法的定性方法

与气相色谱相比，液相色谱的分离机制则复杂很多。如吸附和分配、离子交换、亲核作用和疏水作用等。各组分的保留值与固定相有关，还与流动相的类别和配比等有关（而气相色谱的载体比较单一，而且不影响保留值）。气象色谱的保留行为规律不适用于液相色谱。

液相色谱定性主要利用已知标准物对照法进行。就是未知物的保留值与已知标准物的保留值完全相同时，可以认为未知物与已知物相同，尤其是改变色谱柱或改变流动相组成时，仍然具有相同的保留值，可以据此定论。

还有就是前述的峰高增加法也适用于液相色谱定性。

气相色谱或液相色谱与质谱的联机定性（定量）技术目前已很普遍。是农药原药 5 批次全分析中必不可少的技术。

需要强调的是，液相色谱法采用的二极管阵列检测器（Diode Array Detector，DAD）是进行液相色谱定性的有力武器，也是目前农药原药 5 批次全分析常用的。

色散型紫外-可见光检测器是常用的普通检测器。它与二极管阵列检测器不同。色散型紫外-可见光检测器是将氘灯光源发出的光，经过单色器（光栅式或滤光片式）分光，选择特定波长的单色光进入样品池，最后由光电接受元件（光电倍增管等）接收。这种检测器一次只能检测一个波长的光强度，因此叫单色仪。对比而言，二极管阵列检测器是多色仪（同时进行多个波长的光强度检测）。

氘灯光源发出连续光（全光谱），经过消色差透镜系统聚焦在流通池内。然后透过光束经会聚后通过入射狭缝进入多色仪。在多色仪中，透过光束在全息光栅的表面散射，并投射在二极管阵列元件上。检测器的阵列由 211 个或更多个二极管组成，每个二极管宽 50 微米，各自测量一窄段的光谱。

二极管阵列检测器通过其光电二极管阵列的电子线路快速扫描提取光信号，能在 10ms 左右的时间内测量出整个波长范围（190～600nm）的光强。其扫描速度远远超出色谱峰的流出速度，所以可以用来观察色谱柱流出物在每个瞬间的动态光谱吸收图（全波长扫描）。即不需要停流而能跟随色谱峰扫描。经过计算机处理可以获得时间-波长-吸光值的三维光谱图。

二极管阵列检测器的主要优点有：①可得任意波长的色谱图，极为方便；②可得任意时间的光谱图，相当于与紫外联用；③色谱峰纯度鉴定、光谱图检索等功能，可提供组分的定性信息。

二、色谱定量

1. 常用定量方法

色谱定量分析的依据是被测物质的量与它在色谱图上的峰面积（或峰高）成正比。数据处理软件（工作站）可以给出包括峰高和峰面积在内的多种色谱数据。因为峰高比峰面积更容易受分析条件波动的影响，且峰高标准曲线的线性范围也较峰面积的窄，因此，通常情况是采用峰面积进行定量分析。

(1) 利用校正因子定量　绝对校正因子 f_i：单位峰面积所对应的被测物质的浓度（或质量）。

$$f_i = c/A$$

样品组分的峰面积与相同条件下该组分标准物质的校正因子相乘，即可得到被测组分的浓度。绝对校正因子受实验条件的影响，定量分析时必须与实际样品在相同条件下测定标准物质的校正因子。对同一个检测器，等量的不同物质其响应值（峰面积或峰高）不同，但是对同一物质其响应值只与该物质的量（浓度）有关。

相对校正因子 f'：某物质 i 与一选择的标准物质 s 的绝对校正因子之比。即：$f' = f_i/f_s$。

相对校正因子只与检测器类型有关，而与色谱条件无关。

(2) 峰面积归一化法　归一化法就是把所有出峰的组分含量之和按 100% 计算的定量方法。采用归一化法进行定量分析的前提条件是样品中所有成分都要能从色谱柱上洗脱下来，并能被检测器检测。归一化法是将所有组分的峰面积 A 分别乘以它们的相对校正因子后求和，即所谓"归一"，被测组分 X 的含量可以用下式求得：

$$X \text{ 的含量} = \frac{A_x f_x}{\sum_{i=1}^{n} A_i f_i} \times 100\%$$

归一化法的优点是简便、准确（适合的条件下）。特别是进样量不容易控制时，可以减少进样量变化对定量结果的影响。

归一化法主要在气相色谱中应用。因为气相色谱的一些检测器如火焰离子化检测器（FID）和热导检测器（TCD）对某些组分（如同系物）的校正因子相近或有一定的规律，从文献中可以查询或计算。

当校正因子相近时可以用峰面积归一化法直接进行定量分析。

对于液相色谱法，由于常用的检测器（UV 或荧光检测器）不仅对不同组分的响应值差别很大，不可能忽略校正因子的影响，甚至对某些组分可能没有响应（不出峰），所以很少使用归一化法。

掌握归一化法的原理及其适用范围便可以判断原药 5 批次全分析时采用归一化法的局限性和结果的可靠性。

(3) 外标法 直接比较法（单点校正法）：将未知样品中某一物质的峰面积与该物质的标准品的峰面积直接比较进行定量。通常要求标准品的浓度与被测组分浓度接近，以减小定量误差。

标准曲线法：将被测组分的标样（已知浓度）配制成不同浓度的标准溶液，经色谱分析后制作一条标准曲线，即物质浓度与其峰面积（或峰高）的关系曲线。根据样品中待测组分的色谱峰面积（或峰高），从标准曲线上查得相应的浓度。标准曲线的斜率与物质的性质和检测器的特性相关，相当于待测组分的校正因子。

农药原药 5 批次全分析中，如果有杂质的标样，一般也采用外标法对杂质进行定量分析。

(4) 内标法（Internal Standard Methods） 内标法是将已知浓度的标准物质（内标物）加入到未知样品中去，然后比较内标物和被测组分的峰面积，从而确定被测组分的浓度。由于内标物和被测组分处在同一基质（Matrix）中，因此可以消除基质带来的干扰。而且当仪器参数和洗脱条件发生非人为的变化时，内标物和样品组分都会受到同样影响，这样消除了系统误差。当对样品的情况不了解、样品的基质很复杂或不需要测定样品中所有组分时，采用这种方法比较合适。内标法多用于气相色谱分析原药或制剂中的有效成分含量。这也是因为气相色谱法多容易找到与待测组分响应因子接近的内标物，液相色谱法则不然。所以液相色谱法多用外标法定量。

选择内标物应注意以下几点：在所给定的色谱条件下具有一定的化学稳定性；在接近所测定物质的保留时间内洗脱下来；与两个相邻峰达到基线分离；物质特有的校正因子应为已知或者可测定；与待测组分有相近的浓度和类似的保留行为；具有较高的纯度。

为了进行大批样品的分析，有时需建立校正曲线。具体操作方法是用待测组分的标样（已知含量）配制成不同浓度的标准溶液，然后在等体积的这些标准溶液中分别加入浓度（量）相同的内标物，混合后进行色谱分析。以待测组分标样的浓度（量）与内标物浓度（量）比为横坐标，待测组分标样与内标物峰面积（或峰高）的比为纵坐标建立标准曲线（或线性方程）。在分析未知样品时，加入与绘制标准曲线时同样体积的样品溶液和同样浓度的内标物，用样品与内标物峰面积（或峰高）的比值，在标准曲线上查出被测组分的浓度（量）与内标物的浓度（量）的比值，并计算样品中待测物的浓度。

色谱定量一般都是根据色谱峰高或色谱峰面积进行的。一般而言，归一化法最好采用峰面积定量，其他三种定量方法采用峰高或峰面积定量都可以得到较准确的结果。足够的色谱峰分离度是获得准确定量的前提条件，但是分离度对峰面积测量的影响比对峰高测量的影响更大。在分离度较好，色谱峰形也较好时，用峰面积定量为最好。特别在气相色谱程序升温和液相色谱多元梯度洗脱时，最好使用峰面积法定量。反之，分离度不好，色谱峰形也较差时，用峰面积定量不如用峰高定量好。保留时间较短的峰，一般峰形较尖，容易测量峰高，用峰高法定量较好。对保留时间较长的峰，一般峰形较宽，峰面积测量比峰高测量更为准确，宜用峰面积定量。

(5) 标准加入法 标准加入法可以看作是内标法和外标法的结合。具体操作是取等量样品若干份，加入不同浓度的待测组分的标准溶液进行色谱分析，以加入的标准溶液的浓度为横坐标，峰面积为纵坐标绘制工作曲线。样品中待测组分的浓度即为工作曲线在横坐标延长线上的交点到坐标原点的距离。由于待测组分以及加入的标准溶液处在相同的样品基质中，因此，这种方法可以消除基质干扰。但是，由于对每一个样品都要配制三个以上的、含样品溶液和标准溶液的混合溶液，因此，这种方法不适于大批样品的分析。

色谱定量往往是根据待测物质的标样作为对比物质而进行的，因为色谱分析不像化学分析一样依据特异的化学反应进行。没有标样，色谱定量分析就失去了可靠性。所以在农药5批次全分析中很多国家要求采用杂质标样对杂质进行定量分析。需要注意的是常说的标样（standard）与标准物质（reference material，RM）、基准物质（primary reference material，PRM）是完全不同的概念，需要加以区分。

标样是标准样品（reference sample）的简称。中国对标准样品的定义是：具有准确的标准值、均匀性和稳定性，经国务院行政主管部门或国务院有关行政主管部门批准，取得证书和标志的实物标准。标准样品分为两级：国家标准样品和行业标准样品。

农药分析常将农药有效成分或杂质的标样称为"standard"。内标物（internal standard）和外标物（external standard）都是用"standard"一词。标样一般需要来自权威的标样提供部门，否者其可靠性难保。农药分析证书或分析报告中对采用的标准样品来源应该进行详细描述。购买标样时，随标样应该附有标样分析证。

2. 分析方法的不确定度

测量不确定度是评价分析测试结果质量的一个衡量尺度。不确定度愈小，分析测试结果与真值愈靠近，其质量愈高，数据愈可靠。因此，测量不确定度就是对测量结果质量和水平的定量表征。在 ISO 17025《校准和检测实验室能力的通用要求》中，指明实验室的每个证书或报告，必须包含有关校准或测试结果不确定度评定的说明。测量不确定度评定与表示方法的统一是国际科技交流和国际贸易的迫切要求，许多发达和发展中国家已经普遍采用测量不确定度评定。国际间的量值比对和实验数据的比较，更是要求提供包含因子或置信水准约定的测量结果的不确定度。为了与国际接轨，中国实验室国家认可委员会于 2006 年发布了《化学分析中不确定度的评估指南》。该指南给出了测量不确定度的定义：表征合理地赋予被测量之值的分散性，与测量结果相联系的参数。这个参数可能是，如标准偏差（或其指定倍数）或置信区间宽度。测量不确定度一般包括很多分量。其中一些分量是由测量序列结果的统计学分布得出的，可表示为标准偏差。另一些分量是由根据经验和其他信息确定的概率分布得出的，也可以用标准偏差表示。在 ISO 指南中将这些不同种类的分量分别划分为 A 类评定和 B 类评定。测量结果应理解为被测量之值的最佳估计，而所有的不确定度分量均贡献给了分散性，包括那些由系统效应引起的分量。

在实际工作中，结果的不确定度可能有很多来源，例如定义不完整、取样、基质效应和干扰、环境条件、质量和容量仪器的不确定度、参考值、测量方法和程序中的估计和假定以及随机变化等。在评估总的不确定度时，可能有必要分析不确定度的每一个来源并分别处理，以确定其对总不确定度的贡献。每一个贡献量即为一个不确定度分量。当用标准偏差表示时，测量不确定度分量称为标准不确定度。如果各分量间存在相关性，在确定协方差时必须加以考虑。但是，通常可以评价几个分量的综合效应，这可以减少评估不确定度的总工作量，并且如果综合考虑的几个不确定度分量是相关的，也无需再另外考虑其相关性了。

区分误差和不确定度很重要。误差定义为被测量的单个结果和真值之差。所以，误差是一个单个数值。原则上已知误差的数值可以用来修正结果。此外，误差和不确定度的差别还表现在：修正后的分析结果可能非常接近于被测量的数值，因此误差可以忽略。但是，不确定度可能还是很大，因为分析人员对于测量结果的接近程度没有把握。有兴趣进一步了解不确定度的读者，可以深入阅读有关资料。不确定度在农药残留分析和农药原药杂质含量等微量分析中已有很多应用。

参 考 文 献

[1] FAO/WHO Joint Meeting on Pesticide Specifications（JMPS）. Manual on Development and Use of FAO and WHO Specifications for Pesticides：March 2006 revision of the first edition. Rome：WHO and FAO，2006.

[2] CIPAC，CIPAC Handbooks.

[3] 中华人民共和国国家发展和改革委员会 . HG/T2467.1—2467.20—2003 农药产品标准编写规范. 北京：化学工业出版社，2004.

[4] 汪正范 . 色谱定性与定量 . 北京：化学工业出版社，2000.

第六章

农药标签
和农药使用技术

第一节 农药标签的概念

标签是农药登记资料的一个重要组成部分。在呈送农药登记申请资料的同时，或在进行药效试验之后需提供标签样张，有时还要求提供正式印刷的标签或提供在其他国家的登记标签。农药标签被认可后就受农药法规或管理条例所保护，制作标签时应注意不能随意改动。

一、对标签的要求

首先向客户查明对方国家对农药标签设计的基本要求。一般关于标签的设计都在农药法或农药登记条例中有专门说明。还可以向客户索取对方国家农药标签样品供参考。多数国家都有自己的标签管理规定。美国有专门的标签手册，澳大利亚有标签指导，如马来西亚的农药法（1974）及新西兰农药法（1979）对标签的设计制作有非常详细的要求。中国 2006 年 12 月 7 日发布了新的《农药产品标签通则》（GB 20813—2006）并于 2007 年 11 月 1 日开始实施。新西兰的农药法（1979）不但对标签上应出现的信息进行了规定，还对不同毒性水平的农药产品标签上应该出现的警示语如警告（warnning）、注意事项（precaution），急救措施（first aid）和中毒症状（symptom of poisoning）等提供了"标准叙述语"（standard statement）。就是说，每个国家对其标签的格式、内容及语言都有规范要求。关于农药标签上的毒害标志及警示语的叙述方法，WHO 有一个指导性标准，见表 6-1。各国都根据这一标准进行适当的修改，形成自己的要求。

中国的毒性分级标准是大家较熟悉的，这里不再赘述。毒性标志也与WHO 推荐的一致，高毒和剧毒都用骷髅和交叉长骨（skull & X-bones）表示，中等毒用"×"表示，低毒则用红字注明"低毒"。

表6-1　WHO农药急性毒性分级和毒害标识

WHO毒害级别	毒害声明	毒害标识	色带颜色	标识和描述语	大鼠LD$_{50}$（mg/kg bw）			
					经口		经皮	
					固体	液体	固体	液体
Ia 极毒	很毒		PMS色号红色199 C	非常毒	≤5	≤20	≤10	≤40
Ib 高毒	有毒		PMS色号红色199 C	有毒	5～10	20～200	10～100	40～400
II 中等毒	有害		PMS色号黄色 C	有害	50～500	200～2000	100～1000	400～4000
III 微毒	小心		PMS色号蓝色 293 C	小心	＞500	＞2000	＞1000	＞4000

二、标签语言

一般国家都要求标签上出现当地国家语言，也有些国家要求用英文和本国语等双语书写，有的国家只采用当地语言。关于语言翻译，可与客户合作。如新加坡农药标签采用英、汉对照，缅甸的农药标签以前有英文的，也有缅语的，现在全部采用缅语。英语国家则普遍采用英文。马来西亚的农药标签主要内容以马来语和英文书写，有些地方还有汉语和印度语说明。

三、农药标签上的象形图及其使用方法

由于农药种类不同，不同国家的农药使用者的文化水平、受训练程度及专业水平等不同，有些使用人员就不一定能有意识地采用合理、谨慎的态度，也并不一定总能阅读或完全理解农药标签上的警句及使用建议。象形图的设计就是为了帮助农药使用者准确地阅读和理解农药标签上的内容。为此 GIFAP 和 FAO 共同设计完成了一整套象形图。这一套象形图是根据农药使用过程中的几个方面如贮存、配制及施用过程和施用之后应注意的问题设计的。FAO 和 GIFAP 已向各国政府及农药生产者推荐在农药商品标签上使用这套象形图，并要求向农药使用者进行宣传教育。但要注意：首先，象形图仅仅是农药标签上的文字的扩展及补充说明，绝不能取代标签上的文字内容。其次，虽然象形图有助于对文字说明部分的理解，但要注意不能用过多的象形图弄乱了标签上的重要内容。第三，使用象形图时绝不能与国际上的有关规定相矛盾。常用的象形图如下（图 6-1～图 6-4）。

放在儿童接触不到的地方，并加锁

图 6-1　贮存象形图

象形图应用黑白两色印制，通常位于标签的底部。象形图的尺寸应与标签的大小相协调。每个农药商品上象形图的使用应根据使用该药时的安

配制液体农药时　　　配制固体农药时　　　喷药时

图 6-2　操作象形图

戴手套　　　　　　　　　戴防护罩　　　　　　　　戴防毒面具

戴口罩　　　　　　　　　穿胶靴　　　　　　　　　用药后需清洗

图 6-3　忠告象形图

危险／对家畜有害　　　　　　　危险／对鱼有害，不要污染
　　　　　　　　　　　　　　湖泊、河流、池塘和小溪

图 6-4　警告象形图

全措施的需要而定。允许不同农药在有关配制和喷洒农药的忠告象形图存在差别。下面是各种象形图的使用方法。

　　此图表示"放在儿童接触不到的地方，并加锁"。所有的农药商品标签都必须使用此象形图，并将其放置在所有象形图的最左边。

此组合图是从农药包装容器中倾倒配制农药的操作象形图，应放在标签左边，并与其左边有关的忠告象形图组（戴手套和戴保护镜）配合使用，并用一清楚的框将它们围起来，表示它是相关联的。本象形图组合表示配制液体农药时应戴手套和保护镜。

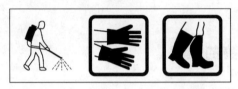

这是喷洒农药的象形图与忠告象形图（戴手套和穿胶靴）的一种组合，并用框包围起来，此组合表示施用本药剂时应戴手套和穿胶靴。此组合应放在标签的右半边。

这是表示"用药后需清洗"的象形图，所有标签上都应印上此图，应位于标签上有关农药施用的象形图组的右边。

这两张是关于施药对环境影响的象形图。必要时，可将其印于"用药后需清洗"的象形图的右边。

如果将一条表示危险毒性警告标识色带用于标签时，可以将象形图放在此色带内。如果出现了一个完整的毒性警告标识色带和毒性标志（如骷髅和交叉长骨），象形图可印在标志色带内，同时可加上有关的警句。

FAO 推荐的毒性警告标识色带有四种。一种是红色，用于高毒或剧毒农药之标签上；第二种是黄色的色带，表示"有害的"；第三种是蓝色色带，表示"应小心使用"；第四种是绿色的，表示比较安全的农药。

第二节 FAO 对农药标签的建议

一、FAO 对标签的定义

在 FAO1995 年出版的《FAO 农药标签规范准则》中，给标签的定义如下：标签是一种被牢固地粘贴在容器上的文字，印刷物和图示，伴随在包装容器内的活页印刷品（leaflet）也应属于标签。标签必须能够抵抗运输、贮存和使用过程中的磨损、撕裂等。标签印刷和标签材料的使用具有同等的重要性，因为从产品生产到使用的几年贮存期内可能发生降解，也可能发生变质。没有完整的、字迹清楚的标签的农药包装可能是相当危险的。

二、对标签内容的要求

农药标签必须告知用户如下信息：

(1) 容器里装的是什么和它的危险性的描述；

(2) 当操作和使用该产品时需要什么安全警句和适当的急救处理；

(3) 容器中的产品如何使用，什么时间使用，在什么地方使用；

(4) 如何混合产品；

(5) 如何清洗器械和如何贮存或处理不要的和剩余产品；

(6) 应负什么样的法律责任；

(7) 制造商、推销商或团体的名称，地址、登记许可；

(8) 同其他适宜产品的相混性；

(9) 合成和加工日期等。

农药标签应是生产商和购买者之间互相交流的可靠途径，在标签上的所有内容应该是准确的。这一点很重要，不能有脱离实际的描述或误导购买者或使用者。

批准标签的当局不仅应审查标签正文和设计，而且要求包装的物理性能的资料。

鉴于 FAO 已经决定将全球化学品统一分类和标签体系（Globally Harmonized System of Classification and Labelling of Chemicals，GHS）引入到 FAO 的标签规范准则里，所以此处对 FAO 过去的标签规范准则不做更多介绍。新的 FAO 标签规范准则尚未见出版。

第三节　全球化学品统一分类和标签体系简介

早在 20 世纪 50 年代初，国际组织就开始了对化学品的分类和标记的协调工作。在 1952 年，联合国国际劳工组织（ILO）要求其化学工作委员会研究危险品的分类和标记。1953 年，联合国经济及社会理事会（ECSOC）在欧洲经济理事会下设立了危险品运输专家委员会（UN CETDG）。该委员会颁布了第一个国际性的危险品运输分类和标记体系，即 1956 年颁布的联合国危险货物运输的建议书（UN RTDG）。国际海事组织（IMO）、国际民用航空组织（ICAO）以及其他国际和区域性组织都采用 RTDG 作为危险品运输分类和标记的基础。现在，大多数联合国成员国的运输规章中都采纳了 RTDG，许多发达国家还在其工作场所推广使用 RTDG 的标记。此外，欧盟、澳大利亚、加拿大、日本和美国等国家和区域性组织还针对消费者、工人和环境制订了各自的化学品分类和标记制度。

1992 年在巴西里约热内卢举行的联合国环境和发展会议上，采纳了制定危险化学品分类和标记全球协调制度的建议。该项工作在"化学品合理管理内部组织程序"（IOMC）的"化学品分类系统协调组"（CG/HCCS）主办下协作和管理。该项工作技术上由国际劳工组织（ILO）、经济合作和开发组织（OECD）和联合国经济和社会理事会的危险货物运输专家分委员会（UNSCETDG）支持。经过十多年的辛勤工作，于2001年形成GHS（globally harmonized system of classfication and labelling of chemicals）的最初版本，并移交给新的联合国经济和社会理事会的全球分类协调系统专家分委员会（UNCETDG/GHS）。GHS对危险分类准则及危险信息表述手段进行协调，重点对现有的四个制度进行协调，即美国对工厂、消费者和杀虫剂的各项制度，加拿大对工厂、消费者和杀虫剂的各项制度，欧盟对物质分类与标签和制备的导则以及联合国对危险货物运输的建议。

联合国环境规划署在2002年9月召开的世界可持续发展峰会上提出，到2020年，全球化学品的生产和使用对人类健康与环境的主要负面影响达到最小化。为实现这一目标，受联合国环境规划署委托，ICCA于2003年2月制定了国际化学品管理战略规划，以增强全球法规框架的一致性，推介、创造、支持贯穿全球产品链的最佳实践，建立政府、下游用户及公众对化工产品的信任。GHS制度是这一战略规划的重要组成部分。

2004年2月24日生效的《鹿特丹公约》和2004年3月17日生效的《斯德哥尔摩公约》都需要协调国际化学品分类标签体系，以减少贸易中的技术壁垒。而要整合各个国家和区域不同甚至相矛盾的法规，首先必须制定和实施全球化学品统一分类标签制度体系。因为化学品分类标准不同、危害程度认定不同，必然会造成化学品风险标签和说明的不同，也会导致管理的不同。2008年在世界各国全面实施GHS制度，考虑不同国家和地区的情况和需要，ICCA不要求搞捆绑实施，但希望得到各国联合执行。

GHS要达到的目的是：①通过提供一种都能理解的国际制度来表述化学品的危害，提高对人类和环境的保护；②为没有相关制度的国家提供一种公认的制度框架；③减少对化学品测试和评估的需要；④为国际化学品贸易提供方便。

目前世界各国在实行GHS方面都做了大量工作。中国尚未出台有关GHS的相关法律。中国政府在制定执行GHS相关法规时遵循国际上的通用规则。

GHS现已制定完成，国际化工协会联合会（The International Council of Chemical Associations，ICCA）的目标是于2008年在世界各国全面实施GHS制度。但是目前为止，原定2008年全球实施GHS的目标并没有完全实现，各国正在加紧实施过程中。

《全球化学品统一分类和标签制度》（全球统一制度）主要内容有：全球统一制度的目的、范围和适用；危险物质和混合物分类；标签；安全数据单；物理危险；爆炸物；易燃气体；易燃气溶胶；氧化气体；高压气体；易燃液体；易燃固体；自反应化学品；发火液体；发火固体；自热化学品；遇水放出易燃气体的化学品；氧化性液体；氧化性固体；有机过氧化物；金属腐蚀剂；健康和环境危险；急性毒性；皮肤腐蚀/刺激；严重眼损伤/眼刺激；呼吸或皮肤敏化作用；生殖细胞致突变性；致癌性；生殖毒性；特定目标器官系统毒性——单次接触；特定目标器官系统毒性——重复接触；危害水生环境。

第四节　美国农药标签

美国出版的标准农药使用指导（The Standard Pesticide User's Guide）在农药标签一章中说：农药标签是世界上最昂贵的文献。一语道破农药标签的重要性及来之不易。农药标签可以说是所有农药登记资料的最后结晶，围绕农药登记要求进行的一切试验研究，就是为了得到一份科学的标签。标签也是农药信息最为丰富的文献，所有研究结果都需要在标签上展示出来。农药标签上的措词往往来自价值数百万美元的研究和开发活动。标签上呈现的是实验室和田间科学家们的知识集成。这些科学家包括化学家、毒理学家、药理学家、病理学家、昆虫学家、杂草学家以及其他行业、大学和政府的科学家。

农药标签意义重大。对于生产者来说它是"销售许可证"；对政府来说它是管理农药产品分销、贮存、零售、使用和处置的依据；对于农药购买者或用户来说标签是正确适用及合法使用农药的信息来源；对医生而言，标签是他们正确救治农药中毒人员的信息来源。

世界各国在其农药管理法规中均对农药标签的格式和内容做出规定。

因此农药标签也是法律文件，是执法依据。

美国对农药标签一般要求有如下内容。

(1) 商品名称（trade name 或 brand name）、通用名称（common name）和化学名称（chemical name）。

(2) 生产商的名称和地址。

(3) 净含量（net weight）。

(4) 产品登记证号（EPA registration number）。

(5) 产地登记号（establishment number）。

(6) 成分声明（ingredients statement）：包括有效成分和惰性成分。有效成分必须给出其正式化学名称或/和通用名称。惰性成分可以不给出具体名称，但是要求给出它们的总含量。液体制剂，有效成分的含量需要用单位体积产品含有的量（如磅/加仑）表示，固体制剂则用质量百分含量表示（如5%表示每磅产品含5%的有效成分）。

(7) 注意事项（precautionary statement）。对儿童危害的警示语："keep out of reach of children" 必须出现在任何一个标签上。警示语及其标志（signal words and symbols）也必须出现在每一个标签上，告知该产品的毒害作用到底是什么，以便采取适当的防护措施保护有关人员及保护动物等。警示语一般要求大字体出现在标签的最前页，紧接着就是"keep out of reach of children"。

常见的警示语有如下几个。

小心（caution）：表示产品有轻度毒性。表明经口摄食1盎司（约28.35g）至1品脱（约0.568L）可能致死平均体重的成人。任何产品具有经口、经皮、吸入轻度毒性的，或者具有轻度眼刺激或皮肤刺激的产品，其标签都要有"小心"这一警示语。

警告（warning）：表示产品具有中等毒性。表明经口摄食一茶匙的量至一大汤匙的量可以致死中等身材的成人。任何产品具有经口、经皮、吸入中等毒性的，或者具有中度（moderate）眼刺激或皮肤刺激的产品，其标签都要有"警告"这一警示语。

危险-有毒（danger-poison）：表示产品高毒。尝一下或口服一茶匙的量足以杀死中等身材的成人。如果产品仅具有腐蚀性或能造成皮肤或眼睛的严重烧伤，但是并非具有经口或吸入的高毒性，则标签上可以只出现一个词"danger"，不出现"poison"或骷髅图（skull and crossbones），这种情况少见。

所有经口、经皮或吸入途径显示高毒的农药产品，标签上都必须印有红色的"danger-poison"标志和骷髅图。

标签上还有急救措施声明。不同国家对急救声明的文字表述要求也不完全相同。

此外，无论何种标签，都需要有对医生的提示或告知解毒剂。

(8) 其他注意事项声明。标签一般都带有额外声明，告知使用人应该注意的其他事项。这些事项是不需要解释的，一般出现在包装侧面或背面的标签上。主要如下。

不要污染食品或饲料（do not contaminate food or feed），重新使用前脱掉和洗涤被污染的衣物（remove and wash contaminated clothing before reuse）等。

毒害声明（hazard statement）可以出现在标签的不同位置。主要有：对人和家畜有害（hazards to human and domestic animals），对环境有害（environmental hazards），有物理化学毒害（physical-chemical hazards）等。

环境毒害声明（environmental hazards）。对环境有害的农药可能会在标签上出现如下声明：该产品对鱼高毒（this product is highly toxic to bees），该产品对鱼有毒（this product is toxic to fish），该产品对鸟和其他野生生物有毒（this product is toxic to birds and other wildlife）等。

有时候虽然没有这些具体的环境毒害声明，但是并不意味着可以不采取相应措施。标签上还可能出现一般性的环境毒害声明：可能发生流失的时候不要使用该产品（do not apply when runoff is like to occur），当天气情况有利于从处理区漂移时不要使用（do not apply when weather conditions favor drift from treated areas），清洗施用设备或处置废物时不要污染水源（do not contaminate water by cleaning of equipment or disposal of waste），远离所有水体（keep out of any body of water），防止飘移到有用的植物或树木上（do not allow drift on desirable plants of trees），在可能有蜜蜂活动的区域不要施用（do not apply when bees are likely to be in the area）。

物理或化学毒害（physical or chemical hazards）：这部分内容告诉用户是否会产生诸如着火、爆炸或化学腐蚀的信息。标签上可能会出现如下文字。

易燃：远离热源或明火（flammable：do not use, pour, spill, or store near heat or open flame）。不能切割和焊接容器（do not cut or weld container）。

腐蚀：只能贮存在抗腐蚀的容器内（corrosive：store only in a corrosionresistant tank）。

(9) 使用分类。美国农药标签要求标明使用分类，因为美国农药分为限制使用类（RUP）和普通使用类。限制使用类农药必须由据专业使用资质的人员使用，没有资质证书的其他人必须在专业使用人员的直接指导下才能使用。

(10) 使用指导（direction for use）。

① 再进入声明（reentry statement）。一般标签上都有再进入声明，告诉人们在没有适当防护措施的前提下，使用农药之后在一定时间内不能擅自进入农药处理区内。如果标签上没有标明再进入的时间间隔（restricted entry intervals，REI），就必须等待雾滴完全干涸或粉尘完全沉降以后才能进入。

农药登记申请表中，往往会遇到需要填写 REI 的。可以根据以下建议填写。

REI 是根据农药产品中的有效成分的急性毒性确定的。混剂中以毒性最高的成分来确定 REI。如果产品中仅含有一个有效成分，而且其毒性属于 I 类（EPA），REI 确定为 48h。此外，如果有效成分是有机磷酸酯类（胆碱酯酶抑制剂）而且在户外年降雨量少于 25in（1in＝0.0254m）的场合使用，REI 定为 72h。如果只含有一种有效成分而且急性毒性属于 II 类（EPA），REI 定为 24h。如果产品只含有急性毒性属于 III 或 IV 类的有效成分，REI 定为 12h。

1995 年 4 月，美国 EPA 降低了低毒农药（有效成分急性毒性属于 III 或 IV 类的）的 REI，为 4h。

美国 EPA 对农药急性毒性的分级见表 6-2。

此外，有些标签还列出了安全间隔期（preharvest interval）。安全间隔期是指最后一次施用农药与收获之间必须间隔的时间，用天数表示。安全间隔期的长短决定于有效成分毒性、在作物上或作物内的持久性等因素。如果不按照安全间隔期要求收获作物，可能会受到处罚，或者会造成人或动物中毒。安全间隔期的设置就是为了避免收获产品中农药残留超过最大残留限量（MRLs）要求。

② 使用者的类别（category of applicator）。由于美国农药使用实行持证上岗制度，所以标签上还需要标明可以使用该产品的使用者类别。

③ 贮存和处置（storage and disposal）。告诉有关人员如何贮存农药

和如何处置剩余农药或/和农药包装。

④ 使用操作指导　这部分内容应该告诉使用者如下信息。

（a）生产商声明的该产品能够防治的有害生物是什么。使用者可以在标签批准的作物、动物和场所使用该农药来防治标签上没有指明的有害生物，这样的使用是合法的。

（b）该产品意欲使用的作物、动物、场所。

（c）产品应该在什么时候，什么地方，以什么方式使用。

（d）应该使用什么样的农药施用设备。如果允许通过灌溉系统使用，比如使用中心转动喷洒器，还要给出详细的使用说明。

（e）配药指导，使用量。

（f）与其他常用农药的相容性（compatibility）。

（g）对作物的药害和其他可能的伤害或着色（staining）问题。

表 6-2　美国环保局（EPA）对农药急性毒性的分级标准

毒害指标	毒性级别			
	Ⅰ	Ⅱ	Ⅲ	Ⅳ
经口 LD_{50}	≤50mg/kg	50~500mg/kg	500~5000mg/kg	>5000mg/kg
经皮 LD_{50}	≤200mg/kg	200~2000mg/kg	2000~20000mg/kg	>20000 mg/kg
吸入 LC_{50}	≤0.2mg/L	0.2~2mg/L	>2~20mg/L	>20mg/L
眼刺激	腐蚀；角膜不透明性 7d 内不可恢复	角膜不透明性可在 7d 内恢复；刺激持续 7d	没有发生角膜不透明性；刺激在 7d 内可恢复	无刺激性
皮肤刺激	有腐蚀性	72h 时观察到严重刺激	72h 时观察到中度刺激	72h 时观察到温和或轻微刺激

第五节　农药使用技术

标签是农药登记资料中的重要内容之一，农药使用指导又是农药标签的核心内容，所以了解农药使用技术的基本概念对于准备标签必不可少。

一、农药剂型与施用方法

农药原药不能直接使用，所以通常加工成不同的剂型。由于不同剂型的理化特性不同，所以施用技术也不相同。

农药剂型多种多样，但是从施用技术的角度可以将它们分为直接施用的剂型、稀释后施用的剂型和特殊剂型等。

粉剂、颗粒剂是可以通过喷粉和撒施的方法直接施用的剂型。超低容量喷雾（油）剂，是不需要稀释的特殊液体剂型，它可以通过特殊的喷雾设备，即超低容量喷雾器直接施用。这种剂型亩（1 亩 ≈ 667m²）用药量一般在 100mL 左右，可以通过静电超低容量喷雾器喷施、地面超低容量或飞机超低容量喷施。这几种不同喷雾方法得到的雾滴直径分别为 35~45μm，70μm 和 80~120μm。

需要稀释以后才能施用的剂型主要有：乳油、可湿性粉剂、悬浮剂和悬乳剂、水剂、水乳剂和微乳剂、水分散粒剂。这些剂型有固体的也有液体的，但是都是需要加水稀释之后才能施用。一般都是采用喷雾法施用。

特殊剂型如烟剂、种子包衣的各种制剂等都需要特殊施用方法，这里不予介绍。

二、喷雾法

喷雾是最常见的农药施用方法。根据单位面积需要的药液量可以把喷雾方法划分为五种类型，见表 6-3。

表 6-3　不同容量喷雾法及其特点[1]

指标	高容量	中容量	低容量	超低容量	超超低容量
每公顷药液量/(L/hm²)	>600	150~600	15~150	5~15	<5
喷洒液浓度/%	0.05~0.1	0.1~0.3	0.3~3	3~10	10~15
药液覆盖度	大部分	大部分	小部分	很小部分	微量部分
载体种类	水质	水质	水质	水质或油质	油质
喷雾方式	针对性	针对性	针对性或漂移	漂移	漂移

① 修改自戴奋奋，2002。

英国农药使用技术专家马修斯曾经提出的喷雾量分类方法如表 6-4所示。

表 6-4　各种作物上的喷雾量分级

喷雾法	雾滴直径 VMD/μm	施用对象	
		大田作物/(L/hm²)	树木和灌木/(L/hm²)
大容量喷雾法(HV)(常规喷雾法)	200～400	＞600	＞10000
中容量喷雾法(MV)	100～150	200～600	500～1000
低容量喷雾法(LV)	100～200	50～200	200～500
很低容量喷雾法(VLV)	70～150	5～50	50～200
超低容量喷雾法(ULV)	50～80	＜5	＜50

　　大容量喷雾法指喷液量 600L 以上的喷雾法，也称"常规喷雾法"或"传统喷雾法"。国际发展趋势是逐步用低容量和超低容量喷雾法取代常规喷雾法。低容量喷雾法是指 50～200L 喷液量（大田作物）的喷雾法。

　　不同国家的登记资料要求中对使用方法有不同的分类，喷液量是一个重要的指标。常常需要根据不同国家的使用习惯进行用液量、用药量、用药浓度的单位换算。

参 考 文 献

[1]　Food and Agriculture Organization of the United Nations. Guidelines on Good Labeling Practice for Pesticides. Rome，1995.

[2]　Bert L. Bohmont. The Standard Pesticide User's Guide. Seventh edition. New Jersey：Pearson Prentice Hall，2007.

[3]　全球化学品统一分类和标签制度（全球统一制度）. 第二修订版. 联合国，2007.

[4]　GB 20813—2006 农药产品标签通则.

[5]　国家质检总局网站 http：//www. aqsiq. gov. cn/.

[6]　屠予钦. 农药使用技术标准化. 北京：中国标准出版社，2001.

[7]　戴奋奋，袁会珠. 植保机械与施药技术规范化. 北京：中国农业科学技术出版社，2002.

第七章

国际实验室认可
与 GLP 实验室认证

实验室认可制度的起源和发展

实验室认可制度起源于 1947 年澳大利亚的检测实验室认可（NATA）制度和 1966 年英国校准实验室（BCS）的认可制度。同在 1966 年，国际经济合作与发展组织（OECD）建立了化学实验室评审制度（good laboratory practice）。

由于美国和欧洲不断出现的贸易摩擦和纠纷，1973 年关贸总协定的《贸易技术壁垒协定》（简称 TBT 协定）中采用了此制度。

1977 年和 1992 年在美国的倡议下先后成立"国际实验室认可大会（ILAC）"和"亚太实验室合作组织（APLAC）"，其目的是协调贸易中的检验不一致，打破欧共体国家建立的技术壁垒。国际实验室认可大会于 1996 年改称为"国际实验室合作组织"。

进入 20 世纪 80 年代，随着全球经济一体化的发展和贸易中不断加剧的技术标准与检验纠纷，1985 年国际标准化组织（ISO）理事会决定成立了合格评定委员会（CASCO），制定专门用于合格评定的国际标准和指南，将各国合格评定的工作标准化、程序化进而推动合格评定的国际化，促进各国质量认证活动结果的相互承认，从而推动全球经济持续健康的发展。

20 世纪 90 年代以来，合格评定已经成为世界各国企业产品和服务进入市场的资信评定制度。为正确有效地开展质量评价活动，消除双边和多边贸易中各国家和地区不断出现的"技术壁垒"，"绿色壁垒"等非关税壁垒，世界贸易组织（WTO）在原来制定的《贸易中的技术壁垒协定——TBT》基础上又补充制定了《实施卫生与植物卫生措施协定——SPS》将其作为衡量各国工农业产品、服务质量和评价食品安全等级，协调检验不一致，消除国际和地区贸易中技术壁垒和绿色壁垒的一项重要措施。

2000 年 11 月 2 日中国实验室国家认可体系成功地与国际实验室认可

合作组织（ILAC）中的 34 个国家和地区的 44 个机构签署了实验室认可的多边互认协议（MRA），迈出了中国实验室检验/校准结果国际互认的关键一步。为我国在国际贸易中的质量出证以及建立合格的市场经济秩序奠定了统一、平等、公正和标准化的基础。

第二节　技术性国际贸易壁垒与合格评定

一、国际贸易壁垒

国际贸易壁垒分为关税壁垒和非关税壁垒。WTO 以倡导自由贸易为宗旨。在 WTO 成员国之间实行减免关税。随着关税壁垒的逐渐消失，非关税壁垒措施开始出现。非关税壁垒大致可以分为直接的和间接的两大类。直接的非关税壁垒是由海关直接对进口商品的数量、品种加以限制。其主要措施有：进口限额制、进口许可证制、出口限额制、出口许可证制等。间接的非关税壁垒是对进口商品制订严格的海关手续或通过外汇管制，间接地限制商品的进口。其主要措施有：实行外汇管制，对进口货征收国内税，制定购买国货和限制外国货的条例，复杂的海关手续，繁琐的卫生安全质量标准以及包装装潢标准等。

典型的非关税壁垒有：技术性贸易壁垒和绿色贸易壁垒、劳工标准壁垒等。

二、技术性贸易壁垒

技术性贸易壁垒（TBT）是指一国制定的一些强制性和非强制性的技术法规、标准以及检验商品的合格性评定程序所形成的贸易障碍。主要有法律、标准、认证制度、检验检疫制度等。技术性贸易壁垒的表现形式主要如下。

（1）技术法规：包含的内容主要涉及劳动安全、环境保护、卫生与健康、交通规则、无线电干扰、节约能源与材料等。

（2）技术标准：工业发达国家对于产品规定了极为严格的技术标准，包括生产标准，试验、检验方法标准和安全卫生标准；既有工业品标准也有农产品标准。发达国家往往把标准中的技术差异作为贸易保护主义的措施。

（3）质量认证。

（4）商品包装和标签。

（5）检验程序和检验手续。

（6）计量单位制。

（7）条码。

这些标准和规定往往是以维护生产、消费者安全和人民健康为由而制定的，但其扭曲了技术规则的本来面目，使原来有利于国际贸易发展的技术标准变成了阻碍国际贸易正常进行的手段，成为引发现代国际贸易纠纷的重要根源。

技术法规不同于技术标准。技术法规具有强制性，而技术标准没有强制力。

第三节　技术性贸易壁垒的特点

（1）双重性　技术性贸易壁垒的双重性是指，一方面技术法规、标准及合格评定程序本身通过对贸易商品的质地、纯度、规格、尺寸、营养价值、用途、产地证书、包装和标签等作出规定，可起到提高生产效率、促进贸易发展的作用，达到驱出假冒伪劣商品，维护消费者合法权益，保护生态环境的目的；有时它还能迫使出口货物的发展中成员加快技术进步、技术改造步伐，提高本身的生产、加工水平。这是其起积极作用的一面。

另一方面由于使用不当，往往利用对贸易商品的各种形式技术规定和措施提出过高的要求，且常常变动，使出口成员的货物难以符合这些技术要求，造成妨碍贸易正常进行的严重后果。这是其具有消极意义的一面。

(2) 广泛性　技术性贸易壁垒的广泛性主要是指，有的成员为了阻挡货物进口，在科学技术、卫生、检疫、安全、环保、包装、标签、信息等方面，制定了名目繁多、内容十分广泛的技术法规、标准和合格评定程序，以达到保护本国（地区）市场的目的。

(3) 复杂性　技术性贸易壁垒的复杂性通常是指除其数量多、涉及领域广和扩散效应外，它还往往具有一定的技术含量，且体系庞杂、灵活多变。

(4) 针对性　技术性贸易壁垒的针对性是指某成员针对特定出口成员的特定货物采用技术性措施加以限制，以达到阻碍出口的目的。

(5) 隐蔽性　技术性贸易壁垒的隐蔽性实质上是指一些发达成员利用其技术上的优势，以貌似合法的理由，如保护环境、维护消费者利益等，施行事实上阻碍其他成员（特别是发展中国家成员）商品进入该成员市场。

WTO 技术性贸易壁垒协定（TBT 协定）的原则：①必要性原则；②最少贸易限制原则；③非歧视原则；④协调、等效和相互承认原则；⑤透明度原则；⑥发展中国家差别待遇原则。协定主要内容包括技术法规、技术标准与合格评定。

第四节　合格评定

如前所述，国际标准化组织为了建立统一的评定标准，于 1985 年成立了合格评定委员会。该委员会的三大宗旨：①研究针对相应的标准或其他技术规范对产品、工艺服务和质量体系进行合格评定的方法；②就有关产品、工艺和服务的检验、检查和认证、质量体系、检测实验室、检查机构、认证机构的评审以及它们的动作和验收制定国际指南和标准；③促进国家级和区域级合格评定体系的相互承认和接受，并促进就检测、检查、认证、质量体系和有关目的恰当利用国际标准。

合格评定是指：对与产品、过程、体系、人员或机构有关的规定要求得到满足的证明。世界贸易组织贸易技术壁垒协定（WTO/TBT）更明确地指出了合格评定是指："为证明符合相关技术法规或标准而进行的第一方声明、第二方验收、第三方认证及认可的活动"。合格评定主要包括认证和认可，其主要活动见表7-1。

表 7-1　各项合格评定的主要活动

认证/认可	对象	主要活动	实施机构
产品质量认证	产品(包括过程、服务)	对产品进行抽样、试验和检验、审核和评定企业的质量管理体系	认证/检验机构
质量管理体系认证	企业或服务单位的质量管理体系	审核和评定企业或服务单位的质量管理体系	认证/审核机构
检验机构认可	检验机构	检查和评定检验机构的质量管理体系	认可机构
审核机构认可	审核机构	检查和评定审核机构的质量管理体系	认可机构
认证机构认可	认证机构	检查和评定认证机构的质量管理体系	认可机构
审核员/评审员资格认可	审核员/评审员	评价审核员/评审员的能力	认可机构

目前主要有如下从事合格评定的国际组织：国际标准化组织（ISO，1947年）；国际电工委员会（IEC，1901年）；国际认可论坛（IAF，1993年）；国际实验室认可合作组织〔International Laboratory Accreditation Cooperation，ILAC，1996年，前身是1977年成立的国际实验室认可大会（International Laboratory Accreditation Conference，ILAC〕；国际审核员培训与注册协会（IATCA，1994年）。

第五节　国际实验室认可

实验室认可是合格评定的一项重要内容，国际实验室认可的主要依据是 ISO/IEC17025：2005《检测和校准实验室能力的通用要求》。它适用于实验室建立质量管理和技术体系并控制其运作。

除了 ISO/IEC17025 之外，还有 ISO/IEC 导则 43《利用实验室间比对的能力验证》和 ISO/IEC 导则 58《校准和检测实验室认可体系——运作与认可的通用要求》，核心还是 ISO/IEC17025。

一、区域性和国际性的实验室认可组织的产生

1975 年在西欧各国间成立了西欧校准合作组织（WECC），1989 年又成立了西欧实验室认可合作组织（WELAC），1994 年 5 月这两个组织合并为欧洲实验室认可合作组织（EAL）。为加强欧洲共同体成员国之间实验室认可方面合作，还成立了欧洲实验室认可机构（EUROLAB）。同时，1993 年国际分析化学溯源性合作组织（CITAC）和北欧测试合作组织（NORDTEST）也建立了起来。1992 年，亚太地区成立了亚太实验室认可合作组织（APLAC），1995 年 4 月，该组织的成员在印度尼西亚正式签署了谅解备忘录。1977 年在哥本哈根成立的国际实验室认可大会（IL-AC）是实验室认可方面的国际论坛，其宗旨是促进各国间实验室认可活动的合作，实现实验室检测和核准结果的国际相互承认。1996 年，已成为一个正式的国际合作组织，名为"国际实验室认可合作组织（ILAC)"。正是由于这些区域性和国际性组织的产生，促进了实验室认可工作在各国的发展和国际间的双边与多边相互承认。

二、国家级实验室认可机构

继 1947 年澳大利亚建立了第一个国家实验室综合认可体系（NATA）之后，英国于 1985 年将英国校准服务局（BCS，1964 年成立）和国家检测实验室认可体系（NATLAS，1980 年成立）合并成英国国家实验室认可委员会（NAMAS）。加拿大的标准理事会（BCC）、新西兰的实验室国家认可组织（TELARC）、越南的实验室认可委员会（VILAS）、新加坡的实验室认可机构（SINGLAS）、法国的实验室认可体系（COFRAC）、芬兰的实验室认可服务机构（FINAS）、韩国的实验室认可体系（KO-LAS）等均是负责本国实验室统一认可的机构。在欧洲实验室认可组织（EAL）谅解备忘录的 17 个签署国中，除德国外，其他 16 个国家均是一个实验室国家认可机构统一负责本国的认可工作。

三、国际/区域性实验室认可组织

目前重要的国际实验室认可组织主要有国际认可论坛（IAF）和国际实验室认可合作组织（ILAC）。区域性实验室认可组织主要有：亚太经合组织所属的太平洋认可合作组织（PAC）及亚太实验室认可合作组织（APLAC）；北美自由贸易区的美洲国家间认可合作组织（IAAC）和南美共同市场（MERCOSUR）的实验室认可机构（Programa de Aceleração do Crescimento，PAC）；欧共体/欧洲自由贸易区的欧洲认可合作组织（European Co-operation Accreditation，EA）。

国际实验室认可合作组织（International Laboratory Accreditation Cooperation，英文缩写仍为 ILAC）的前身是 1978 年产生的国际实验室认可大会（International Laboratory Accreditation Conference，ILAC），其宗旨是通过提高对获认可实验室出具的检测和校准结果的接受程度，以便促进在国际贸易方面建立国际合作。1996 年 ILAC 成为一个正式的国际组织，其目标是在能够履行这项宗旨的认可机构间建立一个相互承认协议网络。ILAC 互认协议的产生是 22 年努力工作的结晶。ILAC 目前有 100 多名成员，分为正式成员、协作成员、区域合作组织和相关组织等。ILAC 目标为：

(1) 研究实验室认可的程序和规范；

(2) 推动实验室认可的发展，促进国际贸易；

(3) 帮助发展中国家建立实验室认可体系；

(4) 促进世界范围的实验室互认，避免不必要的重复评审。

几个重要组织的签约方名单见表 7-2。

表 7-2　各个与实验室认可有关的国际组织的签约方

组织名称	签约方
IAF	阿根廷,澳大利亚,新西兰,奥地利,比利时,巴西,加拿大,中国,捷克,丹麦,芬兰,法国,德国,希腊,中国香港,印度,印度尼西亚,爱尔兰,意大利,日本,韩国,马来西亚,墨西哥,荷兰,挪威,菲律宾,波兰,葡萄牙,新加坡,斯洛伐克,斯洛文尼亚,南非,西班牙,瑞典,瑞士,中国台湾,泰国,英国,美国
ILAC	阿根廷,澳大利亚,奥地利,比利时,巴西,加拿大,中国,哥斯达黎加,古巴,捷克,丹麦,埃及,芬兰,法国,德国,希腊,危地马拉,中国香港,印度,印度尼西亚,以色列,意大利,日本,韩国,马来西亚,墨西哥,荷兰,新西兰,挪威,菲律宾,波兰,葡萄牙,罗马尼亚,新加坡,斯洛伐克,斯洛文尼亚,南非,西班牙,瑞典,瑞士,中国台湾,泰国,突尼斯,英国,美国,越南

组织名称	签约方
PAC	澳大利亚和新西兰,加拿大,中国,中国香港,印度,印度尼西亚,日本,韩国,马来西亚,墨西哥,菲律宾,新加坡,中国台湾,泰国,美国,越南
APLAC	澳大利亚,文莱、中国、中国香港、中国台湾、印度、印度尼西亚、日本、韩国、马来西亚、新西兰、巴布亚新几内亚、新加坡、泰国、美国、越南、加拿大、菲律宾、墨西哥

四、实验室认可的作用和意义

通过 ISO/IEC17025：2005 标准认可的实验室有如下益处：

(1) 为社会提供的检测数据和检测报告/校准证书具有更强的可信度；

(2) 通过认可的实验室表明具有某方面领域检测/校准任务的能力；

(3) 符合国际和政府要求达到"一次检测/校准,全球承认",提高竞争力和市场占有率；

(4) 实验室管理国际化、规范化提高全员素质；

(5) 为和国际接轨及国家认证、认可统一化奠定基础工作。

五、中国的实验室认可

1. 中国实验室认可管理机构及国际合作

中国合格评定国家认可委员会（CNAS）于 2006 年 3 月 31 日正式成立，是在原中国认证机构国家认可委员会（CNAB）和原中国实验室国家认可委员会（CNAL）基础上整合而成的。原中国实验室国家认可委员会（CNAL）于 2002 年 7 月成立，统一负责实验室和检查机构认可及相关工作的国家认可机构。

中国合格评定国家认可制度已经融入国际认可互认体系，并在国际认可互认体系中有着重要的地位，发挥着重要的作用。原中国认证机构国家认可委员会（CNAB）为国际认可论坛（IAF）、太平洋认可合作组织（PAC）的正式成员并分别签署了 IAF 多边协议和 PAC 多边协议。原中国实验室国家认可委员会（CNAL）是国际实验室认可合作组织（ILAC）和亚太实验室认可合作组织（APLAC）正式成员并签署了 ILAC 多边互认协议和 APLAC 多边互认协议。至 2008 年，中国已与其他 38 个国家和地区的质量管理体系认证和环境管理体系认证的认可机构签署了互认协议，已与其他国家和地区的 58 个实验室认可机构签署了互认协议。中国合格评定国家认可委员会（CNAS）已取代原 CNAB 和原 CNAL 在 IAF、ILAC、APLAC 和 PAC 的正式成员和互认协议签署方地位。

2. 中国实验室认可领域及认可成绩

中国实验室认可领域主要包括：检测和校准实验室认可；医学实验室认可；生物安全实验室认可；标准物质/标准样品生产者；能力验证提供者认可等。

截至 2008 年 7 月底，累计认可各类认证机构 126 家，认可的认证机构领域总计 321 个，这些机构颁发的各类认证证书数量约 50 万份，其中质量认证证书数量和获证企业居全球第一；实验室认可数量已经达到 3355 个，在全球处于领先水平，检查机构认可数量 109 个。

第六节 GLP 实验室认证

一、GLP 起源

药品非临床研究质量管理规范（GLP）的诞生可以追溯到 20 世纪 60 年代。孕妇服用了原西德某制药公司开发的一种孕妇用止吐安眠药沙利度胺（Thalidomide，俗称"反应停"）后，生出了四肢短小甚至无四肢的畸形婴儿，一时间舆论哗然，药品的安全性问题成了社会关注的焦点。从此，药品的安全性评价得到了全世界的重视。

1972 年，新西兰最早进行了 GLP 立法，要求所有进行科学实验研究的实验进行注册，没有达到 GLP 标准的实验室，其数据不得与他人进行交换，在法律上无效。1973 年丹麦提出国家实验理事会法案，与新西兰的 GLP 法规相似。不过这两个国家的 GLP 立法并没有引起世界上其他国家的重视。直到 1976 年，美国开始试行 GLP 后，其他国家才纷纷进行了 GLP 立法。目前，GLP 已成为国际上通行的药品非临床安全性研究的规范。

在美国的带动下，英国（1982 年）、日本（1982 年）、法国（1983 年）、瑞典（1985 年）、西班牙（1985 年）、荷兰（1986 年）、意大利（1988 年）、比利时（1988 年）以及德国、加拿大和瑞士等国先后发布了本国的 GLP，GLP 逐渐成为国际上通行的确保药品非临床安全性研究质量的规范。

GLP 最早起源于药品研究。与 GCP（药品临床试验规范）和 GMP（药品良好生产过程）相对应，药品 GLP 是指药品非临床（或临床前）研究的质量管理规范。

药品的非临床（临床前）研究主要指在实验室进行的安全性毒理学评价和药理、药效学评价（包括药代动力学和毒代动力学研究），故此 GLP 即指从事药品非临床研究的实验室管理规范。

其后，GLP 的概念逐渐扩展到其他有毒有害物质（农药、兽药、化妆品、食品和饲料添加剂等）。因此，可以说目前 GLP 的范围已经覆盖了与人类健康有关的所有实验室研究工作，并有进一步向与整个环境和生物圈有关的实验室研究工作扩展的趋势。

二、OECD-GLP 的目的和适用范围

试验方案和标准的不同，往往会成为化学品国际贸易的壁垒，OECD 成员国一直致力于试验方法和 GLP 的国际协调和认可。GLP 的目的是促进数据质量的提高，而试验数据的可比性是各国之间数据互认的基础。一个国家可以完全认可和信赖在其他国家获得的数据，就可以避免重复试验，节省时间和资源，进而更好地保护人类健康和环境安全。GLP 准则适用于医药、农药、化妆品、兽药以及食品、饲料添加剂和工业化学品等各种物质的非临床安全性测试。凡是需要登记和认可管理的医药、农药、食品和饲料添加剂、化妆品、兽药及其类似产品，以及工业化学品，在进行非临床类人健康和环境安全试验时都应遵守 GLP 准则。

OECD（1982）列出了 GLP 准则包括的试验内容：包括理化性质，评价对人类健康效应的毒理学试验（短期及长期试验），评价对环境效应

的生态毒理学试验（短期及长期试验），化学品环境行为的生态学研究（残留、光解、植物代谢、土壤代谢、作物吸收与运转、土壤消解、微环境影响、生物富集、非靶生物效应）等。为确定最大残留量和食品中的接触量而进行的农药残留、代谢物与相关化合物定性和定量检测也包括在生态学试验中。

OECD 对 GLP 在田间试验中的应用、短期试验（无法明确定义）中的应用，多场所试验以及在离体生物试验（多属于短期试验）中的应用都有相应规定。

三、中国 GLP 实验室建设和资料互认

这里主要介绍与农药试验有关的 GLP 实验室建设进展。

中国国家认证认可监督管理委员会首先开始 GLP 认证工作。根据 2008 年 6 月 1 日开始实施的欧盟的《化学品注册、评估、授权和限制制度》（REACH）的相关规定，进入欧盟市场的所有化学品必须在规定的时间内凭 GLP 实验室出具的安全性评价数据到相关部门登记注册，方可在欧洲市场销售。为服务于我国的出口贸易，使我国产品在国内即可获得 GLP 实验室的检测服务，按照国际通行原则建立我国的 GLP 实验室监控体系，国家认监委从 2008 年 3 月开始组织开展 GLP 实验室评价试点工作。

中国国家认证认可监督管理委员会（Certification and Accreditation Administration of the People's Republic of China）负责 GLP 实验室认证工作。并已经制定发布了有关规则和指导：《良好实验室规范（GLP）原则》（试行）；《良好实验室规范（GLP）符合性评价程序》（试行）；《良好实验室规范（GLP）符合性评价申请书》（试行）；《国家认监委良好实验室规范（GLP）评价的领域》（试行）。表 7-3 是良好实验室规范（GLP）原则的主要内容。表 7-4 是国家认监委良好实验室规范（GLP）的评价领域。

中国国家认证认可监督管理委员会开始 GLP 认证工作并于 2008 年 12 月首次批准第一家 GLP 实验室（上海化工研究院检测中心）。在此之前，中国已经有一家农药产品化学方面的民营实验室获得比利时认证机构的第三方认证，成为我国首家民营 GLP 实验室。

表 7-3 《良好实验室规范（GLP）原则》（试行）的具体内容

标准号/ISBN 号	中文标准名称/图书名称
GB/T 22275.1—2008	第1部分:质量保证与良好实验室规范
GB/T 22275.2—2008	第2部分:良好实验室规范研究中项目负责人的任务和职责
GB/T 22275.3—2008	第3部分:实验室供应商对良好实验室规范原则的符合情况
GB/T 22275.4—2008	第4部分:良好实验室规范原则在现场研究中的应用
GB/T 22275.5—2008	第5部分:良好实验室规范原则在短期研究中的应用
GB/T 22275.6—2008	第6部分:良好实验室规范原则在计算机化的系统中的应用
GB/T 22275.7—2008	第7部分:良好实验室规范原则在多场所研究的组织和管理中的应用

表 7-4 国家认监委良好实验室规范（GLP）评价领域（试行）

代码 code	领域 areas of expertise
01	理化性质测试（physical-chemical testing）
02	毒性研究（toxicity studies）
03	致突变研究（mutagenicity studies）
04	水生和陆生生物的环境毒性研究（environmental toxicity studies on aquatic and terrestrial organisms）
05	水、土壤和空气中行为学研究（studies on behaviour in water, soil and air）
06	生物富集实验（bioaccumulation）
07	残留研究（residue studies）
08	模拟生态系统和自然生态系统的影响研究（studies on the effects of mesocosm and natural ecosystems）
09	分析化学和临床化学测试（analytical and clinical chemistry testing）
10	其他研究（other studies, specify）

农业部农药检定所多年来积极推进 GLP 实验室认证工作，并在申请以非 OECD 成员国的身份加入 OECD 的 GLP 资料互认体系，但目前尚无结果。南非、斯洛文尼亚、以色列、印度、新加坡和巴西都已经以非 OECD 成员国的身份加入到 OECD 的 GLP 资料互认体系。

农业部农药检定所农药 GLP 实验室认证工作取得主要进展包括：发布了农药毒理学安全性评价良好实验室规范（NY/T 718—2003）；农药理化分析良好实验室规范准则（NY/T 1386—2007）；和《农药良好实验室考核管理办法》（试行）。

四、GLP 与实验室合格评定的区别

（1）依据不同 合格评定依据的是 ISO/IEC：17025，而 GLP 实验室认证依据的是 OECD 的 GLP 准则（OECD GLP principles）。

（2）适用范围不同　合格评定包括实验室检验和校准，范围很广，也包括毒理学、化学检验、医学检验等；GLP 目前主要适用于医药、农药、兽药、食品/饲料添加剂、化妆品、工业化学品等的产品化学、毒理学、环境行为和环境毒理、残留、药效等方面。

参 考 文 献

[1]　中国国家认证认可监督管理委员会网站：http：//www.cnca.gov.cn/cnca/.
[2]　OECD GLP principles. http：//www.oecd.org/department/0,3355,en_2649_34381_1_1_1_1_1,00.html.
[3]　季颖，杨永珍. GLP 概况与中国农药 GLP 进展. 农药科学与管理，2005，26（4）：37-38.
[4]　申继忠. 农药登记国际协调呼唤 GLP 实验室. 农药市场信息，2003，（1）：14-16；（2）：11-13.
[5]　祁春节. WTO 法律规则详解丛书：WTO 贸易技术壁垒规则详解. 长沙：湖南科学技术出版社，2007.
[6]　黄涛. ISO/IEC 17025—2005 版的主要变化及理解. 认证与标准：认证与电磁兼容卷，2005，11：52-55.

第八章

农药环境行为及生态毒理

第一节 农药在环境中的行为

农药在环境中的行为主要指农药在环境中的分布、转移、变化、代谢、积累等各种行为。了解农药的这些行为，对科学使用农药、农药环境安全性评价和研究开发新农药，以及减轻或消除现有农药对环境及生物的影响有重要意义。同时农药环境行为也是农药登记中要求提交的重要技术资料。以美国农药登记要求为例，对农药环境行为的资料要求见表8-1。

表 8-1　农药的环境归宿资料要求

试验指导编号	资料要求	使用模式						供试物
		陆地	水中	温室	室内	森林	住宅室外	
835.2120	水解	R	R	R	CR	R	R	TGAI or PAIRA
835.2240	水中光解	R	R	NR	NR	R	NR	TGAI or PAIRA
835.2410	土表光解	R	NR	NR	NR	R	NR	TGAI or PAIRA
835.2370	空气中光解	CR	NR	CR	NR	CR	CR	TGAI or PAIRA
835.4100	土中需氧	R	CR	R	NR	R	R	TGAI or PAIRA
835.4200	土中厌氧	R	NR	NR	NR	NR	NR	TGAI or PAIRA
835.4300	水中需氧	R	R	NR	NR	R	NR	TGAI or PAIRA
835.4400	水中厌氧	R	R	NR	NR	R	NR	TGAI or PAIRA
835.1230 835.1240	淋溶合吸附/解吸附	R	R	R	NR	R	R	TGAI or PAIRA
835.1410	挥发性-实验室研究	CR	NR	CR	NR	NR	NR	TEP
835.8100	挥发性-田间试验	CR	NR	CR	NR	NR	NR	TEP
835.6100	陆地	R	CR	NR	NR	CR	R	TEP
835.6200	水中(淤泥)	CR	R	NR	NR	NR	NR	TEP
835.6300	森林	NR	NR	NR	NR	CR	NR	TEP
835.6400	混剂和桶混	CR	CR	NR	NR	NR	NR	TEP
835.1410	地表水监测	CR	NR	NR	NR	CR	CR	TEP

注：R＝要求；CR＝视情况要求；NR＝不要求；TGAI＝technical grade active ingredient（原药）；PAIRA＝pure active ingredient，radio labelled（放射性标记的纯物质）；TEP＝typical end-use products（典型的制剂产品）。

一、农药在环境中的残留

农药残留是指农药在田间使用以后农药原药及其有毒代谢物、降解产物和反应杂质等在动植物体、土壤、水域、大气等环境中的残留。环境中农药残留的研究方法主要是理化分析法和生物测定法。农药残留分析的全过程一般都需要经过样品采集、样品制备、提取、净化、检测和数据分析等一系列步骤。按检测方法可将农药残留分析方法分为气相色谱法、高压液相色谱法、毛细管电泳法、气-质或液-质法，放射性同位素示踪法和免疫化学法等，根据农药的理化性质和样品特点等选择合适的方法。生物测定法只能应用于某些特殊的农药，如某些除草剂和杀虫剂等。

二、农药在环境中的动态

农药一旦被使用后，只有少部分到达防治对象及残留在被处理作物或土壤，其余经过蒸发、飘散、沉降、淋洗、溢流、渗滤、吸附及摄食而分别进入空气、土壤、河川及生物体中，即农药的环境分布（environmental distribution）；然后，进入环境中的农药可通过光分解、土壤微生物与化学分解、水解、作物代谢等作用而降解，即农药的环境宿命（environmental fate）。农药因理化性质、剂型、施用方法及环境状态不同，会有不同的环境宿命。

农药对环境的影响不一定就只发生在使用农药的地区。已经证明农药可以从使用地向其他地区转移，或从一种环境向其他环境转移，如从土壤转移到大气和水域。已经发现在格陵兰也有 DDT 残余，我国南极站对生物样品分析也发现有六六六和 DDT。研究农药污染的运转对于了解农药对全球环境的影响有重要意义，同时对农药立法有参考意义。农药运转的研究方法因研究的具体目的不同而异，但其基本手段不外乎室内模拟试验和田间实际采样调查，但最终都需要采用上述农药残留分析方法。研究农药本身的一些理化性质如溶解度、饱和蒸气压等对预测农药的迁移能力有重要作用。

三、农药在环境中的积累和浓缩

如果环境中只存在着微量的农药污染，问题还不十分严重。但生态系统中的食物链作用，会使环境中残余的微量农药在不同营养级的生物体内形成浓缩和积累，即生物富集。浓缩倍数可达几十万乃至几百万倍。如水中之 DDT 含量为 0.00005mg/kg，DDT 为藻类吸收后，藻类中 DDT 含量增高为 0.04mg/kg，小鱼以藻类为食，大鱼吃小鱼，食鱼禽类吃大鱼，经此食物链累积由水至食鱼猛禽类体内最高共浓缩了约 150 万倍 DDT。农药在环境中的积累和浓缩作用可以通过测定农药本身的一些理化性质如正辛醇/水分配系数等进行预测，也可以通过室内模拟试验研究和通过实际样品调查研究。

第二节　农药在土壤环境中的归宿

一、土壤中农药的来源

土壤是最重要的环境因子之一，也是农药污染的重要承受者。施用于植物体、水域和直接施用于土壤的农药最终都会通过不同的转移途径进入到土壤中。

直接施用于土壤的农药：很多农药是直接进行土壤处理的，如大多数除草剂。施用于植物体的农药：很多农药都是直接喷洒在植物体上的。在喷洒时有相当一部分农药会直接落入土壤，喷洒到植物体上的农药也会被雨水冲刷到土壤，植物收获后其残体也将农药带入土壤。施用于水体的农药：水体中的农药会随灌溉进入土壤，也可以随地表水的横向径流进入土壤。大气中的农药：随降雨落入土壤，也会随大气尘埃落入土壤。其他来源的农药：农药在运输、贮存、使用过程中的泄漏、报废农药处理等往往都直接污染土壤。

二、农药在土壤中的归宿

1. 土壤对农药的吸附和解吸附作用

土壤吸附（soil absorption and desorption of pesticides）是指农药在土壤吸附力的作用下聚集在土壤颗粒表面，致使土壤颗粒与土壤溶液界面上的农药浓度大于土壤整体中的农药浓度的现象。影响土壤对农药吸附能力的因素有农药理化性质如水溶性或脂溶性、离解性、酸碱度、电荷分布等。百草枯和敌草快等阳离子型除草剂极易被土壤吸附，有机氯杀虫剂如DDT、六六六等脂溶性很强的农药也易被土壤吸附。土壤的结构和质地也是影响它对农药吸附能力的重要因素，有机质含量高，黏粒含量高或比较黏重的土壤对农药的吸附能力较强，沙壤土对农药的吸附能力较弱。土壤对农药的吸附作用影响农药在环境中的持久性和有效性等。

土壤对农药的吸附能力用弗罗因德利希（Freundlich）吸附等温式表示：$K_d = C_s/C_e^{1/n}$，或 $\lg C_s = \lg K_d + (1/n) \lg C_e$。式中 C_s 为农药吸附在土壤中的量，mg/kg；C_e 为农药在溶液中的浓度，mg/L；$1/n$ 是 C_s 与 C_e 的关系曲线斜率。K_d 定义为吸附系数，即一定的水土比平衡体系中土壤吸附的农药量与水中农药浓度之比。K_d 值大，表示被土壤吸附的量就大。此外，还可以用有机质吸附常数（K_{OC} 或 K_{OM}）来表示土壤有机质多少对土壤吸附强度的影响。$K_{OM} = (K_d/土壤有机碳百分含量) \times 100$，即吸附系数与土壤有机碳含量的比值。$K_{OC}$ 越大，表明土壤对农药的吸附强度越强。如涕灭威的 $K_{OC} = 36$，而 DDT 的 $K_{OC} = 24000$。土壤有机碳可用 OC 或 OM 表示。

解吸附作用是吸附作用的反过程。通常测定的农药的吸附作用强弱实际就是在吸附-解吸附达到平衡以后土壤对农药的吸附量。

2. 农药在土壤中的移动作用和淋溶作用

农药在土壤中的移动作用（movement and leaching of pesticide in soil），是指农药以分子形态，或吸附在固体微粒表面随水、气的扩散运动。农药在土壤中的移动方式主要有两种：随水移动和随气相扩散运动。各种农药在土壤中的移动方式可用亨利常数大小表示：$H=C_w/C_a=(S\times8.29\times106\times T)/(P\times M\times10^6)$，其中，$C_w$ 表示农药在水相中的浓度，$\mu g/mL$；C_a 表示农药在气相中的浓度，$\mu g/mL$；P 为蒸气压，Pa；T 为绝对温度，K；M 为相对分子质量；S 为农药在水中溶解度，$\mu g/mL$。根据 H 大小可以将农药的移动方式分成五类，见表 8-2。

表 8-2　农药的亨利常数与移动方式

亨利常数(H)	移动方式
1～10	几乎全部通过气相移动
$10^2\sim10^3$	以气相移动为主
$10^4\sim10^5$	水气两相移动并重
$10^6\sim10^7$	以水相移动为主
$>10^8$	几乎全部以水相移动

影响农药移动方式或移动性的主要因素是农药的溶解度、蒸气压和分子结构特性等。水溶性强的农药易于随水移动，但水溶性强的离子性农药却易被土壤固定。土壤结构和质地也同样影响农药的移动性见表 8-3。

表 8-3　影响农药在土壤中移动性的因素

农药基本理化性质	环境条件		人为因素
	土壤因素	非土壤因素	
水中溶解度、蒸气压、土壤吸附系数、水解速率、光解速率、挥发速率、化学降解性能、生物降解性能等	土壤质地、有机碳含量、土壤酸碱度、土壤结构及组成、土壤田间持水量、微生物种群及数量、土壤水力学特性等	气象因素如降水、灌溉、气温、地形、地下水状况及开采和补给、水文地质条件等	农药使用方法、剂型、使用剂量、使用次数、使用时期、用药历史、农事操作等

在其他情况相同的条件下，农药的吸附系数可以充分反应物质在土壤中的吸附能力，吸附系数越小，农药在土壤中就越易迁移。由于 K_{OC} 值不随土壤性质而变化（土壤性质不同，有机质含量不同，对农药的吸附量不同，但 K_{OC} 表示单位有机质的吸附能力，因此不同性质土壤之间可比），McCall（1980）根据 K_{OC} 值将农药移动性分成六个等级，见表 8-4。

表 8-4　农药在土壤中的移动性分类（McCall，1980）

移动性级别	K_{OC}	移动能力
I	0～50	很高
II	50～150	高
III	150～500	中等
IV	500～2000	低
V	2000～5000	较低
VI	>5000	不移动

农药淋溶作用是指农药在土壤中随水垂直向下移动的现象。农药淋溶作用对农药在土壤中的生物降解、化学降解、物理降解都有影响，因而影响其残留期。影响农药淋溶作用的因素主要有农药理化性质和土壤结构与质地等。尤其重要的是，农药在土壤中淋溶能力太强易于造成地下水的污染。

研究农药在土壤中的淋溶性，可以采用如下几种方法。

(1) 淋溶柱法 淋溶试验一般是在实验室或田间条件下进行。先根据土壤容重将一定量的土壤样品装入淋溶柱中，再将化学物质置于土柱的表层，模拟一定的降水量，降雨结束后将土柱分段，用适当的方法分析每段土柱中化学物质的量。

(2) 土壤薄层色谱法 以自然土壤为吸附剂涂布于薄层色谱板上，将农药溶液在薄层板上点样后以水为展开剂，展开后采用适当的分析方法测定土壤薄板每段的农药量，以 R_f 值为指标衡量农药在土壤中的移动性。一般要选 4 种性质差异较大的土壤。并提供土壤 pH，有机质含量，土壤质地，阳离子交换量等资料。Helling 和 Tuner 在 1968 年曾提出用土壤薄层色谱法测定农药在土壤中的移动性大小，并根据 R_f 值大小可以把常见农药的土壤移动性分成五个等级，见表 8-5。

表 8-5　农药在土壤 TLC 上的 R_f 值与土壤移动
性之间的关系（Helling and Tuner，1968）

R_f 值	土壤移动性分级
0～0.09	Ⅰ. 不移动
0.1～0.34	Ⅱ. 不易移动
0.35～0.64	Ⅲ. 中等移动
0.65～0.89	Ⅳ. 易移动
0.90～1.00	Ⅴ. 极易移动

3. 农药在土壤中的降解

农药施用到环境中以后，大部分将掉落在土壤中。土壤中的农药会在土壤生物因子和非生物因子以及田间耕作等因子的共同作用下发生变化，从大分子分解成小分子，直至失去毒性或失去生物活性。

农药在土壤中的降解类型主要有生物降解（即由土壤中的各种生物对农药的代谢）和非生物降解（即化学降解和地表光降解）。不论是生物降解还是非生物降解，从化学反应类型看却有很多种：氧化反应、水解反应、还原反应和开环反应等。农药在土壤中的降解速率直接影响农药在环境中的持留性、有效性和危害性等。影响农药土壤降解速率的因素主要有农药的理化性质，加工剂型，使用方法及土壤条件和气候条件等。一般农药在高温多雨地区降解速率快，在干旱和寒冷地区降解慢。如 DDT 等有机氯农药在干旱地区可持留数年之久，而在南方水田中残留期不长。莠去津在 15℃时降解半衰期为 6 个月，30℃时仅需 2 个月。土壤 pH 对农药降解速率影响很大。如有机磷和氨基甲酸酯类农药在高 pH 土壤条件下易于降解，而 2,4-D 和绿磺隆等易于在酸性条件下降解。土壤微生物种群和数量对农药的降解速率亦有很大影响。

4. 农药的挥发作用（Volatilization of Pesticides）

挥发作用是指农药和环境中的残留农药以分子形态扩散到大气中的现象。农药的挥发作用可以在农药的生产、贮运、使用以及施药后的各个过程中发生。农药挥发损失的程度从百分之几到 50% 以上不等，这对农药的施用效果和周围环境都有不利影响。

农药挥发性强弱可以用其蒸气压表示。农药蒸气压测定原理：在一个气流式的密闭系统中，将去湿后的氮气以一定流速缓慢通过装有待测化合物的饱和器，以使载气为待测化合物所饱和，再将流出的饱和气体以适当的方法捕集或吸收（如聚氨酯泡沫塑料、Chromosorb、Florisil、己烷、乙二醇），后用适当的方法测定收集到的待测化合物在蒸气的含量，根据载气流量测得待测化合物的饱和蒸气压。

不同的农药其挥发能力不同，农药蒸气压是衡量农药挥发难易的重要物理量，常见农药的蒸气压在 $1.333 \times 10^{-6} \sim 1.333 \times 10^{-3}$ Pa，蒸气压愈高越易挥发。生产和贮运过程中农药的挥发速率（v）决定于农药蒸气压和农药相对分子质量（M），即 $v = P \times M^{1/2}$（计算农药在玻璃表面挥发的公式）。此式说明，农药挥发速率与蒸气压成正比，与相对分子质量大小亦成正比。如林丹的 $P = 1.666 \times 10^{-2}$ Pa，DDT 的 $P = 9.598 \times 10^{-5}$ Pa，所以在 20℃时林丹在土壤中的蒸气密度比 DDT 高 34～60 倍。农药在水中的挥发速率可以用亨利常数来描述。

农药在土壤中的挥发速率与农药的蒸气压和水溶性有关，还与土壤吸附性能及土壤含水量有关，可以用下式表示：$v_{sw/a} = (C_w/C_a) \times (1/r + K_d)$。式中：$v_{sw/a}$ 是农药在土壤中的挥发速率；C_w 为农药在水中的浓度；C_a 为农药在空气中的浓度；K_d 为土壤吸附系数；r 为土壤中土重/水重的比值。如氟乐灵蒸气压较高（$P = 1.4 \times 10^{-2}$ Pa/25℃），在水面极易挥发，但由于土壤吸附作用会大大降低它在土壤的挥发速率。狄氏剂在含水20％，相对湿度为100％的土壤中，12h挥发损失126ng/cm²，而在相对湿度小于1％的风干土中，损失量仅为56ng/cm²。原国家环保局根据亨利常数大小将农药挥发性分成3类，见表8-6。

表 8-6　农药挥发性分类

级别	指标	挥发性
Ⅰ	$H<1.0\times10^4$	易挥发农药
Ⅱ	$1.0\times10^4<H<1.0\times10^6$	微挥发农药
Ⅲ	$H>1.0\times10^6$	难挥发农药

影响农药土壤挥发的因素如下。①农药的理化性质。同类农药内部结构的微小变化可引起蒸气压的变化，如莠去津（二乙基）和扑灭津（二乙丙基）的蒸气压分别为 3.0×10^{-7} mmHg❶（30℃）和 2.9×10^{-8} mmHg（30℃）。o,p-DDT 和 p,p-DDT 的蒸气压分别是 5.5×10^{-6} mmHg 和（30℃）7.3×10^{-7} mmHg（30℃）。②土壤吸附作用。③农药浓度。土壤中农药蒸气密度增加，挥发增强。④土壤湿度。很多研究表明，湿土的农药挥发量高于干土。⑤气流速度。一般气流速度增加，挥发加强。⑥温度。增加土壤-农药系统的温度，综合结果是使农药挥发增加。

三、农药在土壤中的转化和降解

1. 非生物降解

(1) 氧化、还原和水解　目前为止，区分土壤中的生物反应和非生物反应还是很困难的。所谓非生物转化是指那些无酶参加的各种化学反应，这些反应可以由土壤中的活泼化合物片段或分子功能团所启动，或者是由土壤的非生物组分如金属氧化物、有机质或矿物质表面所催化的反应。

氧化反应包括与分子氧发生的反应及与活性氧片段（氧原子、臭氧、单线态氧、过氧化物自由基）发生的反应。农药与活性氧的反应主要以水和空气中的研究较多，土壤中的研究有限。吸附在土壤颗粒表面的农药的最终氧化产物是 CO_2。非生物氧化也可由土壤中的金属氧化物所启动。

还原反应以淤泥中厌氧条件下的研究较多。但在土壤的各种厌氧层

---

❶ 1mmHg=133.322Pa。

中，农药被 Fe^{2+}/Fe^{3+} 氧化还原体系或被由生物材料腐解所释放的卟啉（porphyrins）所还原的情况也是常见的。如 DDT 的脱氯反应和脱氯化氢反应。有机磷水解反应：如乐果，马拉硫磷等。土壤 Cu^{2+} 和 Mn^{2+} 可以催化水解反应，土壤 pH 也是影响水解的重要因素。

(2) 农药与土壤中天然成分的反应　农药与土壤成分发生合成反应，与腐殖酸形成结合残留（bound residue），与其他土壤其他成分形成轭合残留（conjugated residue）。

(3) 光解　农药在大气、水体、土壤表面及其他物体（如植物等）表面因光诱导而发生的化学反应，是农药的一个重要的非生物降解途径，农药光解作用对农药残留、药效、毒性和环境都有重要影响。许多国家在农药登记时也要求光解资料。

农药光解反应按光解机理可分为两类：直接光解和间接光解。直接光解是指农药分子吸收光能量呈激发态后与周围环境试剂的反应。农药在纯水和饱和烃中进行的光解都是直接光解。间接光解是指环境中某些物质首先吸收光能呈激发态后再诱发农药参与反应。本身不吸收太阳光的农药所进行的光解都是间接光解。太阳光是环境中农药进行光解的直接光源。太阳光光谱较广，但能到达地球表面的太阳光最短波长是 286.3nm，比 286.3nm 更短的光全部被臭氧层吸收。太阳光中的紫外光部分（290～450nm）是导致农药光解的重要因素。

间接光解包括光敏化降解（sensitized photodegradation）和光诱导降解（photoinduced degradation）。前者为激发供体（光敏剂）把激发能量传递给受体分子（农药），使农药进行光解；后者是农药与光化学过程生成的中间体进行反应而降解的过程。天然光敏剂有丙酮、鱼藤酮、色氨酸、腐殖酸等。光诱导剂如二乙基苯胺、二苯基胺、三苯基胺等都可以诱导农药光解。

农药光解反应按其反应类型可以有很多种，与农药分子本身的结构和性能有关。如光氧化反应，光水解反应，光还原反应，分子重排，光异构化反应等。

2. 微生物降解

生物转化是指在土壤生物活体内发生的或被细胞内外酶催化的反应。生物转化包括初级反应和次级反应两个过程。

微生物作为农药降解的重要因子，最先是在研究 2，4-D 的降解时发

现的 （L. J. Audus. Plant Soil，1949，2：31-36）。后来研究发现农药的微生物降解是普遍现象。证明农药微生物代谢的方法主要有：①比较农药在灭菌和不灭菌土壤中的降解速率；②从土壤中分离农药降解菌。

农药的微生物降解一般可分为两种情况。第一种就是所谓的分解代谢或降解代谢（catabolism）：这种代谢是使农药发生矿化作用，即一部分化合物通过酶促降解成简单化合物 CO_2 和 NH_3，但在有些农药只能部分被完全矿化，另一部分则在土壤中积累。所以，分解代谢并不是把农药全部矿化或完全解体。在分解代谢中，微生物把农药分子作为碳源和能源。另一种是所谓的共代谢作用（co-metabolism）或称为类似物诱导代谢（ana-log-induced metabolism）：即降解农药的微生物能够使农药化学结构发生变化，而不把此农药作为碳源或能源，微生物对农药的降解作用是由与农药结构类似的其他碳源或能源诱导的。

3. 微生物对农药的降解反应类型

（1）水解作用　酯键普遍存在于各类农药分子中，如有机磷酸酯类、氨基甲酸酯类、拟除虫菊酯类等。大量研究表明，微生物体比任何其他生物体的水解能力都强。如甲萘威（carbaryl）的微生物降解产物是 1-萘酚，不同于哺乳动物的降解产物。

（2）还原作用　对硫磷在微生物酶作用下可以发生还原反应。比如带硝基的有机磷酸酯杀虫剂对硫磷，其硝基被还原为氨基。但是对硫磷在动物体内的降解作用不同于微生物降解，发生水解反应，而不是还原反应。DDT 在嫌气条件下可发生脱氯还原作用。

（3）氧化作用　如艾氏剂和七氯环氧化生成狄氏剂和环氧七氯；硫醚化合物氧化成砜和亚砜，如 3911（乙拌磷）；2，4-D 开环；脱羧基作用。

（4）其他类型的反应　脱氯化氢，如 DDT 脱氯化氢变成 DDD；异构化；合成；聚合。

4. 农药的增强代谢或加速代谢

（1）农药增强代谢的概念　很早就有研究发现 2，4-D 在不灭菌土壤中的消散速度比在灭菌土壤中快（Brown J W and Mitchell J W，1948）。Aaudus（1949）对此现象进行了深入研究。他有两个重要发现：其一是 2,4-D 在土壤中的降解速率在开始阶段有一个滞后期，在此期间降解很慢，随后进入快速降解阶段，直至将其降解至可忽略的水平。第二个发现是第二次使用 2，4-D 时，滞后期不存在，而是直接进入快速降解阶段。上述现象被称为"适应"。这种现象有重要的实际意义。农学家早就发现一些土壤使用的农药失效的现象，但那时多把防治失败归咎于使用不当、有害生物已产生抗性和环境条件不适宜等。20 世纪 70 年代在新西兰、美国威斯康星州、内布拉斯加州和爱荷华州等发现硫代氨基甲酸酯除草剂 EPTC 防治杂草失败。在伊利诺斯州，爱荷华州、堪萨斯州和加拿大东部发现在某些使用过氨基甲酸酯杀虫剂克百威（carbofuran）的土壤中克百威对一些土壤害虫防效下降。人们把这种防治失败归咎于微生物对农药的适应。并把这种现象称为"农药的增强代谢或加速代谢"。

（2）影响农药增强代谢的因素　增强代谢现象并不是所有的农药都会发生。影响农药增强代谢的因素有多种。

① 农药性质对增强代谢的影响。农药对土壤微生物的毒性是影响其被微生物利用的因素之一。毒性大或不能作为微生物的碳源或营养源的农药，不易发生增强代谢作用。其次，农药在土壤中的生物可获得性也影响微生物对农药的降解。不论对微生物是否有毒，是否可作为生长基质，必须可被微生物接近才可能被其降解。可见，农药对于微生物的可获得性，对微生物的低毒性及其对微生物的高营养价值有利于增强代谢作用的发生。

② 农药代谢产物的影响。母体农药在土壤中的代谢产物对于微生物的生物可获得性、营养价值和微生物毒性影响母体农药能否发生增强代谢。多次施用百菌清后可抑制其降解，原因是百菌清的代谢产物 4-羟基-2,5,6-三氯间苯二甲腈（TPN－OH）抑制土壤分解菌所致。

③ 代谢物对土壤的调控作用影响增强代谢。

四、农药在土壤中的持久性

1. 影响农药持久性的因素

农药持久性（persistence）相当于生物活性达到对照 75％～100％水平所需要的时间，或农药损失 75％～100％所需要的时间。

（1）农药性质对持久性的影响　农药在土壤中的持久性主要决定于农药本身的理化性质。不易分解的化合物其持久性便长。正确估计某种农药和比较多种农药的持久性是一个很困难的事情。氯化烃类杀虫剂持久性最长，如氯丹在土壤中可滞留 5 年，DDT 可维持 4 年，马拉硫磷和对硫磷只维持一周左右。

此外，农药中含有的杂质成分，农药有毒代谢产物对农药持久性的意义也是不容忽视的。如克百威、代森类、草甘膦、2,4,5-T 等。

（2）土壤因素对持久性的影响　土壤有机质含量、pH、土壤质地、氧化还原状态、土壤水分、土壤温度等皆对农药持久性有影响。如有机质含量有两方面影响，有机质的吸附作用可延长持久性，有机质丰富是有利于微生物繁殖从而有利于分解农药。土壤缺氧有利于 DDT 和七氯的嫌氧分解。

（3）气候因素对持久性的影响　一般农药在寒冷的气候条件下持久性较长，温暖的气候有利于农药消解，持久性缩短。

（4）耕作措施对持久性的影响　翻耕有利于农药降解，缩短农药持久性。

（5）施用模式如使用方法、时间和使用部位等也影响农药的持久性。不同性质农药的持久性见表 8-7。

表 8-7　各种农药在土壤中的持久性（以消解 75%～100% 所需的时间表示）

杀虫剂	消解 75%～100% 所需时间	除草剂	消解 75%～100% 所需时间
有机氯杀虫剂		莠去津	10 个月
艾氏剂	2 年	地散磷	10 个月
六六六	3 年	麦草畏	2 个月
氯丹	5 年	敌草腈	4 个月
DDT	4 年	双苯酰草胺	8 个月
狄氏剂	3 年	敌草隆	8 个月
七氯	2 年	2,4-D	4 周
有机磷杀虫剂		2,4-二氯丙酸	2 个月
二嗪磷	12 周	2,4,5-涕	5 个月
乙拌磷	4 周	茵草敌（EPTC）	4 周
马拉硫磷	7d	利谷隆	4 个月
对硫磷	7d	2 甲 4 氯	3 个月
甲拌磷	2 周	毒莠定	18 个月
		扑草净	3 个月
		扑灭津	18 个月
		三氯乙酸	3 个月
		氟乐灵	6 个月
		氯苯胺灵	2 个月
		茅草枯	2 个月

2. 农药残留的形态

农药在生物体内和环境中的残留可以有不同的形态。农药在生物体内轭合残留（conjugated residue）和在土壤和生物体中的结合残留（bound residue）是两种特殊的、重要的残留形态。轭合残留是指农药及其代谢物与生物体内某些内源性物质结合形成极性较强、毒性较低的新化合物。主要与植物体内的葡萄糖、氨基酸、谷胱甘肽轭合，与动物体内的葡萄糖醛酸、氨基酸、谷胱甘肽、硫酸盐、磷酸盐轭合等。农药在生物体内的轭合反应一般是解毒代谢。但有时会增强活性或保持活性不变。

农药在土壤和生物体中的结合残留是指农药及其代谢物与土壤中的腐殖质、植物体内的纤维素、木质素等通过化学键合或物理结合牢固地形成一体，用常规的方法无法萃取。但是，这种说法忽略了农药与土壤矿质组分形成的结合残留，而且没有界定常规萃取方法的内涵。因此，国际原子能利用委员会1986年规定，"连续萃取24h后仍残留于样品中的农药残留态为结合残留"。农药的结合残留物毒性大大降低，土壤中结合残留物被植物再利用的可能性亦很少，进入动物体内也不能被消化利用，只能随粪便排出体外。一般认为结合残留也是一种解毒机制，同时结合残留还可在环境中释放，造成对生态环境的再污染。农药在土壤中结合残留的形成与农药在土壤中的吸附和化学反应有关，不同种类的农药由于其吸附作用和化学反应不同，因而形成结合残留的程度也不同，见表8-8。

表8-8　不同种类农药在土壤中的结合残留状况

农药种类	结合残留（占加入量的％）	是否母体
除草剂		
苯胺和脲类	34～90	否
联吡啶类	10～90	是
苯氧羧酸类	28	否
磷酸酯类（草甘膦）	12～95	是
均三氮苯类	47～57	是
杀虫剂		
氨基甲酸酯类	32～70	是
有机氯类	7～25	？
有机磷类	18～80	是
除虫菊酯类	3～23	否
杀菌剂		
氯酚	45～90	？
硝基芳香类（消螨普）	60～90	？

据报道，通常使用的农药中有90％的品种可以在土壤和植物中形成结合残留，其结合残留量一般占施药量的20％～70％。从表8-8可以看

出，氯代烃类在土壤中只形成少量的结合残留，而苯胺类和苯酚类及其衍生物具有较高的结合能力。氨基甲酸酯、均三氮苯和有机磷类农药也能形成相当数量的结合残留。拟除虫菊酯类杀虫剂的结合残留也不高，氨基甲酸酯类比菊酯类和有机氯类结合残留比例高。土壤中农药的结合残留的特点是其积累量随时间延长而增加。影响结合残留形成的因素有土壤有机质含量、土壤水分状况、土壤微生物活性和植物种植情况等。

农药结合残留的测定技术常用的有如下几种。①总燃烧法：只能测定结合态^{14}C残留总量，不能区分结合残留物的化学形态和各自的量；②高温蒸馏技术（HTD）：此法由于使用800℃高温，农药残留物发生降解，回收率只有40％～50％；③强酸/碱水解法：能有效地释放那些不易被酸碱分解的农药结合残留，但不能萃取与腐殖质紧密结合的结合残留部分；④溶剂萃取法：包括三氟化硼-甲醇萃取、超临界甲醇萃取、超临界CO_2萃取等。

农药在土壤中的持久性可根据其半衰期分成三个等级，见表8-9。

表8-9　一些农药的持久性

短持久性农药 （半衰期＜30d）	中等持久性农药 （半衰期在30～100d）	长持久性农药 （半衰期＞100d）
涕灭威、克菌丹、茅草枯、麦草畏、马拉硫磷、甲基对硫磷、杀线威、2,4-D、2,4,5-T	艾氏剂、莠去津、甲萘威、克百威、二嗪磷、异狄氏剂、地虫磷、草甘膦、七氯、利谷隆、对硫磷、甲拌磷、西玛津、特草定	TCA、除草定、绿丹、林丹、毒莠定、氟乐灵、百草枯

第三节　农药在水环境中的来源、行为与归宿

一、水环境中农药的来源

农药作为环境污染源之一，对水的污染也早已引起了人类的重视。美

国公共卫生机构 1957 年就对地表水的农药污染进行了监测，美国的主要河流和大湖都建立了监测站。20 世纪 60 年代美国联邦水污染控制局和美国内政部地质勘探局完成了主要河流地表水的农药连续监测方案。许多州和大学也开始了当地水监测计划。

农药污染地表水和地下水的途径主要有如下几种。①农药直接施用到水中：如河道和湖泊除草、防治蚊虫，船舶外壳用杀藻剂、杀菌剂等；②农药制造厂排放污水；③农田用药的径流和淋溶；④降雨和航空施药：大气中的农药残留物随降雨落入水体，航空施药可直接进入水体；⑤家庭用药，随生活用水排入地下。

二、农药在水环境中的行为和归宿

（1）溶解和沉淀。物质可以以离子形式、络合物形式（complexes），也可以以颗粒物形式（如胶体）在水中进行转移。对大多数有机物而言，其在水中的溶解度是决定其在渗流和地下水中浓度的因素。有机酸、碱和盐等（如苯氧乙酸类除草剂）溶解度很高。极性的有机衍生物如 DNOC 很容易以分子形式溶于水中。非极性物质如氯化烃通常具有很低的溶解度（如艾氏剂为 $0.01 mg/L$），当浓度超过溶解度时便在水中形成单独一相。

（2）形成络合物。农药可以和水中自然溶解的有机碳（DOC）一起形成理化性质不同于农药纯物质的缔合物或络合物。DOC 在不同层次的土壤渗漏水中含量不同，约为 $5\sim20 mg/L$，随层次加深迅速下降，地下水中约为 $0.5\sim3 mg/L$。所以，常常假定农药和水中的 DOC 形成络合物而且能被定量测定所证实。有一些研究表明，疏水性痕量农药的移动性和可降解性受 DOC 的明显影响，当然也有相反的结果。

从大量的研究可以得出结论，以颗粒形式、胶体形式或溶解态存在的有机碳能够与农药结合，有一部分是不可逆的。可以认为地下水中的痕量农药是以这种络合物的形式存在的。

（3）吸着和滞留。存在于土中或悬浮于地表水或地下水中的固体物质倾向于向溶液中释放某些组分，还可以通过结合作用将溶液中的缔合态或非缔合态组分移除。如 DDT 常以吸附态转移。

（4）过滤。

（5）降解。非生物降解和生物降解。

（6）平流和扩散。

（7）挥发和气体交换。

第四节 大气环境中的农药

1968 年，Tarrat and Tatton 首先发现和证明了空气中存在 DDT、艾氏剂、氯丹、毒杀芬、六氯环己烷、六氯化苯等有机氯农药。以后，大量的研究证实，在整个英国，全年都可能在雨水中检测到某些农药的存在。美国也进行了大范围的研究，证实空气中存在多种农药。

空气中农药的归宿可总结如下。

（1）随降雨和尘埃的沉降重新进入地表（土壤、水面、植物表面）。进入大气的农药，可以溶解或悬浮在雨水、雪和雾中，或以干的沉降物的形式或吸附于灰尘等颗粒表面沉降在地表、植物、水面等。

（2）再次气化转移和再污染。稳定性好、持久性强的挥发性农药一旦沉降至土壤、植物或水面，能够重新气化进入大气，蛙跳式地从一处转移至别一处，直到最终分解或到达永久性沉降处，造成沉降地区土壤水和生物的污染。

（3）远距离转移。气化后的农药和吸附在灰尘等微小颗粒上的农药在进入大气后，不仅在用药地区的空气中存在，还可能随大气气流远距离转移至数十公里，数百公里甚至数千公里以外的地区。有些农药如 DDT、六六六出现在从未来使用过农药的地区，甚至出现在至今尚处于原始状态的地区如远洋和极地，出现在海拔 8000 多米的喜马拉雅山的最高峰，但含量一般很低。大气是农药远距离传播的媒介。

（4）降解为分子量小和失去活性的物质。空气中的农药的降解主要是类光解和水解，其降解产物以光解和水解产物为主。

第五节 农药的生态毒理

生态毒理学是研究有毒有害因素对生态环境中非人类生物的损害作用及其机制的科学。它研究的是环境中的有毒有害因素对动物、植物及微生物，在分子、细胞、器官、个体、种群及群落等不同生命层次的损害作用，进而揭示有毒有害因素对生态系统影响的规律。

生态毒理学不同于环境毒理学。两者之间的主要区别在于研究目标和研究对象不同。环境毒理学是研究环境中有毒有害物质对人体和人群的生物学效应及其规律。主要研究对象是个人和人群。但是以人体为试验对象的研究工作有很大局限性，所以常常采用非人类的模式生物进行试验，如哺乳动物、实验植物、实验微生物等。而生态毒理学研究有害因素对动物、植物、微生物的个体和群体的生物学效应和健康损害及其规律，其主要研究对象是非人类的生物，特别是野生生物。

一、农药对土壤生物的影响

1. 农药对土壤微生物种群和数量的影响

微生物对土壤物质循环、土壤养分状况和土壤解毒能力等的重要性是毋庸置疑的。研究发现，农药引起微生物数量的变化因农药种类和微生物类别不同而异。如用 3mg/kg 二嗪磷处理土壤 180d 后细菌和真菌数量没有变化，而放线菌增加 300 倍。用 4mg/kg 莠去津处理，虽然细菌总数与对照比无明显差异，但固氮菌增加一倍，反硝化细菌和纤维素分解菌分别减少 80% 和 90%。土壤微生物数量的改变与自身的耐药性有关，长期单用某种农药会导致土壤中微生物种群的单一化。这是值得注意的。

2. 农药对土壤非目标无脊椎动物的影响

除微生物外，土壤无脊椎动物如蚯蚓、土壤腐生昆虫等对动植物残体的分解代谢也起很大作用。它们往往负责第一步的分解代谢，然后才由微生物起作用。有些农药对蚯蚓一般无杀伤力，如艾氏剂、六六六、DDT、狄氏剂等，有些农药如毒虫畏、乙拌磷对蚯蚓略有毒性，地虫磷、丰索磷和甲拌磷对蚯蚓有毒。多数氨基甲酸酯类杀虫剂对蚯蚓毒性很大，如甲萘威、虫螨威。

3. 农药对土壤生化过程的影响

（1）对氨化作用的影响　土壤有机氮的矿质化过程一般分两个阶段。第一个阶段是在微生物酶作用下把复杂的含氮有机物质经过一系列逐级水解（降解）成为简单的含氨基的有机化合物（各种氨基酸）。第二阶段就是氨化作用。即在微生物酶作用下把简单氨基酸进一步分解成氨（又称脱氨基作用）。产生的氨遇水形成铵离子（NH_4^+）。铵离子可以被植物直接吸收利用，又可以被土壤胶体固定而保存。参与氨化作用的微生物种类很多，包括多种细菌、真菌和放线菌。

一般地，除草剂和杀虫剂对氨化作用没有影响，但熏蒸消毒和施用杀菌剂可导致土壤氨态氮增加。如对草快、2,4-D、茅草枯、2甲4氯丙酸、2甲4氯、2,4-D丙酸、五氯酚钠、氟乐灵、丁草胺、禾大壮等对土壤氨化作用影响不大。杀菌剂如克菌丹、福美双、有机汞等可增加土壤铵离子浓度。土壤经熏蒸消毒后氨态氮增加最显著。

（2）对硝化作用的影响　硝化作用是在微生物酶作用下把氨、铵离子、酰胺等氧化转变成亚硝酸根并进而成硝酸根的过程。

参与硝化的微生物种类很多，包括多种细菌、真菌和放线菌。研究表明，按田间常规用量施用的大多数除草剂和杀虫剂对硝化作用没有明显影响。Domsch 和 Paul（1974）用经验和数学模型模拟的方法观察 35 种除草剂对硝化作用的影响，结果表明按田间常规剂量施用时，大多数除草剂对硝化的影响可忽略。抑制作用常出现于 pH 低于 7 的土壤。

杀菌剂是强的硝化抑制剂。杀菌剂和熏蒸剂比除草剂或杀虫剂对硝化作用通常具有更大的初期效应和较长的后效。这里的杀菌剂是指广谱非内吸性杀菌剂（如代森类），内吸杀菌剂对硝化作用的影响微弱。

（3）对呼吸作用的影响　土壤的呼吸作用是表示土壤微生物整体功能

的一个指标。通过测定氧的吸收量或二氧化碳的释放量，或加入氨基酸或蛋白质测定氨生成量测定呼吸强度。农药对土壤呼吸作用的影响是明显的，多数情况下都是抑制呼吸作用。

二、农药对水生生物的影响

1. 鱼、贝类对水和沉积物中农药的吸收

鱼、贝类对水和沉积物中农药的吸收作用强度与农药的理化性质、鱼贝喜爱的栖息地、取食行为和生物学特性等有关。能溶于水但又有些脂溶性的化合物可以通过多种鱼贝类的鳃吸收，同样也容易通过鳃排泄出体外。水溶性化合物在鱼贝类体内的富集能力很小。与沉积物和水中颗粒物缔合的脂溶性化合物最容易被滤食性动物如软体动物所吸收。所以栖息在污染环境中的软体动物可以富集很高浓度的脂溶性化合物如 DDT、林丹和开蓬等。取食软体动物的鱼贝类则可通过取食活动间接吸收或直接吸收溶解态或悬浮态脂溶性化合物。脂溶性化合物的代谢物若仍有脂溶性，也可能被鱼贝类从水中吸收或从食料中摄取。表 8-10 给出了各种动物对农药的摄取途径。

表 8-10　水生动物对农药的吸收途径

农药的形态	吸收途径	所涉及的动物
水中的溶解态农药	鳃，皮（skin）	所有动物
水中的农药颗粒物	鳃	所有动物
	胃肠道	滤食性动物
在植物和浮游动物表面的农药颗粒物	胃肠道	滤食性动物，食草动物
沉积物中的农药颗粒物	皮，壳	滤食性动物
	胃肠道	底栖动物
被小动物取食的农药	胃肠道	食肉动物

2. 初级生物转化

所谓初级生物转化（初级代谢）是指农药作为底物在各种酶的作用下被引进活性基团或极性基团的代谢反应。下面几种酶促反应是最常见的初级代谢反应，发生在微生物、植物或动物体内。

（1）P_{450}。

（2）FAD-monooxygenase（FMO，黄素腺嘌呤二核苷酸-单氧加氧酶）。含有亲核元素如 S、N、P 的农药如二硫代有机磷酸酯类和含硫醚的农药都可以作为 P_{450} 和 FMO 的底物。

（3）水解酶。

a. 酯酶和酰胺水解酶。含有酯键的农药如有机磷酸酯类、氨基甲酸酯类和菊酯类等可以发生水解（毒死蜱、涕灭威和氯氰菊酯）。总体而言，水生动物的酯酶活性比哺乳动物低。

b. 环氧化水解酶。有几种农药是环氧化水解酶的可能底物。包括有机氯农药（狄氏剂、异狄氏剂、HEOM、环氧七氯），保幼激素酯类似物。在该酶催化下将水分子加到环氧环上。表 8-11 列出了常见酶对农药的初级代谢作用。

表 8-11　在农药初级代谢中的重要酶

酶	所催化的反应	代表性底物举例
P_{450}	水解 环氧化 磺化氧化作用 N—羟基化 N—脱烷基	氯氰菊酯 六氯(Chlordene) 草达灭 2-Acetylaminofluorene 灭害威
FAD-单氧加氧酶	$P=S \rightarrow P=O$ 磺化氧化作用 N—氧化	杀螟硫磷 EPTC(扑草灭)、涕灭威 二甲基苯胺
酯酶	水解	毒死蜱 氯氰菊酯 杀螟硫磷
环氧化水解酶	水合作用	氧化苯乙烯 狄氏剂

3. 次级生物转化

所谓次级生物转化（次级代谢）是指农药分子经过初级代谢之后转变为极性较强或活性较强的化合物（初级代谢产物），这些初级代谢产品可以和生物体内的内源活性物质如谷胱甘肽、硫酸酯、氨基乙酸、葡萄糖醛酸等发生结合或轭合反应，这种轭合反应被称为次级代谢。

与谷胱甘肽轭合：含有亲电原子的农药分子与内源谷胱甘肽（GSH）的—SH 形成硫醚键，该反应可在非酶催化下进行也可以在 GSH-S-转移酶作用下进行。

与碳水化合物和硫酸酯轭和：很多农药含有亲核基团，可与葡糖醛酸或葡萄糖轭合。常见的亲核基团有脂族和芳族羟基，羧酸，亲核碳原子，胺基和硫醇基等。

乙酰化：含有氨基的农药易被乙酰化。已经发现，它是鳟鱼体对含氨基的环境化合物的重要生物降解途径。所以也希望能证明农药在鳟鱼体内能发生这种轭合反应。

与牛磺酸轭合：含有羧基的农药易与氨基酸轭合。其中，牛磺酸是在水生生物体内唯一确实发现的有这种轭合作用的氨基酸。2,4-D 和 2,4,5-T 等酸性农药就可以与之发生轭合反应。

4. 鱼贝类对农药及其代谢产物的移除（排泄）作用

农药在生物体内经过初级和次级代谢作用之后还可以进一步被生物体修饰和排泄（这个过程也被称为三级代谢）。

农药登记对生态毒理学的实验要求主要包括农药对陆地生物和水生生物影响的研究。表 8-12 是美国 EPA 农药登记对生态毒理学资料的要求。

表 8-12　对陆地和水生非靶生物影响的资料要求

EPA 试验指导编号	资料要求	使用模式						供试物
		陆地	水中	森林	住宅室外	温室	室内	
850.2100	鸟经口毒性	R	R	R	R	CR	CR	TGAI
850.2200	鸟饲喂毒性	R	R	R	R	NR	NR	TGAI
850.2400	野生哺乳动物毒性	CR	CR	CR	CR	NR	NR	TGAI
850.2300	鸟生殖毒性	R	R	R	R	NR	NR	TGAI
850.2500	模拟或田间试验	CR	CR	CR	CR	NR	NR	TEP
850.1075	淡水鱼毒性	R	R	R	R	CR	CR	TGAI,TEP
850.1010	无脊椎动物	R	R	R	R	CR	CR	TGAI,TEP
850.1025；850.1035；850.1045；850.1055；850.1075	对河口及海洋生物的急性毒性	R	R	R		NR	NR	TGAI,TEP
850.1300	淡水无脊椎动物生命周期试验	R	R	R	R	NR	NR	TGAI
850.1350	咸水无脊椎动物生命周期试验	CR	CR	CR	CR	NR	NR	TGAI
850.1400	淡水鱼生命早期试验	R	R	R	R	NR	NR	TGAI
850.1400	咸水鱼生命早期试验	CR	CR	CR	CR	NR	NR	TGAI

EPA试验指导编号	资料要求	使用模式						供试物
		陆地	水中	森林	住宅室外	温室	室内	
850.1500	鱼生命周期试验	CR	CR	CR	CR	NR	NR	TGAI
850.1710 850.1730 850.1850	水生生物生物可获得性、生活浓缩、毒性	CR	CR	CR	CR	NR	NR	TGAI,PAI,degradate
850.1950	水生生物模拟或实地试验	CR	CR	CR	CR	NR	NR	TEP
850.1735	全淤泥:淡水无脊椎动物急性毒性	CR	CR	CR	CR	NR	NR	TGAI
850.1740	全淤泥:海水无脊椎动物急性毒性	CR	CR	CR	CR	NR	NR	TGAI
	全淤泥:淡水和海水无脊椎动物慢性毒性	CR	CR	CR	CR	NR	NR	TGAI
850.3020	蜜蜂急性接触毒性	R	CR	R	R	NR	NR	TGAI
850.3030	叶面残留物对蜜蜂的毒性	CR	CR	CR	CR	NR	NR	TEP
850.3040	对传粉媒介影响的田间试验	CR	CR	CR	CR	NR	NR	TEP

注：R＝要求；CR＝视情况要求；NR＝不要求；TGAI＝原药；TEP＝典型的制剂；PAI＝纯物质。

三、农药对有益（非靶标）生物的毒性

1. 农药对鱼类的毒性

指农药对鱼类生长和生理生化功能等造成的影响和危害。包括急性毒性和慢性毒性两类。农药对鱼的急性毒性也用半数致死浓度 LD_{50} 表示，还可用忍受极限中浓度表示（TLM）。即在一定的条件下（20～28℃），一种农药与某种鱼类接触48h后死亡50％所需的浓度（mg/kg 或 mg/L）。鱼类急性毒性试验有静态法、动态法和半静态法三种。各国关于农药对鱼类急性毒性分级都有不同的标准，见表8-13。

表8-13　中国和日本关于农药对鱼急性毒性的分级标准（鲤鱼，48h）

国别	中国			日本			
毒性级	低毒级	中毒级	高毒级	A类	B类	C类	D类
TLM值(LD_{50})	>10mg/L	1.0～10 mg/L	<1.0mg/L	>10mg/kg	0.5～10 mg/kg	0.1～0.5 mg/kg	<0.1 mg/kg

高毒农药在施药后最初几天里，禁止将田水排入河塘，中等毒农药在施药后要尽量避免将田水流入河塘。低毒农药在施药后对周围水域中的水生生物无危害性影响。农药对鱼的慢性毒性症状主要表现为抑制生长，身体变畸形和引起贫血症等。如小鲤鱼在 $0.162g/L$ 马拉硫磷溶液中第八天有 85% 的鱼出现畸形。

2. 农药对蜜蜂的毒性

农药对蜜蜂机体造成损害的能力，也用 LD_{50} 或 LC_{50} 表示。农药对蜜蜂的毒性资料是农药登记和指导农药安全使用的必备资料。农药对蜜蜂的危害途径有三种：①农药喷洒到作物上后对蜜蜂产生直接触杀作用；②挥发性农药经由蜜蜂气门进入产生熏蒸作用；③蜜蜂摄入受污染的花粉后产生胃毒作用。毒性试验也有触杀、熏蒸和胃毒三种方法。

关于农药对蜜蜂的毒性大小，Atkins（1977）曾进行了分类：①高毒级，LD_{50} $0.01\sim1.99\mu g$/蜂；②中等毒级，LD_{50} $2.0\sim10.99\mu g$/蜂；③低毒级，$LD_{50}>11\mu g$/蜂。联合国粮农组织建议，农药对蜜蜂的接触毒性 LD_{50} 值$>10\mu g$/蜂，或按田间推荐剂量喷洒，蜜蜂死亡率$<10\%$者，可列为对蜜蜂无危害的农药。

3. 农药对鸟类的毒性

指农药对鸟类的生长，繁殖和生理生化功能的影响与危害。包括急性毒性和慢性毒性两类。急性毒性大小用 LD_{50} 表示。常用的试验对象有鸽、雉、鹌鹑、孟加拉雀等。中国常用鹌鹑。急性毒性试验有经口一次灌注法和喂饲法。蓄积毒性试验有固定剂量染毒法和定期递增剂量染毒法。

蓄积系数$=LD_{50}(1)/LD_{50}(n)$，其中 $LD_{50}(1)$ 指一次染毒的 LD_{50}，$LD_{50}(n)$ 为 n 次染毒的累积 LD_{50}。农药对鸟类的毒性分级与评价见表8-14。

表 8-14　农药对鸟类的急性毒性分级与蓄积毒性评价

$LD_{50}/(mg/kg)$	急性毒性	蓄积系数	蓄积毒性
<15	高毒	<1	高度蓄积
$15\sim150$	中毒	$1\sim3$ >3	明显蓄积 中等蓄积
>150	低毒	$3\sim5$	轻度蓄积

4. 农药对蚯蚓的毒性

蚯蚓也常被作为指示生物研究农药对野生生物的影响。农药对蚯蚓的毒性试验一般是将农药添加到土壤中（在容器内），观察蚯蚓在不同浓度的农药处理的土壤中的存活情况。根据蚯蚓数量的减少程度对农药毒性进行分级。使蚯蚓数量减少 0~25% 的农药为低毒（多数杀菌剂和部分除草剂都属于此类，如百菌清、异菌脲、代森锰锌、甲霜灵、腈菌唑、三唑酮、二甲戊灵、2，4-D）；减少 26%~50% 的为中等毒（毒死蜱、二嗪磷、敌百虫）；减少 51%~75% 的为严重毒性（Severe Toxicity），如甲基硫菌灵；减少 76%~100% 的为非常严重毒性，如苯菌灵、甲萘威、恶虫威、灭克磷、地虫硫磷和甲拌磷等。

5. 农药对藻类的毒性

藻类是自然水体中分布最广泛的生物类群，作为水生食物链的初级生产者，对水生生态系具有非常重要的作用。因此评价农药对藻类的安全性对于水生生态安全具有重要意义。

国际上常用于试验的藻类主要有月芽藻（*Selenastrum bibraianum*）、栅列藻（*Scenedesmus*）和小球藻（*Chlorella vulgaris*）。

农药对藻类的毒性大小用农药对藻类生长数量的抑制率（EC_{50}）来表示。在一定的温度和光照下进行试验，预实验开始后 24h 起，到 48h、72h、96h 定时取样对藻量进行计数，在显微镜下详细观察藻量和藻数变化情况。新的 OECD 方法（OECD 201，2006）要求试验开始 72h 观察藻类生长情况。

$$抑制率 = \left(1 - \frac{处理组藻量 - 起始藻量}{对照组藻量 - 起始藻量}\right) \times 100\%$$

以 96hEC_{50} 及进行毒性分级（OECD 1981）。低毒级：$EC_{50} > 3.0$mg/L；中毒级：EC_{50} 3.0~0.3mg/L；高毒级：$EC_{50} < 0.3$mg/L。

6. 农药对水蚤的毒性

蚤类是水生物的主要类群，作为鱼类饲料也是水生食物链的重要环节。蚤类对农药非常敏感，所以把农药对蚤类的毒性作为评价农药生态安全性的主要指标之一。

农药对蚤类的毒性试验一般用半数致死浓度 LC_{50} 表示，参照鱼毒标准也将农药对蚤类的毒性分为如下几类：低毒级 $LC_{50}>10.0mg/L$；中毒级 $LC_{50}>1\sim10.0mg/L$；高毒级 $LC_{50}<1.0mg/L$。

美国制定的农药对野生生物的毒性分级标准如表 8-15 所示（为了方便使用，这里保留原英文描述）。

表 8-15　农药对野生生物的毒性评价标准（美国[①]）

鸟饲喂 LC_{50}	
$LC_{50}<50mg/kg$	非常高毒
$LC_{50}=50\sim500mg/kg$	高毒
$LC_{50}=501\sim1000mg/kg$	中等毒
$LC_{50}=1001\sim5000mg/kg$	微毒
$LC_{50}>5000mg/kg$	实际无毒
鸟急性经口毒性 LD_{50}	
$LD_{50}<10mg/kg$	非常高毒
$LD_{50}=10\sim50mg/kg$	高毒
$LD_{50}=51\sim500mg/kg$	中等毒
$LD_{50}=501\sim2000mg/kg$	微毒
$LD_{50}>2000mg/kg$	实际无毒
哺乳动物急性经口毒性 LD_{50}	
$LD_{50}<10mg/kg$	非常高毒
$LD_{50}=10\sim50mg/kg$	高毒
$LD_{50}=51\sim500mg/kg$	中等毒
$LD_{50}=501\sim2000mg/kg$	微毒
$LD_{50}>2000mg/kg$	实际无毒
鱼和水生无脊椎动物 LC_{50}	
$LC_{50}<0.1mg/kg$	非常高毒
$LC_{50}=0.1\sim1.0mg/kg$	高毒
$LC_{50}=1\sim10mg/kg$	中等毒
$LC_{50}=11\sim100mg/kg$	微毒
$LC_{50}>100mg/kg$	实际无毒

①引自："Fred Whitford. The Complete Book of Pesticide Management：Science，Regulation，and Communication. New York：John Wiley & Sons, Inc.，2002."

全球化学品统一标签系统（GHS）对化学品的水环境毒性分类标准作出了规定，见表 8-16。

表 8-16　危险化学品对水生生物的毒性分级

类别:急性 1	
96hLC$_{50}$(鱼类)	≤1mg/L 和/或
48hEC$_{50}$(甲壳纲)	≤1mg/L 和/或
72 或 96hEr$_{50}$(藻类或其他水生植物)	≤1mg/L
类别:一些管理制度可能将急性 1 细分,纳入 L(E)C$_{50}$≤1mg/L 的更低范围	

类别:急性 2	
96h LC$_{50}$(鱼类)	>1~≤10mg/L 和/或
48h EC$_{50}$(甲壳纲)	>1~≤10mg/L 和/或
72 或 96h Er$_{50}$(藻类或其他水生植物)	>1~≤10mg/L

类别:急性 3	
96h LC$_{50}$(鱼类)	>10~≤100mg/L 和/或
48h EC$_{50}$(甲壳纲)	>10~≤100mg/L 和/或
72 或 96hEr$_{50}$(藻类或其他水生植物)	>10~≤100mg/L
一些管理制度可能通过引入另一类别,将这一范围扩展到 L(E)C$_{50}$>100mg/L 以外	

类别:慢性 1	
96h LC$_{50}$(鱼类)	≤1mg/L 和/或
48h EC$_{50}$(甲壳纲)	≤1mg/L 和/或
72 或 96h ErC$_{50}$(藻类或其他水生植物)	≤1mg/L
并且物质不能快速降解和/或 lg K_{OW}≥4(除非试验确定 BCF<500)。	

类别:慢性 2	
96h LC$_{50}$(鱼类)	>1~≤10mg/L 和/或
48h EC$_{50}$(甲壳纲)	>1~≤10mg/L 和/或
72 或 96h ErC$_{50}$(藻类或其他水生植物)	>1~≤10mg/L
并且物质不能快速降解和/或 lg K_{OW}≥4(除非试验确定 BCF<500),除非慢性毒性 NOECs>1mg/L。	

类别:慢性 3	
96h LC$_{50}$(鱼类)	>10~≤100mg/L 和/或
48h EC$_{50}$(甲壳纲)	>10~≤100mg/L 和/或
72 或 96h ErC$_{50}$(藻类或其他水生植物)	>10~≤100mg/L
并且物质不能快速降解和/或 lg K_{OW}≥4(除非试验确定 BCF<500),除非慢性毒性 NOEC>1mg/L。	

类别:慢性 4
在水溶性水平之下没有显示急性毒性而且不能快速降解、lg K_{OW}≥4、表现出生物积累潜力的不易溶解物质将划为本类别。除非有其他科学证据表明不需要分类。这样的证据包括经试验确定的 BCF<500,或者慢性毒性 NOECs>1g/L,或者在环境中快速降解的证据。

7. 农药对内分泌的干扰作用

人的内分泌系统是一个复杂的系统,包括大脑及体内有关的器官和组织。具体说包括人的垂体、甲状腺、肾上腺等腺体及男女生殖系统。所有这些器官和组织都向血液中分泌各种激素。这些激素的作用就是调节各种组织的生长、发育和调节其功能，并协调各种代谢过程。尤其重要的是男性的雄激素和女性的雌性激素。

内分泌干扰化合物（endocrine disrupting chemicals，简称 EDCs）是指那些人工合成或天然的能够影响动物体内正常激素功能的化合物。根据其功能可将其分为雄激素调节剂和雌性激素调节剂。它们模仿性激素的作用使性器官产生类似的响应，或者阻断正常性激素的作用。

第一个被认为具有干扰内分泌作用的化合物是己烯雌酚，作为医药用于孕妇保胎以防止流产。该化合物可造成阴道细胞癌变和使女婴生殖畸变，或造成男婴生殖缺陷。

另一类 EDC 来源于食品如大豆、苹果、小麦和豌豆等。还有一些植物能产生多环化合物，如异黄酮、植物甾醇类等，它们具有很强的雌激素活性。

环境内分泌干扰物（environmental endocrine disruptors，简称 EEDs），可以称为第三类内分泌干扰物。这类物质指人工合成的最终在环境中形成污染物的化合物，主要包括多氯联苯、二噁英、化学农药和其他一些有机物等。加拿大某组织列出 70 种怀疑对象，有一本称为《被盗的未来》（Our Stolen Future）的书中列出 50 种怀疑对象，也有文献列出 67 种。本文将要讨论的就是这类物质中的重要一族：化学农药。目前被怀疑的农药及其代谢物等就有 60 多种（表 8-17）。

表 8-17　被怀疑能够干扰内分泌的农药

杀虫、杀螨剂	α-六六六、β-六六六、γ-六六六、δ-六六六、开蓬、毒杀芬、六氯苯、七氯、反式九氯、艾氏剂、狄氏剂、异狄氏剂、甲氧滴滴涕、灭蚁灵、o,p-DDE、p,p-DDE、p,p-PDD、o,p-DDD、p,p-DDT、α-硫丹、β-硫丹、硫丹硫酸酯、环氧七氯、顺式氯丹、反式氯丹、氧化氯丹(氯丹代谢物)、甲萘威、涕灭威、克百威、敌百虫、马拉硫磷、亚砜磷、对硫磷、毒死蜱、乐果、氯菊酯、氯氰菊酯、氰戊菊酯、苯醚菊酯、三氯杀螨醇、双甲脒。
除草剂	2,4-D、2,4,5-T、五氯酚(PCP)、西玛津、莠去津、氟乐灵、杀草强、嗪草酮、除草醚、甲草胺、利谷隆。
杀菌剂	苯菌灵、多菌灵、腐霉利、代森锌、代森锰锌、代森联、福美锌、乙烯菌核利、戊菌唑、丙环唑、氟硅唑、十三吗啉、咪酰胺
熏蒸剂	二溴氯丙烷

农药对内分泌的干扰作用已经被欧盟和美国等发达国家农药登记管理部门引入到登记资料要求中来。

美国 1996 年通过了食品质量保护法（food quality protection act，FQPA）并对饮用水安全法（safe drinking water act，SDWA）进行了修改。在两法中均有条款呼吁对化学品及农药的内分泌干扰作用进行筛选和试验。两法要求 EPA 启动筛选项目，并采用可靠的方法和其他信息来确定化学品是否具有与天然激素类似的内分泌干扰作用。

1996 年美国内分泌干扰物筛选和试验顾问委员会（The Endocrine Disruptor Screening and Testing Advisory Committee，EDSTAC）成立。其目的是就如何开发内分泌干扰物筛选和试验项目向国会提出建议。该委员会由来自工业界、政府、环境和公共卫生团体、工人安全团体和学术机构的代表组成。EDSTAC 成立之后，用两年的时间研究了当时可以得到的关于内分泌干扰物的科学信息，并征求了其他专家和公众的意见，于 1998 年 9 月向 EPA 提交了最终报告。

1998 年 8 月，EPA 发布了联邦登记通告，综合了 EDSTAC 的很多建议，宣布启动内分泌干扰物筛选项目（EDSP），并提出了很多操作细节。

1998 年 12 月又发布联邦登记通告，增加了 EDSP 的其他细节，并规定了实施细则。

1999 年 7 月，应 EPA 要求，由美国 EPA 的科学顾问委员会（Science Advisory Board，SAB）和联邦农药法（FIFRA）的科学顾问团（Scientific Advisory Panel，SAP）组成的附属委员会评审了关于成立启动 EDSP 项目的一系列科学问题，并发表了评价报告。

1999 年 12 月，EPA 和美国国家自然资源保护委员会（Natural Resources Defense Council，NRDC）就 NRDC 状告 EPA 执行内分泌干扰物项目的一些违法行为达成协议。

2000 年 8 月，EPA 向国会报告了 EDSP 的情况，总结了内分泌干扰物问题并描述了内分泌干扰物筛选项目，并汇报了项目执行的进展情况，正在进行中的关于内分泌干扰物的研究，以及为保证动物福利而正在采取的措施。

2001 年 10 月，EPA 的环境政策和技术国家顾问委员会依据有关法律成立了分泌干扰物试验方法确证附属委员会（Endocrine Disruptor Methods Validation Subcommittee，EDMVS）。EDMVS 就内分泌干扰物的试验（第一阶段和第二阶段）的科学问题向 EDSP 提供建议和忠告，包括初始工作草案的确立和选择，预确证试验的设计，以及预确证试验和确证试验结果的解释等。

2002 年 5 月，EPA 向国会报告 EDVMS 工作进展。

2002 年 12 月，EPA 提出对建议的初筛方法进行公众评论。EPA 意欲依据联邦食品、药品和化妆品法选择 50～100 个化合物进行初筛。

2004 年 6 月，依法成立了内分泌干扰物方法确证委员会（Endocrine Disruptor Methods Validation Advisory Committee，EDMVAC）取代了 EDMVS。EDMVAC 将继续发挥 EDMVS 的功能，为内分泌物项目第一阶段的筛选和第二阶段的试验向 EPA 提供科学和技术方面的建议。在试验确证阶段，该委员会对相关科学问题、试验方案、数据及数据解释等进行评价。该委员会还为第一阶段的筛选工作的内容提供建议。

2005 年 9 月，EPA 发表化学品初筛试验方法联邦登记公告，该公告提出了 EPA 将要依据食品、药品和化妆品法选择 50～100 个化合物的筛选方法。

2007 年 6 月，EPA 发表了依据食品、药品和化妆品法要求进行初筛的农药有效成分及惰性组分的草案名单。

2007 年 12 月，EPA 发布了两个联邦公告，请求公众对内分泌干扰物项目进行评论。其中一个公告请求对初筛政策和程序草案（draft policies and procedures）进行评论，另一个则请求对信息收集要求（draft information collection request，ICR）进行评论。

目前，EPA 在三个方向执行内分泌干扰物筛选项目（EDSP）：（1）开发专门的实验方法、评价方法有效性、保证实验方法能在不同实验室之间进行可靠而始终一致的测试；（2）找出供筛选和试验的化合物优先顺序；（3）建立要求试验的政策和程序。

2009 年 10 月 21 日，EPA 发表了联邦登记公告宣布第一阶段筛选的工作内容和可得到的试验指导。此外，还总结了第一阶段筛选的同行评审结果以及选择和整合第一阶段试验内容的依据。

第一阶段筛选工作的内容主要如下。

离体试验（*in vitro*）：

(1) 雌激素受体结合试验——大鼠子宫细胞液；

(2) 雌激素受体——信使核糖核酸形成的活化——人细胞系；

(3) 男性荷尔蒙受体结合——大鼠前列腺细胞液；

(4) 类固醇起源——人细胞系；

(5) 芳香化酶——人重组染色体。

在体实验（*in vivo*）：

(1) 子宫增重——大鼠；

(2) 青春期雌性大鼠；

(3) 青春期雄性大鼠；

(4) 两栖动物畸形试验——青蛙；

(5) 鱼短期生殖试验。

经过筛选确定了最终供第一阶段初筛的农药化合物及惰性组分名单，其中 67 个为农药。主要有 2,4-D、阿维菌素、乙酰甲胺磷、莠去津、氟草胺、联苯菊酯、克菌丹、甲萘威、克百威、百菌清、毒死蜱、氟氯氰菊酯、氯氰菊酯、二嗪磷、DCPA、敌草腈、三氯杀满醇、乐果、乙拌磷、硫丹、氰戊菊酯、灭克磷、苯丁锡、氟酰胺、灭菌丹、草甘膦、吡虫啉、异菌脲、利谷隆、马拉硫磷、甲霜灵、灭多威、甲基对硫磷、异丙甲草胺、嗪草酮、腈菌唑、哒草伏、乙霉威、氯菊酯、亚胺硫磷、毒草胺、克螨特、丙环唑、戊炔草胺、五氯硝基苯、苄呋菊酯、西玛津、戊唑醇、三唑酮、氟乐灵等。

EPA 已经制定的 OPPTs 实验指导 890 系列 11 项，包括：

890.1100－两栖动物变态试验（青蛙）；

890.1150－雄性荷尔蒙受体结合试验（大鼠前列腺）；

890.1200－芳香酶试验（人重组细胞）；

890.1250－雌激素受体结合试验；

890.1300－雌激素受体转录、激活（人细胞系 HeLa-9903）；

890.1350－鱼短期生殖毒性；

890.1400－Hershberger 试验（大鼠）；

890.1450－雌性青春期试验（大鼠）；

890.1500－雄性青春期试验（大鼠）；

890.1550－类固醇合成（人细胞系-H295R）；

890.1600－子宫营养研究（大鼠）。

四、农药对有益（非靶标）生物的毒性试验方法

OECD 和美国 EPA 均制定了农药生态毒理学试验方法，可供选用。

读者可以分别在 OECD 和 EPA 网站上下载这些方法。

五、农药生态风险评价

农药生态风险评价的目的是了解鸟类、鱼类和植物等非靶标生物暴露于农药后会发生什么有害影响。有害影响包括伤害、死亡或者水生动物（如鱼和无脊椎动物）、陆地动物（鸟、野生哺乳动物）、植物或其他非靶标生物（如昆虫）包括对濒危和或处于危险境地的物种的生物量或生产能力的下降。

风险评价需要综合各种信息，如毒性试验（生态效应）、暴露情况等。

美国 EPA 的生态风险评价主要分三个阶段：问题的提出（problem formulation）、问题分析（analysis）、风险描述（risk characterization）。

问题的提出：风险评价的目的，并详细说明问题和管理行动。风险评价的质量决定于问题提出的内容如何：①能够反映管理目标以及所能代表的生态系统的评价终点；②能够代表预测的刺激物（农药）与评价终点之间关系的概念模型；③风险分析的计划。

问题分析（analyses）：在此阶段风险评价员评价对刺激物（农药）的暴露情况，即暴露描述和刺激物水平与生态效应之间的关系，以及生态效应描述。风险分析的主要工作包括：①选择将要用于风险评价的数据并确定这些数据的优势和劣势；②分析刺激物（农药）的来源、在环境中的分布情况、暴露可能性或实际暴露情况；③考察刺激物-响应之间的关系，以及效应测量与评价终点之间的关系。

在分析过程中，科学家还要评价暴露与效应描述之间的不确定性，分析阶段得到的成果有两个方面：①根据环境归宿及转移数据得到的暴露资料；②生态效应或刺激-响应的资料。

风险描述阶段（risk characterization phase）：这是最后阶段，在此阶段暴露和生态效应被综合成一个全面的结论（风险估计）。风险评价员将田间预期的暴露水平（估计的环境浓度）与实验室得到的能够产生毒害作用的水平进行比较。最后形成的综合风险描述应包括假设、不确定性以及分析的优势和局限性。综合描述做出的是关于风险的本质及其存在的判断。

第六节 农药残留分析方法

一、农药残留管理

国际食品法典委员会（CAC）是由联合国粮农组织（FAO）和世界卫生组织（WHO）于 1963 年共同建立的政府间组织，其宗旨是协调制定国际食品标准、准则以及建议，统称为"食品法典"。与农药残留有关的标准由 CAC 下设的国际食品法典农药残留委员会（CCPR）制定。

农药残留联席会议（Joint Meeting of Pesticide Residues，JMPR）是联合国粮农组织（FAO）和世界卫生组织（WHO）联合专家委员会，隶属于 CCPR。JMPR 成立于 1963 年，是根据 FAO 农药应用专家组于 1959 年建议 FAO 和 WHO 联合研究食品和动物饲料中残留农药对消费者的健康危害的提议成立的。

JMPR 由 FAO 专家组和 WHO 专家组组成，是受 FAO/WHO 联合管理的专家委员会，但独立于国际食品法典委员会（CAC）及其附属机构。JMPR 于 1963 年召开了第一届会议，之后每年召开 FAO 专家组和 WHO 专家组年度会议，开展具体食品或一组食品中农药残留风险评估，提出最大残留限量（MRLs）建议，以保证含有残留农药的食品安全性，同时就相关采样及分析方法提出建议。如果最大残留限量建议经过国际食品法典农药残留委员会（CCPR）审议通过后，呈报 CAC 大会审议，通过后成为法典标准。

二、农药残留分析方法

农药残留分析方法是农药登记资料要求中最重要的资料之一。登记残留分析方法的目的是监测农药使用之后在农产品（食品）或环境因子（土壤、水和空气等）中的残余物。所以有些国家农药登记要求提供针对多种样品基质（食品、农产品、水、土壤、空气等）的残留分析方法，或者视农药使用场所不同要求提交相关的残留分析方法。比如在室内使用的农药可能要求空气中的农药残留分析方法，而不必提供植物中的农药残留分析方法。对于农用农药，FAO 或各国都具体规定了需要测试的样品基质。

前述的 CCPR 要求采用推荐农药残留分析方法以保证分析结果的可比性，以利于国际食品贸易。

但是 CCPR 本身不制定分析方法标准，而是通过审议成员国（组织）提交的分析方法来作为法典方法。其主要工作由 CCPR 的分析方法特别工作组完成。方法不作为法典文件发布，只是作为推荐的方法置于国际原子能机构（IAEA）/FAO 网页方法库中，免费共享。

CCPR 将根据以下要求来筛选分析方法：一是能通过国家或国际标准化组织、书籍、手册、公开的文献和网络获得的方法；二是合作研究或经过大量实验室验证的方法，实验室验证必须根据农药残留分析良好操作准则进行；三是多残留分析方法；四是检出浓度等于或低于 MRL 值时，能够检测尽可能多的产品；五是适用于配备一般分析仪器的实验室。CCPR优先选择气相或高效液相色谱方法，在某些情况下如 MRL 远高于方法检测限且仅需做出通过/不通过决定时优先选择更简单的快速扫描方法。

关于农药残留管理和农药残留分析方法是一个很复杂的事情，本节不做太多介绍。这里主要就残留分析方法本身的一些技术问题做简单介绍，目的是让读者能正确认识和评价可获得的农药残留分析方法。

1. 农药残留田间试验

关于如何实施残留试验，国际组织（FAO、OECD）以及很多国家（美国、印度、澳大利亚、中国、日本）等都有自己的实验指导或规定。中国的《农药登记残留试验准则》中对田间试验原则、田间试验设计、采样方法、样本预处理、分析以及结果报告都提出了原则性要求。

2. 残留分析方法

农药残留分析一般包括如下步骤：样品采集、分样和储存、样品提取、样品净化、定性定量分析（测定）。

(1) 样品采集（sampling） 采样方法有多种，常用的有五点法、随机法、"Z"字法、对角线法、棋盘式等。

采样量也有相应的规定，中国农业部制定的行业标准《NY-T 788—2004 农药残留试验准则》对不同样品的采样量也有相应规定，读者可自行参考。到不同国家登记农药需要参考当地国家的相应规定。

田间采集的样品在储存之前需要用四分法缩分成小样（如 250～500g）。样品储存条件和储存时间都需要记录下来。

(2) 样品提取（extraction） 在进行分析之前需要对样品进行提取，即将样品中的待测组分通过一定的手段提取出来。一般都采用溶剂提取法，即根据待测物的理化性质选择适当的溶剂或溶剂混合物（水也可作为溶剂）通过如下几种方法将待测物提取出来。提取方法有：浸渍和漂洗法、振荡法、匀浆捣碎法、索氏（Soxhlet）提取法、消化法以及其他方法如超声提取法、微波辅助萃取（microwave-assisted solvent extraction，MASE）、加速溶剂萃取（accelerated solvent extraction，ASE）、超临界流体提取法（supercritical fluid extraction，SFE）等。

(3) 样品净化（clean-up） 提取之后，样品溶液还需要进一步净化。样品净化方法主要有：液-液分配萃取法（liquid-liquid separation）、常规吸附柱色谱法、固相萃取（solid-phase extraction，SPE）、固相微萃取（solid-phase microextraction，SPME）、基质固相分散萃取（MSPDE）技术等。

事实上，很难把提取和净化严格地区分成两个过程，因为有些技术同时兼有提取和净化两种作用。比如超临界流体提取法就同时具有分离净化作用。传统的提取方法就是用有机溶剂将待测物及相伴物提取出来，再采用另外的方法进行净化。

(4) 测定（determination） 在选择样品提取和净化方法的时候，除了要考虑到样品的特性和待分析物（农药）的特性外，还要兼顾测定方法，只有完美地结合起来才能达到分析目的。

目前使用的也是被广泛接受的农药残留分析方法仍然以色谱法为主。气相色谱法和液相色谱法以及它们与质谱检测器的连用方法还是最流行的。

色谱仪的作用就是分离和检测。所谓分离就是利用色谱柱的强大分离能力，将经过样品提取和净化之后的材料（混合物）进行进一步分离，达到将待测物与其他组分完全分开的过程。提取和净化过程得到的材料仍然是多种物质的混合物，只有经过色谱柱分离才能达到直接检测的目的。检测过程实际就是利用色谱检测器对分离出来的待测组分进行定量和/或定性的过程。

目前的色谱方法有多种分离模式，可以根据色谱分离模式将色谱法分为若干类型（表8-18）。

表8-18 色谱法分类（根据分离模式）

分离模式	固定相	流动相	色谱法(技术)
吸附	固体吸附剂	液体 气体 超临界流体	液固色谱(LSC) 气固色谱(GSC) 超临界流体-固体色谱(SCFC)
分配	液体	液体 气体 超临界流体	液-液色谱(LLC) 气-液色谱(GLC) 超临界流体-液体色谱(SCFLC)
离子交换	离子交换剂(树脂或玻璃)	液体(通常是缓冲液)	离子交换色谱(IEC) 阳离子交换色谱(CEC) 阴离子交换色谱(AEC)
渗透	多孔固体(树脂或玻璃)	液体	凝胶渗透色谱(GPC)

其中，液-液色谱（LLC）和气-液色谱（GLC）就是常说的液相色谱（或称高压液相色谱 HPLC）和气相色谱（也称 GC）。

不同的分离模式使用于不同的分析对象，农药残留分析常用的分离模式有：液-液分配和气-液分配、离子交换等。

3. 气相色谱法在农药残留分析中的应用

气相色谱法分析农药残留的原理是首先通过气相色谱柱将待测物与其伴随物分离开来，然后通过气相色谱的专用检测器测定农药残留物的量。

气相色谱法具有分离效能高、灵敏度高、选择性好、分析速度快、用样量少等特点。

在仪器允许的气化条件下，凡是能够气化且稳定、不具腐蚀性的液体或气体，都可用气相色谱法分析。有的化合物沸点过高难以气化或热不稳定而分解，则可通过化学衍生化的方法（如氨基甲酸酯杀虫剂），使其转变成易气化或热稳定的物质后再进行分析。

高效能和高选择性是指其能分离性质相似的多组分混合物，如同系物、同分异构体等，分离制备高纯物质，纯度可达 99.99%。灵敏度高，即可检出 $10^{-13} \sim 10^{-11} g$ 的物质。分析速度快，即几分钟到几十分钟可完成分析。应用范围广即可以用于低沸点、易挥发的有机物和无机物（主要是气体）。但是它有自身的局限性，即不适于高沸点、难挥发、热稳定性差的高分子化合物和生物大分子化合物分析。

气相色谱柱是气相色谱的核心部件，所起作用就是将混合物中的待分析物与其他组分分开，便于后面的检测器进行定量（定性）。

早期的气相色谱柱都是所谓的填充柱（packed column），1980年农药试验室里出现了毛细管色谱柱（capillary column）。到1990年毛细管柱的使用超过了填充柱。

气-液色谱的填充柱一般采用的是玻璃或不锈钢柱子装填有固体的填料或担体（support），填料表面涂渍有固定液（stationary liquid），填料和固定液共同组成所谓的固定相（stationary phase）。

固定液是决定气相色谱分离能力的核心，经过多年发展，目前有很多种固定液可供不同分析目的选用。常用的固定液按照极性大小可以分为如下几类。

① 非极性：100％聚二甲基硅氧烷，商品名主要有 AC1，OV-101，OV-1，DB-1，SE-30，HP-1，RTX-1，BP-1 等。弱极性：5％二苯基（95％）二甲基聚硅氧烷，商品名有 AC5，SE-52。5％二苯基1％乙烯基（94％）二甲基聚硅氧烷，商品名有 OV-5，DB-5，SE-54，HP-5，RTX-5，BP-5。中等极性：50％二苯基（50％）二甲基聚硅氧烷，商品名有 OV-17，HP-50，RTX-50。14％氰丙基苯基（其中7％氰丙基7％苯基）（86％）二甲基聚硅氧烷，商品名有 AC10，OV-1701，DB-1701，RTX-1701。50％氰丙基苯基（其中25％氰丙基25％苯基）（50％）二甲基聚硅氧烷，商品名有 AC225，OV-225，BP-225，DB-225，HP-225，RTX-225。

② 强极性：聚乙二醇，商品名有 AC20，PEG20M，HP-INNO-WAX。从化学类别看，气相色谱的固定液主要是耐高温的硅油类物质。甲基硅油类主要有 OV-1，OV-101，SE-30，DC-200；甲基苯基硅油类主要有 OV-17 和 SE-52；甲基三氟丙基硅油类主要有 OV-210 和 QF-1；甲基氰乙基硅油类有 OV-225 和 AN-600。

毛细管色谱柱也称开管柱和空心色谱柱。是一种内径约 0.2～0.5mm、长度约 30～300m 的空心色谱柱。而填充柱相当于一束长的毛细管。可把装有固定相的填充柱看作是一束涂有固定液的毛细管，而毛细管的内径约等于固定相的颗粒直径。由于这束毛细管是弯曲的、多路径的，致使涡流扩散严重，传值阻力很大，因而柱效较低，普通填充柱的理论塔板数只有几千。

毛细管气相色谱法使用的是毛细管色谱柱，固定液涂渍在管内壁上，为气-液色谱。管材为石英玻璃，柱效更高，理论塔板数最高可达 10^6。但因内径过小（0.2～0.5mm），故柱容量也很小，且因材质因素，易折断损坏。因柱长较长，分析时间通常也比较长。而填充柱气相色谱法使用的是填充色谱柱，既有气-液色谱也有气-固色谱，常见管材为不锈钢、玻璃、聚四氟、铜、铝等，除玻璃材质外，其他种类的不易损坏。填充柱分离能力较差，柱效较低，但柱容量大，柱较短，因此分析用时较短。

毛细管色谱柱的使用越来越多。它还特别适合多残留分析，可以同时将很多化合物的混合物分离开来。

气-液色谱的分离机制是基于被分离物质与固定液之间的作用力不同。固定液与被分离物质间的作用力主要有内聚力（色散力、诱导力、定向力）、氢键作用力以及分子间的特殊作用力。由于不同物质与固定液之间的作用力种类和/或作用力大小不同而被分离开来。根据实践经验可以总结出如下规律，供实际选用固定液时参考：用非极性固定液分离非极性物质，此时色散力起重要作用，需要很高的理论塔板数才能使组分按沸点顺序分离；诱导力虽然一般比其他吸引力小，但是可以用诱导力使非极性组分产生不同程度的极化而分离；分离极性差别大的组分时，最好用极性固定液；分析同分异构体时，用极性固定液，利用定向力使它们分离；同系物做固定液时，分子小的有较高的选择性；当组分含有氟、氧、氮等元素时，用含有羧基、羟基或氨基等功能团的固定液，即利用组分与固定液之间形成的氢键作用力使之分离。

气相色谱检测器是气相色谱的定量（与质谱检测器连用可用于定性）装置。气相色谱的监测器有多种，但是有些检测器如火焰离子化检测器（FID）由于灵敏度低，难以用来检测农药残留。而农药残留分析主要使用灵敏度比较高的选择性检测器。常见的气相色谱检测器有多种。农药残留分析最常用的是电子捕获检测器（electron capture detector，ECD），ECD 可用于有机氯农药及其他含有电负性原子的农药残留。火焰光度检测器（flame photometric，FPD），适合于含有硫、磷的农药残留检测（如有机磷杀虫剂、除草剂和杀菌剂等）。氮磷检测器（nitrogen phosphorus detector，NPD），适合于有机磷类和有机氮类的农药残留测定。

4. 液相色谱法及其在农药残留分析中的应用

根据分离机制的不同，高效液相色谱法可分为下述几种主要类型。

(1) 液-液分配色谱法及化学键合相色谱 流动相和固定相都是液体。流动相与固定相之间应互不相溶（极性不同，避免固定液流失），有一个明显的分界面。当试样进入色谱柱，溶质在两相间进行分配。

通常根据流动相和固定液的相对极性把分配色谱分为正相液-液分配色谱和反相液-液分配色谱法。正相色谱的流动相的极性小于固定液的极性（常用正己烷等非极性溶剂做流动相），反相色谱的流动相的极性大于固定液的极性（常用甲醇-水混合物等极性流动相）。

正相色谱用的固定相通常为硅胶、磷化铝以及其他具有极性官能团（如胺基、氰基、二醇基、硝基等）的物质。由于硅胶表面的硅羟基或其他官能团的极性较强，因此，分离的次序是依据样品中的各组分的极性大小，即极性弱的组分最先被冲洗出色谱柱。正相色谱使用的流动相极性相对比固定相低，如：正乙烷、氯仿、二氯甲烷等。

反相色谱填料常是以硅胶为基础，表面键合有极性相对较弱的官能团的键合相。反相色谱所使用的流动相极性较强，通常为水、缓冲液与甲醇、己腈等混合物。样品流出色谱柱的顺序是极性较强组合最先被冲出，而极性弱的组分会在色谱柱上有更强的保留。常用的反相填料有 C_{18}、C_8、C_4、C_6H_5 等。正相色谱和反相色谱的区别见表 8-19。

表 8-19 正相色谱和反相色谱的区别

比 较 项 目	正 相 色 谱	反 相 色 谱
固定相	极性	非(弱)极性
流动相	非(弱)极性	极性
流出次序	极性组分保留值大	极性组分保留值小
流动相极性的影响	极性增加,保留值减小	极性增加,保留值增大

(2) 液-固色谱法 流动相为液体，固定相为吸附剂（如硅胶、氧化铝等）。这是根据物质吸附作用的不同来进行分离的。其作用机制是：当试样进入色谱柱时，溶质分子和溶剂分子对吸附剂表面活性中心发生竞争吸附。

(3) 离子交换色谱法 离子交换色谱法是以离子交换剂作为固定相。IEC 是基于离子交换树脂上可电离的离子与流动相中具有相同电荷的溶质离子进行可逆交换，依据这些离子与交换剂具有不同的亲和力而将它们分离。

凡是在溶剂中能够电离的物质通常都可以用离子交换色谱法来进行分离。

液相色谱检测器有多种，如紫外检测器（UVD）、荧光检测器（FD）、二极管阵列检测器（DAD），质谱检测器（MS）等，均为农药残留分析常用。

常用液相色谱检测器及其性能见表 8-20。

表 8-20　商品化 HPLC 检测器的性能

检测器类型	检测量限/ng	线性范围	梯度洗脱
紫外-可见荧光检测器	0.1～1	10^5	是
电化学检测器	0.001～0.01	10^6	否
紫外-可见吸收检测器	0.1～1	10^5	是
质谱检测器	0.1～1	—	可变
折射率检测器	100～1000	10^4	否
傅里叶变换吸光检测器	100～1000	10^4	可变

紫外检测器在液相色谱中应用最为广泛，几乎所有的液相色谱仪都配备紫外检测器。可以是固定波长或可变波长，还可进行波长扫描（DAD）。

紫外检测器的原理：被检测物质具有特定的吸收波长，在该波长下，响应值与浓度成正比。紫外检测器使用于大部分常见具有紫外吸收的有机物质和部分无机物质。紫外检测器对占物质总数约 80％的有紫外吸收的物质均可检测，既可测 190～350nm 范围的光吸收变化，也可向可见光范围 350～700nm 延伸。紫外检测器适用于有机分子具紫外或可见光吸收基团，有较强的紫外或可见光吸收能力的物质检测。紫外吸收检测器它不仅有较好的选择性和较高的灵敏度，而且对环境温度、流动相组成变化和流速波动不太敏感，因此既可用于等度洗脱，也可用于梯度洗脱。紫外检测器灵敏度高，噪声低，线性范围宽，对流速和温度均不敏感，可于制备色谱。由于灵敏高，因此即使是那些光吸收小、消光系数低的物质也可用UV 检测器进行微量分析。

5. 分析方法的确证

农药残留分析方法的可靠与否直接决定残留分析结果的可靠性，所以应尽可能采用国际或国家认可的标准方法。但是在没有标准方法时，就需要残留分析实验室使用自行开发残留分析方法，这时就需要对所开发的方法进行可靠性确证（validation）。残留分析方法的可靠性确证主要包括有灵敏度、准确度、精密度、专一性和校准曲线等内容。

(1) 方法的灵敏度 分析方法的灵敏度（sensitivity）是指该方法对单位浓度或单位质量的待测物质的变化所引起的响应量变化的程度（相当于校正曲线的斜率）。它可以用仪器的响应量或其他指示量与对应的待测物质的浓度或量之比来描述，因此常用标准曲线的斜率来度量灵敏度。灵敏度因实验条件而改变。

在农药残留分析中，方法的灵敏度常用最小检出量（limit of detection，LOD）或最低检出浓度（limit of quantification，LOQ）表示。最小检出量指由基质空白所产生的仪器背景信号的 3 倍值的相应量，或者以基质空白产生的背景信号平均值加上 3 倍的均数标准差。均以分析物浓度表示，单位 $\mu g/kg$ 或 mg/kg。最低测定浓度指由基质空白所产生的仪器背景信号的 10 倍值的相应量，或者以基质空白产生背景信号平均值加上 10 倍的均数标准差，均以分析物质的浓度表示，单位 $\mu g/kg$ 或 mg/kg。

方法的灵敏度应该至少比该农药在指定的该作物上的最大残留限量（MRL）低一个数量级。若规定的 MRL 值很低时，则最低检出浓度应当至少与 MRL 相同。当样品中检测不出分析物质时，用"＜LOD"表示，同时应指出方法的灵敏度。

最低检出浓度的计算公式如下：

$$最低检出浓度(mg/kg)=\frac{最小检出量(ng)\times样本溶液定容体积(mL)}{称样量(g)\times样本溶液进样体积(\mu L)}$$

第 24 届 CCPR 对残留分析方法的实际检测限（lower practical level，LPL）与最高残留限量的要求之间的关系规定如表 8-21 所示。

表 8-21　FAO/WHO（CCPR，1992）**对残留分析方法的实际检测限的要求**

最高残留限量(MRL)/(mg/kg)	要求的实际检测限(LPL)/(mg/kg)
≥5	0.5
0.5～5	0.1～0.5
0.05～0.5	0.02～0.1
＜0.05	0.5×MRL 值

澳大利亚也采用此规定。

(2) 方法的准确度 准确度（accuracy）是指分析结果与真实值之间的接近程度。一般通过单次测定值或多次测定值的平均值与假定的真值之间符合程度来衡量。它是反映分析方法或测定系统存在的系统误差和随机误差两者的综合指标。准确度用绝对误差和相对误差表示。

评价农药残留分析方法的准确度，一般用标准添加回收率来表示，即在样品中加入标准物质，测定其回收率，以确定准确度。回收率的计算公式是：回收率＝（加标试样测定量÷加标量）×100％。

添加标准物质的量应与待测样品中存在的分析物质浓度范围相接近。一般设高、中、低三个浓度梯度。但是由于样品中待测物的浓度是未知的，所以一般以试样的最高残留限量（MRL）为中档浓度，再设高于和低于 MRL 值一个数量级（即 MRL 的 10 倍和 MRL 的 1/10）的浓度分别作为高档和低档浓度。在没有 MRL 规定时，一般以方法最低检测浓度（LOD）的 10～50 倍为中档浓度而设计三个浓度。每个浓度的样品重复数视要求而定，一般在 3～12。加标和未加标试样分析期间必须相同处理以避免出现试验偏差。

中国对残留试验方法的添加回收率一般要求达到 70％～110％，平均回收率在 80％即可，这是因为样品的复杂性很难使回收率达到 100％的理想状态。澳大利亚也有相同的要求。美国 EPA 则要求回收率在 70％～120％。如果回收率始终在 100％以上，EPA 则认为是可疑的。如果回收率达不到 70％，EPA 则会根据情况，对毒性很低的农药活性成分或次要的代谢物，接受这样的回收率数据。

(3) 方法的精密度　精密度（precision）是指重复分析均一样品所得测定值的一致程度。它反映分析方法的随机误差。精密度可以用极差、平均偏差、相对平均偏差、标准偏差和相对标准偏差、变异系数来表示，但是常用的是变异系数（coefficient of variation，CV）来表示。

变异系数又称"标准差率"，是衡量各测定值变异程度的另一个统计量。变异系数的计算公式如下：

$$变异系数＝\frac{标准差}{平均值}×100％$$

对农药残留分析方法而言，一般要求变异系数不超过一定的值，比如澳大利亚 APVMA 对残留分析方法要求变异系数与真值之间的关系如下：

添加浓度/(mg/kg)	CV/％
<1	0.35
1～10	0.30
10～100	0.20

与精密度有关的还有如下概念。

平行性（parallelity） 平行性系指在同一实验室中，当分析人员、分析设备和分析时间都相同时，用同一分析方法对同一样品进行双份或多份平行样测定结果之间的符合程度（即精密度）。

重复性（repeatability，r） 重复性系指在同一实验室内，当分析人员、分析设备和分析时间三因素中至少有一项不相同时，用同一分析方法对同一样品进行的两次或两次以上独立测定结果之间的符合程度（即精密度）。

再现性（reproducibility，R） 再现性系指在不同的实验室（分析人员、分析设备，甚至分析时间都不相同），用同一分析方法对同一样品进行多次测定结果之间的符合程度（即精密度）。

(4) 方法的专一性 专一性（specificity）指分析方法实际测定分析物质而不受杂质化合物干扰的能力。一般通过分析溶剂空白和样品基质空白来评价。选择性表示分析方法区别特征特性相近成分的能力，可表示为方法对样品中分析对象组分与其他组分（干扰杂质）灵敏度之比。一般在标准分析方法中应列举出无影响测定专一性的干扰物质和除去干扰的方法。农药残留分析中样品制备过程就是除去测定干扰物的过程。

利用色谱法进行残留分析的实际工作时，需要进行试剂空白和样品基质空白色谱分析。在待分析物的保留时间位置，试剂空白或样品基质空白色谱图不能出现干扰峰。待测物在色谱分离过程中的表现应该与样品基质中添加的标准物表现相同。

(5) 校准曲线 校准曲线（calibration curve）是表达被分析物质不同浓度与测定仪器响应值之间的线性定量关系的曲线。农药残留分析的校准曲线通常以标准溶液的不同系列浓度（最少应有 5 个点）为横坐标，所得到的响应值为纵坐标，连接各点得到相应的曲线。也称标准曲线。一般以最小二乘法处理数据，得出线性方程 $Y=aX+b$。该直线方程中的斜率（回归系数）为 a，截距为 b。所得校准曲线的相关系数 r 不得小于0.9995。残留分析方法多用色谱外标法定量，外标法定量可以采用单点校正法也可以采用校准曲线法。制作标准曲线的色谱条件和分析样品时的色谱条件必须一致，如果色谱条件发生变化，就必须重新制作标准曲线。制作标准曲线选择的标准物质（标样）的浓度必须落在待测物浓度的80%～120%这个范围内。

(6) 残留试验报告的内容和格式 不同国家或不同组织机构对残留试

验报告的内容和格式要求不尽相同。

参 考 文 献

[1] 冈吉 W D. 土壤和水中的农药. 夏增禄等译. 北京：科学出版社，1985.

[2] 单正军. 农药的结合残留及其环境意义. 农药译丛，1998，20（6）：51-54.

[3] 丁应祥等. 有机污染物在土壤-水体系中的分配理论. 农村生态环境，1997，13（3）：42-45.

[4] 化学农药环境安全性评价试验准则. 北京：国家环境保护局，1989.

[5] 金志刚，张彤，朱怀兰. 污染物生物降解. 上海：华东理工大学出版社，1997.

[6] 刘惠君，刘维屏. 农药污染土壤的生物修复技术. 环境污染治理技术与设备，2001，2（2）：74-80.

[7] 刘维屏，季瑾. 农药在土壤-水环境中归宿的主要支配因素——吸附和脱附. 中国环境科学，1996，16（1）：25-30.

[8] 马庆立，陈鹤鑫，徐进，陆贻通. 土壤中农药吸附-解吸的研究方法. 农药译丛，1989，11（4）：45-47，44.

[9] 莫汉宏. 农业环境化学行为论文集. 北京：中国科学技术出版社，1994.

[10] 苏允兰，莫汉宏，杨克武，安凤春. 土壤中结合态农药环境毒理研究进展. 环境科学进展，1997（3）：45-51.

[11] 韦兰 J. 小海斯. 农药毒理学. 陈炎磐，夏世俊主译. 北京：化学工业出版社，1990.

[12] 熊顺贵. 基础土壤学. 北京：中国农业科技出版社，1996.

[13] 岳永德，刘根凤. 农药环境光化学及其应用. 安徽农业大学学报，1995，22（4）：339-345.

[14] 张宗炳，樊德方，钱传范，施国涵. 杀虫药剂的环境毒理学. 北京：农业出版社，1989.

[15] 美国环保局网站 http：//www.epa.gov/.

[16] 农业部农药鉴定所. 农药残留量实用检测方法手册（1）. 北京：中国农业科技出版社，1995.

[17] EPA Residue Chemistry Test Guideline，OPPTS 860.1340，Residue Analytical Method，August 1996.

[18] APVMA. Residue Analytical Method，Residue Guideline No. 19，February 2000.

[19] OECD Series on Pesticides Number 39，Guidance Document On Pesticide Residue Analytical Methods.

[20] George Fong W，et al. Pesticide Residues in Foods：Methods，Techniques，and Regulations. John Wiley & Sons，Inc.，1999.

第九章

农药运输和农药污染物处置

第一节 农药的运输

一、危险化学品概念和分类原则

1. 联合国《关于危险货物运输的建议书-规章范本》（第十五修订版）简介

《关于危险货物运输的建议书》（简称《建议书》）的适用对象是各国政府和关心危险货物运输安全的各国际组织。

《建议书》第一版由联合国经济及社会理事会危险货物运输专家委员会编写，1956 年首次出版（ST/ECA/43-E/CN. 2/170）。

为了适应技术发展和使用者不断变化的需要，专家委员会在随后的历届会议上，按照经济及社会理事会 1957 年 4 月 26 日第 645 G（XXIII）号决议及之后的有关决议，对《建议书》进行了定期修订和增补。

在第十九届会议（1996 年 12 月 2～10 日）上，委员会通过了《危险货物运输规章范本》第一版，并列入《关于危险货物运输的建议书》第十修订版作为附件。这样做是为了方便将《规章范本》直接纳入所有运输方式的国家和国际规章，从而加强协调统一，便利所有有关法律文书的定期修订，也可使各成员国政府、联合国、各专门机构和其他国际组织节省大量资源。

经济及社会理事会 1999 年 10 月 26 日第 1999/65 号决议扩大了专家委员会的任务范围，包括对不同管理制度下采用的化学品分类和标签制度作全球统一的问题，如运输、工作场所的安全、对消费者的保护、环境保护等。

委员会经过重组，改名为"危险货物运输问题和全球化学品统一分类标签制度问题专家委员会"，下设一个危险货物运输问题专家小组委员会和一个全球化学品统一分类和标签制度问题专家小组委员会。

委员会第三届会议（2006 年 12 月 14 日），通过了对《关于危险货物运输的建议书》的一系列修改，主要是收入了一些新的规定（如：例外数量包装的危险货物运输的规定和燃料电池盒运输的规定，氯硅烷的包装规范等）和对原有规定的修改（如：在有机过氧化物一览表中增加了新条目、气体的包装规范、装载 A 类感染性物质容器的制造和试验要求、中型散货箱的制造和试验要求等）。

继续保持了与国际原子能机构（原子能机构）密切合作，对有关放射性物质运输的规定作了文字修改。

《建议书》第十五修订版收入了 2006 年 12 月通过并统一编入 T/SG/AC. 10/34/Add. 1 和-/Corr. 1 中的所有修改。

委员会第三届会议还通过了对《关于危险货物运输的建议书-试验和标准手册》的修改（ST/SG/AC. 10/34/Add. 2），将作为《手册》第四修订版的增编出版（ST/SG/AC. 10/11/Rev. 4/Amend. 2），并通过了对《全球化学品统一分类标签制度》的修改（ST/SG/AC. 10/34/Add. 3），有关内容将收入文件 ST/SG/AC. 10/30/Rev. 2 的第二修订版。

2. 危险化学品的概念

化学品中具有易燃、易爆、毒害、腐蚀、放射性等危险特性，在生产、储存、运输、使用和废弃物处置等过程中容易造成人身伤亡、财产毁损、污染环境的均属危险化学品。

危险化学品的分类原则：危险化学品目前常见并用途较广的约有数千种，其性质各不相同，每一种危险化学品往往具有多种危险性，但是在多种危险性中，必有一种主要的即对人类危害最大的危险性。因此在对危险化学品分类时，掌握"择重归类"的原则，即根据该化学品的主要危险性来进行分类。

某些农药在联合国《关于危险货物运输的建议书-规章范本》里也被作为危险化学品对待。

二、危险化学品运输立法

1. 危险化学品国际运输立法

危险货物的运输，无论是国内或国外都有相关的立法，目的是规范危险化学品的运输行为。联合国危险货物运输专家委员会是1953年设立的专门研究国际间危险货物安全运输问题的国际组织。每两年修订并出版一次《关于危险货物运输的建议书-规章范本》（大橘皮书）和与其配套的《试验和标准手册》（小橘皮书），用以规范和指导国际间危险货物的生产和运输。世界各国和各国际组织涉及危险品的立法内容或管理活动都以橘皮书为依据。在2001年7月联合国危险货物运输专家委员会第20次会议上，联合国危险货物运输专家委员会改组为联合国危险货物运输和全球化学品统一分类标签制度专家委员会。该委员会下设全球化学品统一分类标签制度专家小组委员会（GHS）和危险货物运输专家小组委员会（TDG），中国目前只是危险货物运输专家小组委员会（TDG）成员。国际海事组织（IMO）为规范海上危险货物的运输，制定了《国际海运危险货物规则》（IMDG CODE），作为国际间危险品海上运输的基本制度的指南，得到海运国家的普遍认可和遵守。我国是国际海事组织A类理事国，从1982年开始在国际海运中执行《国际海运危险货物规则》和相关的国际公约和规则，并参加《国际海运危险货物规则》的修改。

2. 国内危险化学品运输立法

我国的危险化学品国内立法直接受到国际立法的影响。危险化学品主要标准GB 6944—1986《危险货物分类与品名编号》和GB 12268—1990《危险货物品名表》（后被2005年11月开始实施的GB 12268—2005替代）主要参考和吸收了联合国橘皮书的内容。这两个标准是我国制定有关危险化学品货物法规、规章的重要依据和组成部分之一。与国际立法一样，确认危险化学品危险性质也是国内运输立法的核心和前提，我国有关运输危险化学品管理法规规章中的危险化学品性质的确定和划分均以GB 6944《危险货物分类与品名编号》和GB 12268《危险货物品名表》为依据制定，它是危险品管理法规规章中的重要组成部分，具有规定危险品名称和分类、限定危险品范围和运输条件以及确定危险品包装与性能标志等作用。

GB 12268—2005的特点及与GB 12268—1996的差异如下。

（1）GB 12268—2005的第4章（除4.7外）、第6章表1中第1～6栏为强制性的，其余为推荐性的。

（2）GB 12268—2005对应于联合国《关于危险货物运输的建议书-规

章范本》（以下简称《规章范本》）第 3 部分：危险货物一览表和有限数量例外（第 13 修订版），其有关技术内容与《规章范本》完全一致，在标准文本格式上按 GB/T 1.1—2000 进行了编辑性修改。

GB 12268—2005 代替 GB 12268—1990《危险货物品名表》。它与 GB 12268—1990 的差异为：

(1) 采用 GB 6944—2005 对危险货物进行分类；

(2) 对《危险货物品名表》结构进行了调整和补充，增加了"英文名"、"类别或项别"、"次要危险性"和"包装类别"等栏目；

(3) 修改了 GB 12268—1990 中危险货物品名的编号方法，采用联合国编号。将原标准中的危险货物品名编号作为过渡列在"备注"栏；

(4) 危险货物名称采用《规章范本》第 3 部分中的正式运输名称；

(5) 参照《规章范本》第 3 部分内容，对 GB 12268—2005 中危险货物进行了适当调整；

(6) 增加"爆炸品配装组划分方法和爆炸品危险性项别与配装组的组合"、"危险货物危险性的先后顺序"等内容作为规范性附录列出。

为方便使用和管理，做好与 GB 12268—1990 的衔接，GB 12268—1990 中危险货物编号（CN 号）允许存在两年，即从标准实施之日起两年内，需要使用 CN 号的产品或场合在标注联合国编号（UN 号）的同时可标注 CN 号；GB 12268—2005 实施前已印制的有关危险货物的包装、标志和安全数据单等应视为有效，但必须加注或粘贴 UN 号。

GB 12268—2005 的附录 A 和附录 B 为规范性附录。

GB 12268—2005 由中华人民共和国交通部提出。

GB 12268—2005 由全国危险化学品标准化技术委员会（SAC/TC 251）归口。

为了加强对危险化学品的安全管理，国务院于 2002 年 3 月颁布了《危险化学品安全管理条例》。

三、危险化学品分类

在联合国《关于危险货物运输的建议书-规章范本》（第十五修订版）中按照其规章约束的物质（包括混合物和溶液）和物品，按危险物质具有的危险性或最主要的危险性，划入九个类别中的一类。有些类别再分成项别。这些类别和项别如下。

第 1 类：爆炸品（explosives）

1.1 项：有整体爆炸危险的物质和物品（substances and articles which have a mass explosion hazard）

1.2 项：有迸射危险但无整体爆炸危险的物质和物品（substances and articles which have a projection hazard but not a mass explosion hazard）

1.3 项：有燃烧危险并有局部爆炸危险或局部迸射危险或这两种危险都有、但无整体爆炸危险的物质和物品（substances and articles which have a fire hazard and either a minor blast hazard or a minor projection hazard or both，but not a mass explosion hazard）

1.4 项：不呈现重大危险的物质和物品（substances and articles which present no significant hazard）

1.5 项：有整体爆炸危险的非常不敏感物质（very insensitive substances which have a mass explosion hazard）

1.6 项：无整体爆炸危险的极端不敏感物品（extremely insensitive articles which do not have a mass explosion hazard）

第 2 类：气体（gases）

2.1 项：易燃气体（flammable gases）

2.2 项：非易燃无毒气体（non-flammable，non-toxic gases）

2.3 项：毒性气体（toxic gases）

第 3 类：易燃液体（flammable liquids）

第 4 类：易燃固体；易于自燃的物质；遇水放出易燃气体的物质（flammable solids；substances liable to spontaneous combustion；substances which，on contact with water，emit flammable gases）

4.1 项：易燃固体、自反应物质和固态退敏爆炸品（flammable solids，self-reactive substances and solid desensitized explosives）

4.2 项：易于自燃的物质（substances liable to spontaneous combustion）

4.3 项：遇水放出易燃气体的物质（substances which in contact with water emit flammable gases）

第 5 类：氧化性物质和有机过氧化物（oxidizing substances and organic peroxides）

5.1 项：氧化性物质（oxidizing substances）

5.2 项：有机过氧化物（organic peroxides）

第 6 类：毒性物质和感染性物质（toxic and infectious substances）

6.1 项：毒性物质（toxic substances）

6.2 项：感染性物质（infectious substances）

第 7 类：放射性物质（radioactive material）

第 8 类：腐蚀性物质（corrosive substances）

第 9 类：杂项危险物质和物品（miscellaneous dangerous substances and articles）

类和项的号码顺序，并不是危险程度的顺序。

划入第 1 类至第 9 类的许多物质，虽无附加标签，但被认为对环境有害。废物的运输，必须考虑到其危险性和本规章的标准，按适当类别的要求进行。不受本规章约束但属于《巴塞尔公约》范围内的废物，可按第 9 类运输。为了包装目的，第 1 类、第 2 类、第 7 类、5.2 项和 6.2 项物质，以及 4.1 项自反应物质以外的物质，按照它们具有的危险程度，划分为以下三个包装类别。

Ⅰ类包装：显示高度危险性的物质；Ⅱ类包装：显示中等危险性的物质；Ⅲ类包装：显示轻度危险性的物质。

四、欧洲联盟危险性符号、R 术语和 S 术语

在英国作物保护协会主编的《农药手册》中，某些毒害较大的农药产品介绍中经常提及危险性符号和 R 术语。如对硫磷的毒理学介绍部分给出了欧盟分类（EC classification）：T＋；R26/28；T；R24，R48/25；N；R50，R53。这个分类就是给出欧盟危险性符号以及 R 术语和/或 S 术语。

磷化氢的危险性符号及 R/S 术语如下。EU classification：highly flammable（F＋）；very toxic（T＋）；corrosive（C）；dangerous for the environment（N）。R-phrases：R12，R17，R26，R34，R50；S-phrases：(S1/2)，S28，S36/37，S45，S61，S63。

对硫磷的危险性符号及 R/S 术语如下。EU classification：very toxic（T＋），N（dangerous for the environment）；R-phrases：24-26/28-48/25-50/53；S-phrases：(1/2-)-28-36/37-45-60-61。

此外，欧盟要求在有害化学品（农药）的标签和 MSDS 的上标明 R

术语和 S 术语。有些国家（如加纳）的农药登记资料要求里也需要填写 R
术语和 S 术语。

　　根据欧洲联盟危险化学品立法规定，化学品的包装标签上必须标示出
对人类最重要的危险性符号。这些危险符号应以黑体字印刷在橙红色背景
上，各种危险性符号及其含义如下。

　　E 符号：爆炸性物品；O 符号：氧化性物品；F 符号：高度易燃物
品；F＋符号：极易燃物品；T 符号：有毒物品；T＋符号：极高毒性物
品；C 符号：腐蚀性物品；Xi 符号：刺激性物品；Xn 符号：有害物品；
N 符号：环境危险物品。

　　表 9-1 和表 9-2 分别列出了风险术语和安全术语。

表 9-1　风险术语（R 术语）

风险术语	英 文 解 释	中 文 解 释
R1	explosive when dry	干燥时有爆炸性
R2	risk of explosion by shock, friction, fire or other sources of ignition	受冲击、摩擦、着火或其他引燃源有爆炸危险
R3	extreme risk of explosion by shock, friction, fire or other sources of ignition	受冲击、摩擦、着火或其他引燃源有极高爆炸危险
R4	forms very sensitive explosive metallic compounds	生成极敏感的爆炸性金属化合物
R5	heating may cause an explosion	受热可能引起爆炸
R6	explosive with or without contact with air	与空气或未与空气接触发生爆炸
R7	may cause fire	可能引起火灾
R8	contact with combustible material may cause fire	与可燃物料接触可能引起火灾
R9	explosive when mixed with combustible material	与可燃物料混合时发生爆炸
R10	flammable	易燃的
R11	highly flammable	高度易燃的
R12	extremely flammable	极易燃的
R14	reacts violently with water	与水猛烈反应
R14/15	reacts violently with water, liberating highly flammable gases	与水猛烈反应，释放出极易燃气体
R15	contact with water liberates extremely flammable gases	与水接触释放出极易燃气体
R15/29	contact with water liberates toxic, highly flammable gas	与水接触释放出有毒的，极易燃气体
R16	explosive when mixed with oxidizing substances	与氧化性物质混合时发生爆炸

风险术语	英 文 解 释	中 文 解 释
R17	spontaneously flammable in air	在空气中易自燃
R18	in use, may form flammable/explosive vapour-air mixture	使用中可能形成易燃/爆炸性蒸气空气混合物
R19	may form explosive peroxides	可能生成爆炸性过氧化物
R20	harmful by inhalation	吸入有害
R20/21	harmful by inhalation and in contact with skin	吸入和与皮肤接触是有害的
R20/21/22	harmful by inhalation, in contact with skin and if swallowed	吸入、与皮肤接触和吞食是有害的
R20/22	harmful by inhalation and if swallowed	吸入和吞食是有害的
R21	harmful in contact with skin	与皮肤接触是有害的
R21/22	harmful in contact with skin and if swallowed	与皮肤接触和吞食是有毒的
R22	harmful if swallowed	吞食是有害的
R23	toxic by inhalation	吸入有害
R23/24	toxic by inhalation and in contact with skin	吸入和与皮肤接触是有毒的
R23/24/25	toxic by inhalation, in contact with skin and if swallowed	吸入、与皮肤接触和吞食是有毒的
R23/25	toxic by inhalation and if swallowed	吸入和吞食是有毒的
R24	toxic in contact with skin	与皮肤接触有毒
R24/25	toxic in contact with skin and if swallowed	与皮肤接触和吞食是有毒的
R25	toxic if swallowed	吞食有毒
R26	very toxic by inhalation	吸入有极高毒性
R26/27	very toxic by inhalation and in contact with skin	吸入和与皮肤接触有极高毒性
R26/27/28	very toxic by inhalation, in contact with skin and if swallowed	吸入、与皮肤接触和吞食有极高毒性
R26/28	very toxic by inhalation and if swallowed	吸入和吞食有极高毒性
R27	very toxic in contact with skin	与皮肤接触有极高毒性
R27/28	very toxic in contact with skin and if swallowed	与皮肤接触和吞食有极高毒性
R28	very toxic if swallowed	吞食有极高毒性
R29	contact with water liberates toxic gas	与水接触释放出有毒气体
R30	can become highly flammable in use	使用会变为高度易燃的
R31	contact with acids liberates toxic gas	与酸接触释放出有毒气体
R32	contact with acids liberates very toxic gas	与酸接触释放出极高毒性气体

风险术语	英 文 解 释	中 文 解 释
R33	danger of cumulative effects	有累积作用危险
R34	causes burns	引起灼伤
R35	causes severe burns	引起严重灼伤
R36	irritating to eyes	刺激眼睛
R36/37	irritating to eyes and respiratory system	刺激眼睛和呼吸系统
R36/37/38	irritating to eyes, respiratory system and skin	刺激眼睛、呼吸系统和皮肤
R36/38	irritating to eyes and skin	刺激眼睛和皮肤
R37	irritating to respiratory system	刺激呼吸系统
R37/38	irritating to respiratory system and skin	刺激呼吸系统和皮肤
R38	irritating to skin	刺激皮肤
R39	danger of very serious irreversible effects	有极严重不可逆作用危险
R39/23	toxic: danger of very serious irreversible effects through inhalation	有毒的:经吸入有极严重不可逆作用危险
R39/23/24	toxic: danger of very serious irreversible effects through inhalation and in contact with skin	有毒的:经吸入和与皮肤接触有极严重不可逆作用危险
R39/23/24/25	toxic: danger of very serious irreversible effects through inhalation, in contact with skin and if swallowed	有毒的:经吸入、与皮肤接触和吞食有极严重不可逆作用危险
R39/23/25	toxic: danger of very serious irreversible effects through inhalation and if swallowed	有毒的:经吸入和吞食有极严重不可逆作用危险
R39/24	toxic: danger of very serious irreversible effects in contact with skin	有毒的:与皮肤接触有极严重不可逆作用危险
R39/24/25	toxic: danger of very serious irreversible effects in contact with skin and if swallowed	有毒的:与皮肤接触和吞食有极严重不可逆作用危险
R39/25	toxic: danger of very serious irreversible effects if swallowed	有毒的:吞食有极严重不可逆作用危险
R39/26	very toxic: danger of very serious irreversible effects through inhalation	极高毒性:经吸入有极严重不可逆作用危险
R39/26/27	very toxic: danger of very serious irreversible effects through inhalation and in contact with skin	极高毒性:经吸入和与皮肤接触有极严重不可逆作用危险
R39/26/27/28	very toxic: danger of very serious irreversible effects through inhalation, in contact with skin and if swallowed	极高毒性:经吸入、与皮肤接触和吞食有极严重不可逆作用危险
R39/26/28	very toxic: danger of very serious irreversible effects through inhalation and if swallowed	极高毒性:经吸入和吞食有极严重不可逆作用危险
R39/27	very toxic: danger of very serious irreversible effects in contact with skin	极高毒性:与皮肤接触有极严重不可逆作用危险

风险术语	英文解释	中文解释
R39/27/28	very toxic：danger of very serious irreversible effects in contact with skin and if swallowed	极高毒性：与皮肤接触和吞食有极严重不可逆作用危险
R39/28	very toxic：danger of very serious irreversible effects if swallowed	极高毒性：吞食有极严重不可逆作用危险
R40	possible risks of irreversible effects	可能有不可逆作用的风险
R40/20	harmful：possible risk of irreversible effects through inhalation	有害：经吸入可能有不可逆作用的风险
R40/20/21	harmful：possible risk of irreversible effects through inhalation and in contact with skin	有害的：经吸入和与皮肤接触可能有不可逆作用的风险
R40/20/21/22	harmful：possible risk of irreversible effects through inhalation, in contact with skin and if swallowed	有害的：经吸入、与皮肤接触和吞食可能有不可逆作用的风险
R40/20/22	harmful：possible risk of irreversible effects through inhalation and if swallowed	有害的：经吸入和吞食可能有不可逆作用的风险
R40/21	harmful：possible risk of irreversible effects in contact with skin	有害的：与皮肤接触可能有不可逆作用的风险
R40/21/22	harmful：possible risk of irreversible effects in contact with skin and if swallowed	有害的：与皮肤接触和吞食可能有不可逆作用的风险
R40/22	harmful：possible risk of irreversible effects if swallowed	有害的：吞食可能有不可逆作用的风险
R41	risk of serious damage to eyes	对眼睛有严重损害的风险
R42	may cause sensitization by inhalation	吸入可能引起过敏
R42/43	may cause sensitization by inhalation and skin contact	吸入和皮肤接触可能引起过敏
R43	may cause sensitization by skin contact	皮肤接触可能引起过敏
R44	risk of explosion if heated under confinement	在封闭情况下加热有爆炸危险
R45	may cause cancer	可能致癌
R46	may cause heritable genetic damage	可能造成不可逆的遗传损害
R47	may cause birth defects	可能引起出生缺陷
R48	danger of serious damage to health by prolonged exposure	长期接触有严重损害健康的危险
R48/20	harmful：danger of serious damage to health by prolonged exposure through inhalation	有害的：经吸入长期接触有严重损害健康的危险
R48/20/21	harmful：danger of serious damage to health by prolonged exposure through inhalation and in contact with skin	有害的：经吸入和与皮肤长期接触有严重损害健康的危险
R48/20/21/22	harmful：danger of serious damage to health by prolonged exposure through inhalation. ,in contact with skin and if swallowed	有害的：经吸入、皮肤和吞食长期接触有严重损害健康的危险

风险术语	英 文 解 释	中 文 解 释
R48/20/22	harmful: danger of serious damage to health by prolonged exposure through inhalation and if swallowed	有害的:经吸入和吞食长期接触有严重损害健康的危险
R48/21	harmful: danger of serious damage to health by prolonged exposure in contact with skin	有害的:经皮肤长期接触有严重损害健康的危险
R48/21/22	harmful: danger of serious damage to health by prolonged exposure in contact with skin and if swallowed	有害的:经皮肤和吞食长期接触有严重损害健康的危险
R48/22	harmful: danger of serious damage to health by prolonged exposure if swallowed	有害的:吞食长期接触有严重损害健康的危险
R48/23	toxic: danger of serious damage to health by prolonged exposure through inhalation	有毒的:经吸入长期接触有严重损害健康的危险
R48/23/24	toxic: danger of serious damage to health by prolonged exposure through inhalation and in contact with skin	有毒的:经吸入和与皮肤长期接触有严重损害健康的危险
R48/23/24/25	toxic: danger of serious damage to health by prolonged exposure through inhalation. ,in contact with skin and if swallowed	有毒的:经吸入、皮肤和吞食长期接触有严重损害健康的危险
R48/23/25	toxic: danger of serious damage to health by prolonged exposure through inhalation and if swallowed	有毒的:经吸入和吞食长期接触有严重损害健康的危险
R48/24	toxic: danger of serious damage to health by prolonged exposure in contact with skin	有毒的:经皮肤长期接触有严重损害健康的危险
R48/24/25	toxic: danger of serious damage to health by prolonged exposure in contact with skin and if swallowed	有毒的:经皮肤和吞食长期接触有严重损害健康的危险
R48/25	toxic: danger of serious damage to health by prolonged exposure if swallowed	有毒的:吞食长期接触有严重损害健康的危险
R49	may cause cancer by inhalation	吸入可能致癌
R50	very toxic to aquatic organisms	对水生生物有极高毒性
R50/53	very toxic to aquatic organisms, may cause long-term adverse effects in the aquatic environment	对水生生物有极高毒性,可能在水生环境中造成长期不利影响
R51	toxic to aquatic organisms	对水生生物是有毒的
R51/53	toxic to aquatic organisms, may cause long-term adverse effects in the aquatic environment	对水生生物有毒,可能在水生环境中造成长期不利影响
R52	harmful to aquatic organisms	对水生生物是有害的
R52/53	harmful to aquatic organisms, may cause long-term adverse effects in the aquatic environment	对水生生物有害,可能在水生环境中造成长期不利影响

风险术语	英文解释	中文解释
R53	may cause long-term adverse effects in aquatic environment	可能在水生环境中造成长期不利影响
R54	toxic to flora	对植物群有毒
R55	toxic to fauna	对动物群有毒
R56	toxic to soil organisms	对土壤中生物有毒
R57	toxic to bees	对蜜蜂有毒
R58	may cause long-term adverse effects in the environment	可能在环境中造成长期不利影响
R59	dangerous for the ozon layer	对臭氧层有危害
R60	may impair fertility	可能损伤生育力
R61	may cause harm to the unborn child	可能对未出生婴儿造成危害
R62	possible risk of impaired fertility	可能有损伤生育力的危险
R63	possible risk of harm to the unborn child	可能有损害未出生婴儿的危险
R64	may cause harm to breastfed babies	可能对哺乳婴儿造成危害
R65	harmful may cause lung damage if swallowed	有害的:吞食可能造成肺部损害

表9-2 安全术语（S术语）

安全术语	英文解释	中文解释
S1	keep locked up	上锁
S1/2	keep locked up and out of reach of children	上锁保管并避免儿童触及
S2	keep out of reach of children	避免儿童触及
S3	keep in a cool place	保存在阴凉处
S3/14	keep in a cool place away from ... (incompatible materials to be indicated by the manufacturer)	保存在阴凉场所,远离(生产厂家指明的不兼容的物料)
S3/7	keep container tightly closed in a cool place	将容器严格密闭保存在阴凉处
S3/7/9	keep container tightly closed in a cool, well-ventilated place	将容器严格密闭保存在阴凉、通风良好场所
S3/9	keep in a cool, well-ventilated place	保存在阴凉、通风良好场所
S3/9/14	keep in a cool, well-ventilated place away from ... (incompatible material to be indicated by the manufacturer)	保存在阴凉、通风良好场所,远离(生产厂家指明的不兼容的物料)
S3/9/14/49	keep only in the original container in a cool, well-ventilated place away from ... (incompatible materials to be indicated by the manufacturer)	保存在原始容器中,放在阴凉通风良好场所,远离(生产厂家指明的不兼容的物料)

安全术语	英 文 解 释	中 文 解 释
S3/9/49	keep only in the original container in a cool, well-ventilated place	保存在原始容器中，放在阴凉、通风良好场所
S4	keep away from living quarters	远离生活区
S5	keep contents under … (appropriate liquid to be specified by the manufacturer)	将该物质保存在生产厂家指定的适当液体中
S6	keep under … (inert gas to be specified by the manufacturer)	将该物质保存在生产厂家指定的惰性气体中
S7	keep container tightly closed	保存在严格密闭容器中
S7/47	keep container tightly closed and at a temperature not exceeding … (to be specified by the manufacturer)	保持容器严格密闭，温度不超过…℃（由生产厂家指定）
S7/8	keep container tightly closed and dry	保存在严格密闭容器中，保持干燥
S7/9	keep container tightly closed and in a well-ventilated place	保持容器严格密闭，置于通风良好的场所
S8	keep container dry	保持容器干燥
S9	keep container in a well-ventilated place	保持容器在通风良好的场所
S12	do not keep the container sealed	不要将容器密封
S13	keep away from food, drink and animal feeding stuffs	远离食品、饮料和动物饲料保存
S14	keep away from … (incompatible materials to be indicated by the manufacturer)	远离（生产厂家指定的不相容物质）保存
S15	keep away from heat	远离热源
S16	keep away from sources of ignition - no smoking	远离火源，禁止吸烟
S17	keep away from combustible material	远离可燃物料
S18	handle and open container with care	小心搬运和开启容器
S20	when using do not eat or drink	使用时，不得进食，饮水
S20/21	when using do not eat, drink or smoke	使用时，不得进食，饮水或吸烟
S21	when using do not smoke	使用时，禁止吸烟
S22	do not breathe dust	不要吸入粉尘
S23	do not breathe gas/fumes/vapour/spray	不要吸入气体/烟雾/蒸汽/喷雾
S24	avoid contact with skin	避免皮肤接触
S24/25	avoid contact with skin and eyes	避免皮肤和眼睛接触
S25	avoid contact with eyes	避免眼睛接触
S26	in case of contact with eyes, rinse immediately with plenty of water and seek medical advice	眼睛接触后，立即用大量水冲洗并征求医生意见

安全术语	英 文 解 释	中 文 解 释
S27	take off immediately all contaminated clothing	立即脱掉全部污染的衣服
S28	after contact with skin, wash immediately with plenty of … （to be specified by the manufacturer）	皮肤接触后，立即用大量……（由生产厂家指定）冲洗
S29	do not empty into drains	不要排入下水道
S29/56	do not empty into drains, dispose of this material and its container at hazardous or special waste collection point	不要排入下水道，在危险废物或特殊废物收集点处置该物料及其容器
S30	never add water to this product	切勿将水加入该产品中
S31	keep away from explosive materials	远离爆炸物质
S33	take precautionary measures against static discharges	对静电采取预防措施
S34	avoid shock and friction	避免冲击和摩擦
S35	this material and its container must be disposed of in a safe way	该物料及其容器必须以安全方式处置
S36	wear suitable protective clothing	穿戴适当的防护服
S36/37	wear suitable protective clothing and gloves	穿戴适当的防护服和手套
S36/37/39	wear suitable protective clothing, gloves and eye/face protection	穿戴适当的防护服、手套和眼睛/面保护装置
S36/39	wear suitable protective clothing and eye/face protection	穿戴适当的防护服和眼睛/面保护装置
S37	wear suitable gloves	戴适当手套
S37/39	wear suitable gloves and eye/face protection	穿戴适当的手套和眼睛/面保护装置
S38	in case of insufficient ventilation, wear suitable respiratory equipment	通风不良时，佩带适当的呼吸器
S39	wear eye/face protection	戴眼睛/面孔保护装置
S40	to clean the floor and all objects contaminated by this material, use … （to be specified by the manufacturer）	使用……（由生产厂家指定）清洗地面和被这种物料污染的所有物品
S41	in case of fire and/or explosion do not breathe fumes	着火和/或爆炸时，不要吸入烟雾
S42	during fumigation/spraying wear suitable respiratory equipment	熏蒸/喷洒时，戴适当呼吸器（由生产厂家指定）
S43	in case of fire, use … （if water increases the risk, add - never use water）	着火时使用（指明具体的消防器材种类，如果用水增加危险，注明"禁止用水"）
S44	if you feel unwell, seek medical advice （show the label where possible）	如果你感觉不适，征求医生意见（可能时出示标签）

安全术语	英 文 解 释	中 文 解 释
S45	in case of accident or if you feel unwell, seek medical advice immediately (show the label where possible)	发生事故时或感觉不适时,立即求医(可能时出示标签)
S46	if swallowed, seek medical advice immediately and show this container or label	食入时,立即求医并出示容器/标签
S47	keep at temperature not exceeding … degree c (to be specified by the manufacturer)	保持温度不超过…℃(由生产厂家指定)
S47/49	keep only in the original container at temperature not exceeding … degree c (to be specified by the manufacturer)	保存在原始容器中,温度不超过…℃(由生产厂家指定)
S48	keep wetted with … (appropriate material to be specified by the manufacturer)	用……(生产厂家指定的适当物料)保持湿润
S49	keep only in the original container	仅保存在原始容器中
S50	do not mix with … (to be specified by the manufacturer)	不要与……(由生产厂家指定)混合
S51	use only in well-ventilated areas	仅在通风良好的场所使用
S52	not recommended for interior use on large surface areas	建议不在表面积大的区域内部使用
S53	avoid exposure - obtain special instructions before use	避免接触,使用前获得特别指示说明
S54	obtain the consent of pollution control authorities before discharging to wastewater treatment plants	在排放入污水处理厂前获得官方污染控制机构许可
S55	treat using the best available techniques before discharge into drains or the aquatic environment	在排入污水道和水生环境前进行最佳技术处理
S56	dispose of this material and its container at hazardous or special waste collection point	在危险废物或特殊废物收集点处置该物料及其容器
S57	use appropriate containment to avoid environmental contamination	使用适当容器避免环境污染
S58	to be disposed of as hazardous waste	作为危险废物进行处置
S59	refer to manufacturer/supplier for information on recovery/recycling	参考生产厂家/供货商提供的回收/再生利用信息
S60	this material and/or its container must be disposed of as hazardous waste	该物质及其容器必须作为危险废物处置
S61	avoid release to the environment. refer to special instructions/safety data sheets	避免释放到环境中,参考特别指示/安全数据说明书
S62	if swallowed, do not induce vomiting: seek medical advice immediately and show this container or label	吞食后不要催吐:立即求医并出示该容器或标签
S14A	keep away from acids, reducing agents and polymerization catalysts	远离酸、还原剂、聚合催化剂保存

安全术语	英 文 解 释	中 文 解 释
S14B	keep away from organic material and metal powders	远离有机金属化合物和金属粉末保存
S14C	keep away from water, acids and alkali	远离水、酸、碱保存
S28A	after contact with skin, wash immediately with plenty of water	皮肤接触后,立即用大量水冲洗
S28B	after contact with skin, wash immediately with plenty of water and soap	皮肤接触后,立即用大量水、肥皂冲洗
S28C	after contact with skin, wash immediately with a sodium borate solution	皮肤接触后,立即用大量硼酸钠溶液冲洗
S43A	in case of fire, use dry chemical. (never use water)	着火时使用干粉消防器材种类灭火(禁止用水)
S43B	in case of fire, use fire-fighting equipment on basis of sodium chloride or sodium bicarbonate (never use water)	着火时使用氯化钠或碳酸氢钠类型的消防器材种类灭火(禁止用水)
S43C	in case of fire use limestone powder, sodium chloride or dry sand (never use water)	着火时使用石灰粉末、氯化钠或干沙子灭火(禁止用水)
S43D	in case of fire, use sodium carbonate or dry sand (never use water)	着火时使用碳酸钠或干沙子灭火(禁止用水)
S43E	in case of fire, use dry sand (never use water)	着火时使用干沙灭火(禁止用水)
S43F	use water in case of fire	用水灭火
S47A	keep at temperature not exceeding 65 degree c	保持温度不超过65℃
S50A	do not mix with acids	不要与酸混合
S5A	keep contents under oil	将该物质保持在油中
S5B	keep contents under liquids which are oxygen-free, e.g. kerosene, toluene, etc	将该物质保持在无氧液体中,如煤油、甲苯等
S6A	keep under nitrogen	将该物质保持在氮气中

第二节 农药贮存

关于农药贮存方法和贮存条件 FAO 有专门的指导（pesticide storage and stock control manual），本节内不做过多介绍，因为对农药登记资料要求关系不大。

良好的农药贮存，目的就是控制各种可能影响农药商品品质或导致其变质的因素。这些因素包括物理的（温度和湿度）、生物的（霉菌、昆虫）、化学的（酸性、腐蚀性）或机械的（压力包装）。即使是在最佳的贮存条件之下，经过一段时间的贮存之后，有些农药产品的品质仍然可以变质。

农药商品的货架寿命就是指农药品质变化还不足以影响其使用之前的最长允许贮存时间。目前的剂型加工技术和包装技术的进步足以使农药商品的货架寿命超过两年（从生产出来开始计算）。农药商品包装一旦打开也会缩短其货架寿命。

关于农药包装要求，FAO 早在 1985 年就发表了有关指导（guidelines for the packaging and storage of pesticides，FAO 1985）。我国也于 2006 年颁布了新的《农药包装通则》国家标准（GB 3796—2006，代替 GB 3796—1999）。有兴趣的读者可自行参考。

第三节 农药污染物处理

关于农药污染（废弃物）处理，FAO 现有如下指导：（1）避免过期农药积聚的临时指导（1996）；（2）发展中国家大量过期农药处置的临时技术指导（1996）；（3）少量剩余农药和过期农药管理指导（1999）；（4）土壤污染评估：参考手册（2000）；（5）农药空容器管理措施选择指导（2008）。

关于这些指导的细节，本节不做介绍。这里要介绍的是农药登记申请表中常常需要填写的农药污染物（包括溅撒、泄漏等）处理方法。

一、溅出及脱毒

农药溅出（spills）是在农药贮存、运输和使用过程中容易发生的事情。农药溅出必须得到及时和有效地处置，否则会污染周围环境和邻近的其他物品，造成长期污染或引起毒害事故。

处理农药溅出首先要做好个人防护。穿防护服、戴口罩甚至防毒面具、戴手套、穿靴子、戴防护镜等。

遇到农药溅出，不能用水冲刷，因为冲刷只能导致农药进一步扩散。而应该首先采用吸附性材料进行吸附。如石灰是非常适合吸附液体农药的材料，尤其是对那些遇碱容易分解的有机磷类农药，石灰又是很好的去污（脱毒）材料。

液体农药的溅出，通常建议使用吸附材料（锯末、石灰、沙子、土）吸附处理。这些吸附材料应该在农药仓库里常备。溅出农药被吸附之后，需要将吸附有农药的材料一起装进有标志的金属桶或结实的塑料桶内，等待处理。

固体农药溅出之后，通常需要清扫干净然后装进有标志的金属桶或结实的塑料桶内，等待处理。注意清扫过程中避免产生粉尘。往溅出农药上撒上一些湿沙或锯末有利于清扫溅出农药，避免产生更多粉尘。

经过清扫以后（有时需要多次清扫），污染面还需要用水和肥皂或去污剂清洗。如果周围没有污水坑，需要用吸附材料吸附清洗农药产生的污水。

水、肥皂和去污剂是常用的脱毒材料。其他一些市售的化学品也可以用来脱毒。

有机磷、氨基甲酸酯和除虫菊酯类农药可以通过水解使其崩解。通常可以通过与次氯酸钠即漂白剂或10％碳酸钠水溶液（也称洗涤碱）或5％氢氧化钠（也称苛性钠）混合使这几类农药水解而达到脱毒作用。

有机氯农药比较难以处理。虽然家用的氨水或碳酸钠溶液可以使用，但是处理这类农药溅出的主要方法还是用水和去污剂冲洗。

联吡啶类除草剂如百草枯可以用碳酸钠溶液或强碱性的肥皂水冲洗和脱毒。

二、泄漏和脱毒

通常处理泄漏（leak）的唯一方法就是用更为结实的容器来重新包装泄漏中的农药。需要在农药仓库里常备一些不同大小的空桶。发现泄漏之后可以将正在泄漏的包装容器直接放进敞口的稍大的空桶内。用10％碳酸钠溶液清洗包装容器，加入的量按每20L容积的桶加1L碳酸钠溶液计算。搅拌碳酸钠溶液以便清洗容器四壁，将清洗液倒出并用吸附泄漏的吸附材料吸附之。

三、农药废弃物处理

农药废弃物包括过期或多余的农药制剂，或受污染的农药包装容器等，以及剩余的喷洒液和容器洗涤水。农药废弃物的处理方法主要有如下三种方式：（1）焚烧；（2）水解，适合某些农药；（3）填埋或倾倒在批准的垃圾填埋场。

焚烧是大部分农药废弃物的有效而安全的处理方式。也是目前普遍被推荐和使用的方法。但是，有些农药如激素型除草剂，不应该采用焚烧法处理，因为这类农药燃烧会产生有害气体。如果有大量的农药需要处理，则需要向有关的主管部门或权威机构咨询。

水解是有机磷、氨基甲酸酯和聚酯类农药的销毁可以采用水解法。将农药废弃物与10％碳酸钠水溶液或5％氢氧化钠水溶液混合即可。完全水解需要的时间可以估计为两个半衰期的时间再稍长一些。在向垃圾堆倾倒经处理后的溶液之前需要经实验室检验是否农药的毒性已经被去除。

没有焚烧和水解条件的情况下可以采用填埋措施。但是填埋必须选择适当的地方，还要保证填埋后不会产生泄漏而污染地下水或地面水。

农药废弃物填埋一般需要请专业的组织或机构或主管部门在专用的填埋场进行。一般不能将农药废弃物与公共生活垃圾一起填埋。

被农药污染的吸附材料和多余农药都必须事先与碳酸钠溶液混合之后再填埋，以帮助农药分解。石灰末也可以用作农药的分解剂。

第四节　农药包装的处理

FAO于2008年5月发布了农药空包装的管理措施选择指导。

农药包装容器的处理目前已经成为世界上很多国家普遍关注的问题。一些发达国家如澳大利亚、美国和欧洲一些国家都在实行国家级的处理计划或项目。南美洲的巴西和其他一些国家也在开展农药包装处理项目。很多国家的农药包装处理都是商业运作的。

欧洲作物保护协会（ECPA）2006年的调查结果显示，其成员国的部分国家都已经开始了农药容器回收工作（表9-3）。

表9-3　欧洲各国开始容器回收的时间

国家	ECPA成员国建立的回收项目	开始时间	国家级行业回收计划
奥地利			ARA Ag/Bonus
比利时	Phytophar Recover	1997	
保加利亚			Ecobulpack
克罗地亚			
塞浦路斯			
捷克共和国			Eko-Kom
丹麦			Kommunekemi
爱沙尼亚	Estonia Operational	2005?	
芬兰			Municipal
法国	Adivalor	2001	
匈牙利	CSEBER Kht	2003	
爱尔兰	REPAK		
德国	RIGK-Pamira	1991	
希腊			Herrco
意大利			
拉脱维亚			
立陶宛			
卢森堡	Phytophar Recover	2003	
马耳他			
荷兰	STORL	1989	
波兰	PSOR System	2004	
葡萄牙	Valorfito	2006	
罗马尼亚	SCAPA Pilot Scheme	2007	
斯洛伐克共和国			Municpal
斯洛文尼亚		2005	Slopak
西班牙	Sigfito	2002	
瑞典			SvepRetur
土耳其			
英国			

本节将不介绍这类国家项目，只简单介绍通用的农药包装处理技术。

空包装容器的通用处理方法如下：

(1) 去掉容器盖，在喷雾桶里清洗；

(2) 瓶盖单独处理；

(3) 倒空的容器需要立即清洗；

(4) 将清洗液倒入喷雾桶内；

(5) 将清洗过的空容器置于干燥的地方；

(6) 将清洗过的空桶送到回收利用的地方或送到集中处理的地方。

空容器在进行处理之前都需要做好容器的准备工作。美国农用包装回收委员会（Agricultural Container Recycling Council，ACRC）建议的农药容器清洗方法主要有两种：三次用水清洗和压力清洗。

一、三次清洗法

三次用水清洗是最常用的方法。一般包括如下步骤。

1. 带柄的壶（桶）

(1) 将容器里的内容物倒入喷桶内，旋转容器使把柄内截留的内容物也能流出。直到内容物开始一滴一滴地滴出时，再多等30s的时间使其尽量排出干净。

(2) 立即开始用水清洗，否则容器内的内容物会变得难以去除。

(3) 将容器内灌入清水，使达到容器容积的四分之一。

(4) 把容器盖重新盖上。将容器开口向左，从左向右摇动容器，使摇动距离达6in远。摇动容器的速度要达到2次/s，摇动时间为30s。

(5) 如前，将清洗液倒入喷桶内。

(6) 重新充水至1/4体积，进行第二次清洗。

(7) 盖上盖子。将容器开口向下（向着地面），同前摇动容器清洗，将清洗液倒入喷桶。

(8) 最后再次将容器灌入1/4容积的清水。

(9) 盖上盖子。使容器以正常位置（开口向上）如上进行清洗。

(10) 将清洗液倒入喷桶。再仔细清洗容器外面。

(11) 对着喷桶仔细清洗盖子然后按照固体废物处理要求处理盖子。

2. 圆桶（drums）

（1）将桶内容物尽量倒出。

（2）向桶内灌入清水达其容积的 25%。重新塞紧桶塞。

（3）向一侧翻倒桶，来回滚动桶，保证至少滚动一整圈，共滚动 30s。

（4）使桶竖直站立，来回倾斜桶几次洗涤桶角落的农药。将桶的另一端着地，重复倾斜洗涤。仔细将洗涤液倒入喷桶。

（5）仔细对着桶口清洗桶塞，并按固体废物处理方法处理桶塞。

（6）用钻孔器将桶的底部打上若干个孔，使其无法被重新使用。

（7）将桶贮存在不被雨淋的地方。

二、压力清洗法

所有的农药包装物，包括带柄的壶或圆桶等，都必须经过三次清洗之后才能回收。

1. 壶（jugs）的清洗

（1）将容器里的内容物倒入喷桶内。旋转容器把把柄内截留的内容物也倒入喷筒内。直到内容物向外流出的速度变成一滴一滴时，再多等 30s 钟使其尽量排除干净。

（2）立即用清水清洗桶内内容物，否则容器内的内容物会变得很难清除。

（3）握住容器，使壶口向下对准喷桶，使容器内的内容物尽量排除到喷筒内。

（4）使压力喷嘴的顶端在靠近壶嘴的侧面下部穿入壶内。

（5）将喷嘴与清水龙头（压力至少达 $40\mathrm{lb/ft^2}$）连接。转动喷嘴使喷出的清水能够洗涤到壶内每个角落。

（6）清洗时间为 30s。

（7）在壶内流出的清水下冲洗壶盖，冲洗干净后单独处理壶盖。

（8）将喷嘴与清水龙头（压力至少达 $40\mathrm{lb/ft^2}$）连接。转动喷嘴使喷出的清水能够洗涤到壶内每个角落。

（9）清洗时间为 30s。

（10） 所有清洗出来的水均倒入喷筒内。

2. 圆桶清洗

（1） 首先保证容器已经倒空。

（2） 在桶底钻一个引水孔，然后使桶底朝上桶口向下对准喷桶。

（3） 关闭水龙头，利用喷嘴使桶底引水孔变大。

（4） 打开水龙头，在桶内旋转喷嘴使冲洗到桶内各个角落。

（5） 清洗 30s，或洗涤至洗涤液完全变清为止。

（6） 关闭水龙头，用保护套盖住喷嘴。

（7） 将清洗后的桶置于能防雨淋的地方。

适当的清洗可以非常有效地去除容器内的农药残余。美国明尼苏达州的试验表明，99.9%以上的农药残余物都可以通过适当的清洗去除（表9-4）。

表 9-4　清洗对农药空包装内残余农药的清除率

农　药	容　器	清除率/%
2,4-D	2.5 加仑塑料容器	99.9999
二甲戊灵	2.5 加仑塑料容器	99.9969
甲草胺	5.0 加仑金属容器	99.9998
草甘膦	1.0 加仑塑料容器	99.9989
异丙甲草胺	2.5 加仑塑料容器	99.9999
克百威	2.5 加仑塑料容器	99.9993

注：1 加仑 (gal)≈3.7854dm^3。

经过清洗之后的空容器可以根据情况进行回收或销毁处理。不同性质的容器需要采取不同的处理方法。美国某州建议对不同材料的包装容器采

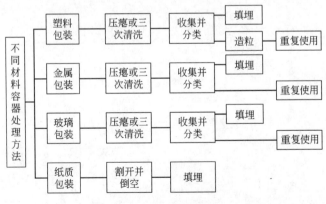

图 9-1　美国某州建议的农药容器分类处理方案

取的处理方法如图 9-1 所示。

参 考 文 献

［1］ 联合国. 关于危险货物运输的建议书-规章范本. 第十五修订版. 2007.

［2］ 崔克清. 危险化学品安全丛书：危险化学品安全总论. 北京：化学工业出版社，2005.

［3］ 中华人民共和国国家质量监督检验检疫总局和中国国家标准化管理委员会. GB 12268—2005 危险货物品名表. 北京：中国标准出版社，2005.

［4］ EU Directive 67/548/EEC.

［5］ 美国农用包装回收机构网站：http：//www. acrecycle. org/.

［6］ FAO. Guidelines on management options for empty pesticide containers. 2008.

第十章

部分国家的农药管理和登记

第一节 非洲国家的农药管理和登记

一、埃及的农药管理和农药

1. 埃及的农药市场概况

埃及是中东北非地区人口最多的国家，总人口达到 7600 万，农业也是保障埃及粮食安全的基础产业。埃及是一个以农业为主的国家，近半数人口为农业人口，农业经济在整个国民经济中所占的比重较大。主要的作物为棉花、玉米、水稻、小麦、大豆、甘蔗、甜菜、葡萄、柑橘、马铃薯和其他的蔬菜作物。埃及农药年用量药为 4500t，主要依赖进口。国内生产的农药仅占整个使用量的 25%～30%。杀虫剂约占整个农药使用量的一半左右。

埃及主要出口农产品为棉花、大豆和大米，而欧盟是埃及出口农产品特别是棉花的主要市场。因此，埃及农药管理政策受欧盟的影响较大。

2. 埃及的农药管理法规和农药管理部门

(1) 农药管理法规 在埃及，有专门的农药登记系统，是北非地区第一个颁发农业法律（1966 年第 53 号）的国家。1985 年颁发的 215 号部长令是关于农药登记、处置和使用的。之后不断得到更新，而最新的登记体系则是 2008 年颁布的 622 号部长令。

(2) 农药管理部门 在埃及，农药登记是一个动态的过程，需要农药委员会（APC），农药中心实验室（CAPL）以及其他评估药效的相关农业部门。整个登记都要遵循 1966 年农业法规 53 号和 1994 年环境法规 4 号以及一系列的部长令。

农药委员会（APC）主要负责考察农药的毒性，对环境的影响，致癌性和残留量，递交样品给农药中心实验室，以及决定农药是否要进一步进行检测。农药中心实验室主要负责比较样品，有效成分的含量，样品物化性质的检测，杂质鉴定，急性或慢性毒性实验，以及检查农药产品包装，残留分析，环境影响报告。相关农业部门主要是负责田间药效和植物药害研究。

3. 农药登记要求

在埃及进行新农药登记，申请人在当地必须有公司或代理机构，而且必须要由总公司授权给代理公司，在整个登记过程中，必须提供完整的登记要求给代理公司。

(1) 原药登记

① 原药登记首先要对提交的文档资料进行审查，需要 1 年。

② 对产品进行指纹图谱分析和杂质分析，以确保产品质量符合 FAO 要求，该过程也需要 1 年。

③ 完成上述两项要求后，开始进行产品登记，需要 3 年，在此期间，不能进口该产品直到登记完成。

(2) 制剂登记

① 制剂登记要根据埃及农业部相关法规，并符合欧盟和环境保护局的要求，如果该产品在欧盟和环境保护局是禁止登记的，那么也不能在埃及登记。

② 制剂登记需要 3 年田间试验，必须在埃及的不同省份、不同试验田进行。在第三年的最后一次田间试验，实验室必须完成安全间隔期，指纹图谱以及杂质分析。

登记完成，颁发登记证，有效期为 6 年。

4. 登记费用

产品登记作用于一种作物，每年试验费用为 2200 美元；
产品登记作用于两种作用，每年试验费用为 4400 美元；
安全间隔期试验费用 1500 美元；
指纹图谱和杂质分析费用 1000 美元；
样品分析费用每年 500 美元。

5. 卫生杀虫剂的管理

埃及的卫生杀虫剂登记由卫生部负责，由1996年颁布的224号令对其和医药统一进行管理。卫生杀虫剂登记所需要的登记资料如下。

(1) 申请表，申请表从卫生部的药品政策和规划中心取得。

(2) 原产国的登记证和自由销售证明。

(3) WHO允许该有效成分用于卫生杀虫剂的证明。

(4) EPA的登记许可（有则提供）。

(5) 试验数据资料：①所含有效成分和所有其他成分的详细说明；②物理性质；③使用方法；④综合的毒理报告；⑤分析方法；⑥分析证明；⑦产品外包装的标签复印件；⑧对于进口产品，要求提供埃及驻该出口国的大使馆出具的确认信函，对于埃及国内生产的产品要求生产企业提供相关证明文件；⑨已有的其他数据。

二、埃塞俄比亚的农药管理和农药登记

1. 埃塞俄比亚农业概况

埃塞俄比亚农用耕地主要由山区高地、非洲大峡谷分开的平原以及一些低地组成。由于自然条件的限制，其农业生产主要集中在粮食作物玉米、大麦、小麦、高粱及其独有的苔麸，经济作物咖啡、恰特草、鲜花、油料等。

2. 埃塞俄比亚化学品和农药登记管理

埃塞俄比亚的化学工业主要由进口商组成。只有一家制剂加工厂，即Adami-Tulu农药加工股份公司（公司）。

2002年7月2日埃塞俄比亚政府批准《鹿特丹公约》。在批准的多数适用公约所包含的相关国际定义中，埃塞俄比亚重新界定"药品"、"化学品"等词语，对所有农药和化学品进行中央登记注册。对该国管辖权进行修改，有利于澄清并将其与其他机构行使的管辖权加以区分。环境保护局和农业与农村发展部作为指定的主管部门。埃塞俄比亚政府在化学品及农药登记管理上面临的主要困难是缺乏人力、专门知识和资源，以及不同部门管辖权重叠导致的浪费。

（1）化学品和农药管理机构　埃塞俄比亚第 380/2004 号公告设立了与农药工业有关的行政机构和管辖部门。关于农药和其他化学品，下列机构在控制和/或管理中发挥主要或例行作用。

① 农业与农村发展部　根据第 20/1990 号特别法令，埃塞俄比亚农药管理的主要权力原来赋予农业部。自埃塞俄比亚联邦民主共和国行政机构实施重组（第 380/2004 号公告）以来，该部已经重组，现在称为农业与农村发展部。在这一新公告中农药被重新界定并限于"拟用作预防或控制有害生物的农业投入物的任何物质、化学品、化合物或它们的混合物或某一活体生物"。特别法令第 24 条关于向农业与农村发展部报告与农药和化学品相关的意外事故的要求，其所提供的信息为公约的履行奠定了基础。

所有农药在进口前应由该部门的一个农药登记小组进行登记。农药登记小组由 5 名官员组成，在作物生产和保护技术及法规司下运作。该小组的主要任务是在农药技术委员会评估后批准农药登记申请。也要求他们就政策问题提出建议并协助起草法规。除了登记任务外，该小组还开展检查并出具支持函件和技术能力函件，使已注册的农药进口商和零售商能够获得贸易与工业部颁发的执照。

登记仅限于那些被认为是"危害性较小、安全、有效和优质的"农药。农业与农村发展部也授权通过管制进口及所有相关业务来管理涉及农药的所有活动。此外，还要促进农药的安全处置和合理使用。要求农业与农村发展部发布关于登记后检查和监督的辅助性法规。农业与农村发展部还建立了地区局，通过它们管理推广服务和农业投入品。应由这些地区局对区域内农药使用情况进行监督。要求他们提供已使用农药和今后需求的数据，以保证农业与农村发展部提供的农药数量适当。这一库存系统和数据汇总方面的重大缺失是导致废弃农药库存积累的主要原因。

与此同时，农业与农村发展部须为从事农产品生产、供应和销售的经营者制定标准，签发农业投入品的进出口许可证。农业与农村发展部已制定培训和提高认识计划，正在监督废弃农药处置项目。该部是《鹿特丹公约》指定的国家主管部门之一。另一个指定的国家主管部门是环境保护局。

② 环境保护局　环境保护局经立法授权，成为经埃塞俄比亚政府谈判和批准的所有环境公约的执行机构。该局原来是自然资源开发和环保部的一部分。1995 年，所有与环境有关的事务均移交该局。该局负责指定

环保机构，赋予它们管理、监测和保护环境的责任。埃塞俄比亚重申已批准公约的事实，通过的模式是简单地发布一项公告（第 278/2002 号），并将采取进一步立法行动的首要责任赋予环境保护局。因此该公告强调环境保护局作为负责实施国际公约主要机构的管辖权。通过向其授权与联邦及地区机构合作开展指定的任务，进一步扩大该局的权力。在全球环境基金的资助下，该局与联合国工业发展组织合作制定国家实施计划。

埃塞俄比亚设立了由总理领导的环境保护理事会，监督环境保护局的所有活动。环境保护理事会的代表来自卫生部和农业与农村发展部。它被授权来制定法规、寻求资金并总体监督政府加入的所有公约包括《鹿特丹公约》的全面实施。同贸易与工业部一起，环境保护局对投资项目颁发许可证，并具有管辖权和控制权。

③ 卫生部　卫生部是控制用于媒介的公共卫生农药的部门，尤其是用于在当地控制媒介传染病的农药，如 DDT 等的主要进口和分配。

以前，DDT 完全依赖主要来自中国的进口。随着 Adami Tulu 制剂加工厂的建立，该公司与埃塞俄比亚政府签有协议，为卫生部生产 DDT。卫生部的外汇拨款已移交该公司。DDT 未登记注册，因此没有管理合监督。DDT 生产原料主要从中国进口，然后由该公司加工成制剂。尽管该公司所有的产品都送交卫生部储存和分配，但数量不足以满足埃塞俄比亚的需要，因为需求量远远超过了工厂的生产能力。因此滴滴涕仍然主要依赖进口，不足部分由卫生部直接进口。

尽管公共卫生公告（第 200/2000 号）未提及农药，但卫生部是这一行业中的一个主要利益相关方，因为它完全垄断了 DDT 的销售和使用，既不登记，又不受任何机构的控制。除了发布农药安全使用准则外，卫生部不参与有关农药或其他化学品的任何立法程序。埃塞俄比亚药品管理局是该部的一个组成部分，它与卫生部和农业与农村发展部之间管辖权的重叠只会加剧混乱。实施公约要求这三个机构之间进行密切合作。

④ 埃塞俄比亚药品管理局　埃塞俄比亚药品管理局原来是卫生部所属的一个办公室。在取得管理局地位后，它成为总理直接负责的部门。它以前的管辖权是控制预防疟疾的药品和公共卫生农药的分配。然而，药品管制公告的一份修正案将其管辖权扩大到包括登记和管理农业与农村发展部登记清单中的农药。该局、卫生部和农业与农村发展部之间管辖权明显重叠所导致的缺陷，是当前依法管理效果不佳的一个主要原因。

公约中界定的"化学品"不包括活体生物，但包括所有农药、极为危险的农药制剂和工业化学品。在当地法律中，"化学品"被排除在主要的农药法令之外（第 20/1990 号农药登记注册和管理特别法令）。然而，在登记和管理用于控制家庭有害生物和媒介疾病的农药的埃塞俄比亚药品管理局体制下，其授权法令将药品界定为包括"农药"，随后将农药界定为"用于预防、控制或消灭有害生物的任何化学品、混合物、化合物或活体生物。"

⑤ 贸易与工业部　在进口和设立企业方面，贸易与工业部具有很大的权力，其通过颁发特殊执照进行化学品的进口。根据第 37 条，若不事先通知贸易与工业部，不能采取违反任何企业关注的商业利益的行动。

在农药贸易中，所有进口商、零售商和生产商/制剂生产商必须首先从农业与农村发展部取得资质证书或支持函。这些证件在贸易与工业部的检查人员核查过他们的经营场所后签发。许可证的有效期一般为 5 年。根据第 67/97 号公告 5 第 41 条，贸易与工业部可以根据自由制度核发特别许可证，而不需要事先检查或通常的事先登记过程。该程序旨在鼓励在花卉、皮革和种子保护等快速成长行业的一些特定领域的投资者。然而由于疏于管理导致了化学品进口管理方面的重大漏洞，活跃的农药和化学品进口商的人数由于缺少准确的数据而无法核实。

⑥ 劳动与社会事务部　设立劳动与社会事务部主要是为了切实保护劳动者。所有雇主的法律义务是不仅要提供一个安全的工作环境，而且要保存对工人造成伤害的事故记录，并向劳动与社会事务部的检查人员提供这些记录。

⑦ 联邦政府海关署　海关署是管理进出口的主要机构。除了征收关税的主要任务外，在放行所有进口的农药之前还要求农业与农村发展部核发一份通关证书。依据《海关重建和现代化公告》授权海关控制和禁止所有禁用或限用物品的进出口。

要求该署同农业与农村发展部的检查员密切配合，确保未经边境口岸的检查员检查以前，农药不得放行。核查进口产品的过程不仅包括查验文件，而且包括查出非法或劣质货物。进口农药数据与销售农药数据之间的差异揭示了监管系统的重大漏洞。为了确保有效监管，农业与农村发展部向海关口岸派遣常驻检查员。

⑧ 投资局　依据投资公告（第 37/1996 号）设立了埃塞俄比亚投资局，以鼓励、促进及加快经济增长并拓展外国投资者的参与。活动领域包括电力能源生产、空中或铁路运输、制药、化学及肥料工业。这也是实施

后极大地鼓励并导致农药和其他化学品过量进口的文书之一。

（2）埃塞俄比亚的农药登记流程

埃塞俄比亚政府对农药采取的保护性立法措施包括发放许可证和登记注册制度。规定生产商有义务通过他们在当地的代理人提供资料，证明拟进口的产品属于无危险产品。此外，政府赋予海关等机构监督和控制权，确保输入该国的进口产品符合登记注册和发放许可证时规定的要求。该国目前有 200 种左右登记注册的农药。由于不同的进口商对同一品牌的农药使用不同的商标名称进行登记而造成重复，实际数量很可能更少。

如上所述，该国对农药的定义并无一致意见。将农药和一些化学品领域的管辖权和立法权赋予不同的联邦和地区机构使问题进一步复杂化。为取得一致，采取了如下一些法律措施。

① 环境保护局与相关机构合作起草涵盖农药和化学品注册、进口、出口、销售、运输、使用、监测和一般管理的主体法律。

② 利用公约及其他有关国际文书中所含的国际公认的定义明确界定何谓"农药"和"化学品"。

③ 登记注册应有效管理，且不包括被认为对健康和环境有害的农药和化学品的出口、进口及使用。

④ 法律涵盖的主题领域要扩展到包括《鹿特丹公约》和其他涉及化学品和/或农药的国际公约所使用的诸如禁用、限用、进口、出口、运输等词语及其他词语。

埃塞俄比亚使用的农药清单列出了商品名、通用名和批准的用途。目前，根据一项新的农药制度对在埃塞俄比亚使用的所有农药需重新登记注册。环境保护局和所有利益相关方一起作出一项政策决定，对目前埃塞俄比亚使用的农药采用国际分类和定义。利用国际上采用的定义，将农药的全面管理交给一个机构管理和控制。

当前对进口商的资料要求，包括国际标准所要求的基本的资料。例如：能相互区别的名称、有效成分、毒性资料、药效试验、残留试验、建议用途、处理办法和危险等级、环境因子，包括受影响的非目标品种、人类和动物健康危害等。全面强化标签要求，以易于识别并符合当地情况。考虑语言和文化水平的差异，并应符合国际标准。

（3）埃塞俄比亚的农药登记要求

① 化学农药登记资料要求：申请表格；代理协议；产品认证；化学及药理材料；包装材料性质；制剂性质报告；分析报告；标签；毒理数

据；环境行为；农药残留影响和药效数据。

② 生物杀虫剂的登记要求：登记表格；代理协议；产品证书；包装标签样本；产品样品和/或活性成分参考标样；农药药效数据；生物化学农药的化学文件：主要要求产品定性资料，包括活性成分定性数据和制剂定性数据及分析方法。

③ 多种登记类型的要求

a. 重新登记。重新登记申请需要提交以下资料：重新登记申请表Annex Ⅱ；产品证书；包装材料样本或生产商承诺包装材料的类型声明，以前登记提交使用的标签；产品标样（附分析质检单）。

b. 来源地更改登记。更改来源地的登记申请包括更改来源地的国家和更改生产产地。需要提交以下资料：更改来源地申请表格 Annex Ⅲ；产品证书；加速稳定性试验数据证明以前批准的农药兼容性，附上稳定性试验的规格承诺；需要提交稳定性试验的每 6 个月的实验结果直到测定出保质期；包装标签样本；产品标样（附分析质检单）；保证书用来说明产品的结构，生产工艺，质量控制没有改变；如果有所改变的话，就需要提交每个成分按照第一部分划分的相应类别项目中要求的新数据。

c. 更改包装大小或增加包装大小登记。需要提交更改包装大小的申请表格 Annex Ⅳ。

d. 更改容器密闭登记。需要提交更改容器密闭的申请表格 Annex Ⅴ；生产商声明更改容器密闭的理由；加速稳定性试验数据证明以前批准的农药兼容性，附上在推荐贮存条件下的稳定性试验的规格承诺；对于发生产品相关的不稳定典型变化，需要提交在推荐的贮存温度条件下 6 个月的贮存数据和常温中贮存的数据；需要提交稳定性试验的每 6 个月的实验结果直到测定出保质期。

e. 制剂的更改登记。制剂更改包括惰性成分定性定量和制剂配制过程中发生的更改。惰性成分更改需要提交制剂更改申请表格 Annex Ⅵ。如果制剂更改对产品稳定性有所影响，需要提交加速稳定性试验和一般贮存条件下的稳定实验报告。需要提交稳定性试验的每 6 个月的实验结果直到测定出保质期。如果制剂更改，导致毒性或者生物药效的变化，需要提交新的必要数据。制剂生产过程发生较大变化需要提交的资料包括：制剂更改申请表格 Annex Ⅵ。

f. 质量控制和/或规格更改登记。该登记适用于在生产合成和制剂质量控制流程中发生的变化、规格限量的变化或质量控制方法中的较大变化，这些方面需要提交的申请。需要提交的资料有质量控制和/或规格更改申请表 Annex Ⅶ。

三、加纳的农药管理和农药登记

1. 加纳农业概况

加纳共和国，被称为"黄金海岸"。三大传统出口产品，即黄金、可可和木材是加纳的经济支柱。农业人口占全国就业人数的 60％。可耕地1000 万公顷，利用率为 30％。可灌溉土地 12 万公顷，但灌溉面积仅占7.5％。粮食作物主要分布在北部，种植面积约 200 万公顷，主要作物为玉米、薯类、高粱、大米、小米等，可可种植于北部省以南所有省份，是传统出口商品，产量居世界前列，占世界产量的 13％左右。其他经济作物有油棕、橡胶、棉花、花生、甘蔗、烟草等。近年来，非传统农业出口商品有较大幅度增长。

2. 农药使用和登记概况

(1) 农药使用　加纳主要使用的农药类型是除草剂，杀虫剂，杀菌剂，杀鼠剂等。从 2004 年农药登记情况来看，杀虫剂最多，除草剂次之，杀菌剂更少。可以看出，杀虫剂和除草剂在加纳需求最多。而且原药和制剂的种类也比杀菌剂丰富。2004 年有 403 宗农用化学品/农药进口；991宗工业、日用化学品进口；进口固体化肥 11.6 万吨，液体化肥 13.7 万升，氰化钠 9.2 万吨。

(2) 农药登记　2004 年中 143 个不同的农药登记申请，被批准的有83 个，其中 59 个是正式登记。23 个暂时清关许可，1 个实验许可。其中杀虫剂类农药最多，有 37 个，其次是除草剂，有 29 个，杀菌剂 10 个，杀鼠药、干燥剂等 1～2 个。

3. 农药相关法律及主管部门

(1) 相关法律　加纳于 1998 年 9 月 11 日签署《鹿特丹公约》，2003年 5 月 30 日批准实施。签署公约前，加纳没有一部关于化学品管理的综合法规。有关化学品管理的法律分散在不同的法规中。这些法律包括：1962 年的《植物病虫害防治法令》（第 307 号法令）；1968 年的《防止有害生物危害法令》（NLCD 245）；1968 年的《可可工业条例》（NLCD 278）；1973 年的《标准法令》（NRCD 173）以及《海关与预防服务法》（PNDCL 330）。还有 1992 年的《食品与药品法令》（PNDCL 305B）；1994 年的《环境保护局法令》（第 490 号法令）；1996 年的《农药控制和管理法令》（第 528 号法令）。

其中与农药登记关系最密切的法律为 1996 年的《农药控制和管理法令》（第 528 号法令）。第 528 号法令是涉及加纳农药生产、分类、标签、进口、出口和使用的唯一一部法律。很显然，这部法律的应用范围很广，影响政府、公司、生产商、使用者、经销商、进口商、出口商、广告商和制剂生产商。该法律的重点是农药登记、农药限用和暂停使用、为农药经销商发放许可证以及对违法行为的处罚。

以上这些法律由于历史发展的原因有一些局限之处，但在签订《鹿特丹公约》和承诺执行粮农组织的《国际农药供销与使用行为守则》（修订版）之后，加纳农药管理法律体系不断得到完善。

(2) 主管部门及职责

① 环境保护局　环境保护局（Environmental Protection Act，EPA）颁布环境许可和污染削减通知，控制废物排放、释放、存放的数量、类型、成分和影响，或污染物和对环境或环境任何组分质量有害或潜在危险物质的其他源头；制定与空气、水、土地污染和包括废物排放在内的其他形式的环境污染以及有毒物质控制有关的标准和准则；开展环境问题调查并就此向部长提出建议，促进改善和保护加纳环境以及维护其良好生态系统的调查、研究及分析。

环境保护局是加纳负责所有化学品管理的主要机构，旗下设立了一个称为危险化学品委员会的环境保护委员会。

② 化学品控制与管理中心　化学品控制与管理中心（Chemicals Control and Management Centre，CCMC）是环保局的下级单位，在加纳化学品管理方面发挥重要作用。化学品控制和管理中心的主要宗旨是保护人体健康和使环境免受化学品的可能影响。

CMCC 包含三个部门，即农药部、工业/日用化学品部、国家臭氧部。根据 EPA 490 法案，公平公正地、严格地处理在加纳境内的各项相关事务，比如保证产品有合适的包装、分配、储存、运输、使用、化学品处理和危险物处理。具体包括农业、园艺、森林、园林、公共卫生等农药的规范使用；监控农药使用，对非法使用农药进行严厉打击；为政府在农药方面的管理出谋献策，引领农药事务；监控在加纳境内的工业/日用化学品和臭氧破坏物；给加纳人民提供化学品相关信息；对农药和工业化学、日用品的研发；厉行控制和使用化学品的国际责任；处理危险物品和废弃物。

CMCC日常工作事项：化学品进出口许可证办理；检查和控制工业、日用化学品、农用化学品；管理危险和废弃物品的运输、储存和处理；农药登记和许可；项目开发和国际关系。

CMCC有两个咨询机构：危险化学物委员会（HCC）；农药技术委员会（PTC）。

该委员会由来自不同背景的成员组成。其任务是履行环境保护局赋予的职责。农药技术委员会的3个分委员会（生态毒理、生物学效应以及标签和广告分委员会）负责评估资料。只有在环境保护局认为农药在加纳当地条件下使用安全、且对预期用途有效时，环境保护局才会登记农药。CMCC在处理进口工业化学品和农药的申请时，主要参考PTC的建议。

(3) 农药登记步骤　第528号法令规定"在加纳任何人不得进口、出口、生产、批发、宣传、销售或使用任何农药，除非该农药已由环境保护局登记"。

某种化学品要得到环境保护局的登记，申请人必须提供关于该产品的技术资料。提供的资料应包括农药的用途、成分和原产地。此外，还必须提供制剂和有效成分的理化特性及毒性水平。该资料必须附有产品制剂和各有效成分的生态毒理学及毒理学研究报告。提供的样品需经加纳标准委员会测试。

环保局在登记农药时，应将其分为一般使用、限用、暂停使用或禁用。目前，加纳已有10种农药被禁用。

(4) 农药登记申请表填写

① 登记类型主要有：临时登记；全新登记；登记更新；登记续展；配方更新；登记权转让等。

② 登记申请表内容如下。

申请表A共有24部分内容需要填写，分别如下：申请者的基本信息；商品名、作用、制剂类型、GCPF代码；100％组分；产品来源；使用情况；在其他国家的登记情况；制剂方面的信息（物理化学性质、毒性、应急措施、标签、包装、田间试验情况）；原药相关信息（有效成分信息、物理化学性质、纯度、毒性、残留、生态毒性、环境归宿）。

申请一个全新农药化学物质的正式登记需要填写好表格 A 的各项数据提交给加纳的 CMCC。提供的报告有：产品制剂和各有效成分的生态毒理学及毒理学研究报告；田间药效、药害、残留三个方面的报告。提供的样品需经加纳标准委员会测试。

四、津巴布韦的农药管理和农药登记

1. 津巴布韦农业概况

津巴布韦位于非洲东南部，是一个内陆国家。津巴布韦全国国土的 85％为可耕地（3328 万公顷），农业是津巴布韦的经济支柱之一，农业产值约占国民生产总值的 20％。40％的出口收入源于农产品，50％的工业依赖农产品为原料，农业人口占全国人口的 75％，农业部门吸收了全国就业人口的 26％，达 32 万人。主要粮食和经济作物有玉米、小麦、高粱、大豆、花生、烟草、棉花、咖啡、甘蔗和茶叶等。农业总体水平较为发达，素有"南部非洲粮仓"之称，已成为非洲主要粮食出口国、世界主要烤烟出口国和欧洲鲜花市场的第四大供应商。农产品出口约占全国出口收入的三分之一，但发展很不平衡，先进的商业大农场与落后的村社农业并存，还未摆脱靠天吃饭的局面。

2. 农业生产类型

津巴布韦的农业生产可分为三种类型，农业生产技术水平相差很大。

第一种类型是大规模的现代化商业农场，原主要由欧洲移民经营，土地改革后政府将农场租给有经济实力的当地黑人生产经营。这类农场的耕种与收割主要靠机器，实行机械化生产。津巴布韦的巴特勒（Butler）私人农场和伊斯达特（Estate）国营农场公司就属于此类农场。农场规模大、经营多样、技术水平较好、管理规范、机械化程度高。

第二种类型是传统的家庭式自然农业。他们完全靠人力和畜力生产，靠天降雨灌溉，在水利、农具、交通运输等各方面远远落后于商业农场。

第三种类型介于上述两者之间，属于小规模非洲黑人的商业农场，虽有部分中小型农机具，但主要靠人和畜力耕种。马泽德纳（Mazeldene）农场就属于这种类型。

3. 农药生产和销售概况

津巴布韦农药工业是 20 世纪 60 年代左右，当地公司直接将农药卖给用户开始建立起来的。当时大部分公司都是一些跨国公司的子公司，随着时代发展，一些小型的独立的本地公司也逐步成立，绝大多数这样的公司都是在 1965~1975 年非洲独立期间应对国际经济制裁、跨国公司撤资的情况下执行的强征运动中诞生的。目前有 40 多家企业在经营着 450 种左右的农药产品，它们都从属于跨国公司属下的农药工业联盟（ACIA）。ACIA 及其成员在农药经销和使用上都遵守国际公约。

津巴布韦的农药企业通常分为两类：进口商和分销商。

进口商通常是跨国公司的附属企业，它们专事将进口原药配成多种多样的农化制剂产品，这些公司也进口一些散装制剂进行分装。照趋势看，进口商通过进口原药自配制剂来提高自制率及保持外汇以支持本地工业发展和提高就业。进口商一般不具备分销功能，而是通过分销商来经营产品，它们有销售代表来通过分销商的营销团队来推销新产品。

分销商大部为本地企业，他们从进口商处接收散装农药再重新分装，然后直接将终端产品投向农民，这些公司凭借自身实力也会进口和配制一些制剂。分销商通过分销团队与农民进行直接接触，作为销售策略的一部分，销售代表们会对市场上的农药给农民提供使用建议。

津巴布韦的农药工业每年创造约两三千万美元的财富，已登记的农药品种 450 种左右，这个产业提供了大量的就业机会并成为该国化工技术的来源之一。其中杀虫剂占了农药销售的 50%~55%，其次是除草剂和杀菌剂，分别是 20% 和 12% 左右。而单烟草业用药量就占了使用农药的一半左右，用在棉花和玉米上的农药则分别占 20% 和 12%，值得一提的是园艺种植用药占了 5%~13% 的农药市场，并且随着鲜花、蔬菜等出口增加，园艺用药所占份额在持续增长。

津巴布韦的农药和化肥等农业生产资料非常缺乏，市场需求较大，价格高，主要依靠进口来满足需求，津巴布韦粮食问题严重，大力发展农业是其经济发展的基础，随着非洲国家农业的发展，其农药需求将会越来越大。

4. 农药政策和进口农药登记注册手续

津巴布韦所有进口农药需遵从一定的健康条例及环保标准，根据 1977 年颁布的《肥料、农场、饲料和药物法案》（Fertilizer Farm Feeds and Remedies Act）及《有害物质和物品法案》（Hazardous Substances and Articles Act）规定，只有在津巴布韦土地、农业及水资源发展部门登记注册的产品才能流通销售。所有农化产品必须在研究和专门服务部门下属的植保研究所注册，并获得有害物质和药物管控委员会批准。

登记注册的目的是为了加强津巴布韦进口农药的管理和安全使用。国外的贸易商、生产商和津巴布韦本国的进口商都可以申请办理登记，登记类型如果是相同产品登记则可以直接办理登记注册手续。如是新品登记，首先要填写一系列文件，注明原药来源，并进行制造商登记。还需要提供 5 份样品，分别进行物理化学、毒理毒性等分析检测和实验，并提供分析报告。然后再进行田间实验。一般一个新品农药通过检测和实验完成注册的时间大约为 2～3 年。检测合格后就可以办理注册手续。

根据津巴布韦 1997 年注册登记规定，具体要提交的表格和资料有申请表、急性毒理报告、分析方法、原药和制剂组成、MSDS、标签以及原药和制剂规格数据。

在津巴布韦，绝大部分用于虫害管理的农药都是进口原药在当地再配制成最终产品。近年来，津巴布韦和许多南非国家一样，承诺通过各种条约、公约及协定等减少农业活动对环境的影响，建立可持续发展农业体系。一些高毒和高残留农药如 DDT、艾氏剂、狄氏剂、对硫磷、甲基溴和敌菌丹被禁用。农药登记主管部门出台了一系列政策法规减少高风险的农药产品以利于建立"绿色农药"（WTO Class Ⅲ）体系。Class Ⅰ 的农药将逐步被低毒高效农药取代，之后 Class Ⅱ 的农药也将逐步被取代，但是由于现用农药拥有很高的经济价值，这将是一个长期的过程。

五、喀麦隆的农药管理

1. 喀麦隆农业概括

喀麦隆位于中非西海岸，处于非洲大陆的中心位置，与 6 个非洲国家接壤。喀麦隆是一个以农业为主的国家，素有"中部非洲粮仓"之称，拥有大量的农业人口从事蔬菜、谷物种植，畜牧业养殖以及其他出口农作物耕作。主要粮食作物有黍、小米、高粱、玉米、稻谷、薯类等，主要经济作物有可可、咖啡、棉花、油棕、芭蕉等。20世纪90年代以来，由于政府实施新农业政策，农业生产持续发展，粮食自足水平提高，而且每年向周边国家出口。咖啡是喀麦隆的主要出口农产品，其次是棉花、棕榈油、可可、香蕉、糖和茶等也是重要的出口产品。政府出台了全国农业推广和研究计划，旨在推广新技术，提高劳动生产率，建立有效的农产品商品网，减少贫困，实现可持续增长。

2. 农药在喀麦隆农业中的作用

正是因为农业在国民经济中的重要地位，喀麦隆政府每年都为提高农作物的产量和质量做了极大的努力。鉴于此，政府承认农药是农业生产中必不可少的部分，并将农药和化肥及种子多样化放在同等重要的位置。在喀麦隆，农药广泛用于农作物生产，包括杀虫剂、除草剂、灭鼠剂和杀菌剂等。

植物的病虫害对农作物有相当大的破坏作用，会减少农作物产量甚至于绝产。例如，可可感染黑生荚病会减产30%～100%；棘茎小囊会使咖啡产量减少30%；高粱常会因严重感病被100%毁掉；木薯和山芋感染滤过性病毒会损失掉80%～100%。除此之外，在许多省份，食谷性鸟、蝗虫及毛虫对农作物造成极大破坏。如果等待研究新的农耕技术或者研制可以抵御病虫害的农作物品种来解决这个问题，需要较长的时间。相比之下，使用杀虫剂、杀菌剂和除草剂来保护农作物不受病虫草害破坏则是更有时效的。而这样做的后果，后来被证实确实付出了惨重的代价。

在1989年之前，政府完全收回农药的发放权，农业部成立了农作物保护理事会，负责农药发放。雅温德地区负责国内主要使用农药的购买、储存及分配。

另外，一些半国营机构，例如 SODE-CAO、CAMDEV、SODECO-TON 等，在经过政府批准的条件下也可以购买、储存和使用农药。进口农药由农作物保护下级理事会购买储存，经过省级植物检疫部门发放到各省政府。根据农药所含的基本化学成分将它们分类，大多数毒性较大的农药主要是有机磷酸酯类和氨苯基类等。在喀麦隆，主要使用的肥料类型有尿素、氨肥和磷肥；主要的农药是 DDT 和由有机卤素派生出来的各种杀虫剂。这些农药除了会危害公众健康外，还会使其灭杀的害虫或微生物产生抗药性。

3. 推广应用植物性绿色农药

由于气候和地理环境的影响，各种害虫和致病真菌滋生繁殖迅速，对喀麦隆农业生产危害很大，政府每年必须从国外进口大量化学农药，但化学农药不仅对环境产生污染，而且威胁人畜的健康。狄氏剂的使用致使害虫对目前广泛应用的除虫菊的抗药性增强，并且这种抗药性的增强很难解决。林丹、艾氏剂的使用使几内亚海湾喀麦隆河口红树林的生态受到严重破坏。

喀麦隆东部、中部和北部的农民制作和使用了一种"绿色农药"，既避免了化学农药对环境的污染，又节省了进口农药所需的大笔资金。据喀麦隆全国农业技术推广计划负责人介绍，制作这种"绿色农药"的原料丰富，方法简便。制作者只要用当地丰富的木瓜树叶、烟叶以及用大蒜榨汁与水、煤油或肥皂水调匀即可。这种天然药剂具有驱除和杀灭蚜虫、蓟马、象鼻虫、线虫以及消除致病真菌等作用，使用效果良好，很受农民欢迎。喀麦隆全国农业技术推广计划将鼓励和推广农民制作、使用这种"绿色农药"，并把这一工作作为其主要任务之一。

4. 喀麦隆农药登记要求

(1) 申请人的基本信息，名称和地址。

(2) 喀麦隆代理（进口商）名称和地址。

(3) 制剂生产商的名称和地址。

(4) 原药生产商的名称和地址。

(5) 产品用途。包括施用作物、防治对象、推荐剂量、药剂浓度以及其他信息。

(6) 制剂的物理化学性质信息。包括名称、外观、制剂中各组分的含量、水分含量、产品的分析方法、乳化稳定性、泡沫持久性、黏稠性、闪点、腐蚀性、储存稳定性、与其他产品的可混合性等。

(7) 原药的物理化学性质信息。包括通用名、结构式、分子式，物理化学性质包括外观、密度、熔点、沸点、分解温度、表面张力、水溶性、有机溶液中的溶解度、醇/水分配系数、水解率、光解、有效成分最高和最低含量（质量分数）、异构体/杂质及其他产物的名称、含量及其分析方法。

(8) 毒理学资料。包括原药急性口服、经皮、呼吸毒性，对皮肤刺激性、亚慢性毒性和慢性毒性资料，致畸性、致癌性、致突变性、生殖和发育毒性、代谢毒性和中毒临床表现。还要表明制剂的经口、经皮、呼吸毒性，对眼睛和皮肤的刺激性。还要提供对鸟类、蜜蜂、鱼类和其他有益生物的毒性数据，如水蚤、海藻和蠕虫等。

(9) 对环境的影响。包括降解模式、在土壤和水中的降解速率、吸附和解吸附、在土壤中的动态变化。在植物、水和土壤中的的代谢产物。

(10) 风险评估。包括制剂的种类、应用方法、使用范围、剂量、试药次数和什么时期施药，还要标明产品的包装等资料。

(11) 残留资料。包括残留的分析方法，可靠的残留数据，收获时最大的残留水平，农药残留急性膳食摄入量，安全间隔期。

(12) 药效资料。包括农药的生物活性试验和大田药效试验资料。

六、肯尼亚的农药管理和农药登记

1. 肯尼亚农业概况

肯尼亚共和国是东非经济发展最好的国家之一。农业耕地占国土面积的五分之一，从事农业人口占70%。肯尼亚的主要农作物有咖啡，茶叶，玉米，鲜花，剑麻。肯尼亚的主要进口产品有原油，机械，钢铁，车辆，药品，化肥等。肯尼亚是天然除虫菊素生产大国，可供出口；而其他农药主要靠进口。

2. 肯尼亚农药管理部门

肯尼亚的病虫害防治品委员会（PCPB）主管农药登记，调控管理农药的进出口、生产、分销和使用。

相关的农药登记法律是肯尼亚法律（1982）第346章以及病虫害防治产品法案。

相关的农业协会有肯尼亚常设进出口技术委员会（KSTCIE）和转基因组织（GMO）。

3. 肯尼亚农药登记

(1) 肯尼亚农药登记步骤

① 咨询 PCPB 或咨询当地代理。

② 提交资料或样品。

③ 若经 PCPB 审核，发现资料不齐全或样品有问题的，退回重新提交。

④ 若经 PCPB 审查对资料不满意的，补充田间试验。之后才能收取登记费，发放登记证。

⑤ 若经 PCPB 审查对资料满意的，则可免去田间试验，然后收费和发证。

(2) 需要提交的材料 登记前，按照登记法规 LN 46/1984 要求，需要提供给 PCPB 产品的安全性、药效、品质及经济价值等资料。PCPB 还要确保产品标签的技术信息与农药标签法，广告法，包装法一致。

一个全新的登记需要提交的材料如下。

① 农药新产品登记申请书（Form C）。

② 登记申请表（从 Form A1，A2，A3，A4 申请表中选择一个与将要登记的农药类型相符合的一个表）。相同产品登记选择 Form A4。

③ 标签。

④ 技术资料（PCPB 需要的详细登记要求），包括原药和制剂两部分。如果是复配，则所有有效成分都需要做一个档案。

⑤ 概述。

⑥ 原药，制剂样品，实验室分析标样。

相同产品登记的材料提供：除了原药技术档案部分内容只用提供数据不用提供报告外，其他和全新登记的要求相同。

田间试验需要 PCPB 批准的有资质的机构或研究所进行。

检测机构完成生物田间试验后，报告直接交到 PCPB。登记申请者准备 16 份摘要档案，以及包含当地田间试验的推荐使用剂量、使用时间等信息的商品标签以备登记委员会讨论。登记委员会经讨论后得出结果，再推荐给 PCPB 评估。

如果 PCPB 对这个产品的安全性、药效、品质及经济价值都满意，批准通过三年有效期的正式登记，每两年更新一次。

(3) 登记类型及费用 肯尼亚农药登记类型和费用见表 10-1 所示。

表 10-1　登记类型和费用

登 记 类 型	费　　用	时　　效
全新登记	3 万先令	有效期 3 年
更新登记	2 万先令	不超过 2 年
临时登记	1 万先令	不超过 1 年
试验许可	1 万先令	

(4) 登记审批时间期限　影响登记审批速度的因素主要有如下几个方面。①申请资料材料的完整性；②回答 PCPB 提出的问题造成的时间延误；③登记产品特定的田间试验季节；④指定当地的代理人失误；⑤延迟提交试验样品和费用。

如果上面一切进展顺利，一般来说登记所要的时间是家用产品 1 年；蔬菜鲜花用 1～2 年；一般除草剂 2～3 年；杀螨剂取决于家畜卫生法案（Cattle Cleansing Act，Capter 358）；咖啡用 3～4 年。

4. 农药登记资料要求

在肯尼亚申请相同农药产品的登记，可以按照等同性原则提交登记资料。目前要求的主要资料见表 10-2。

表 10-2　肯尼亚相同产品登记要求提交的主要资料

原　　药	制　　剂
• 五批次全分析(GLP) • 大鼠急性经口毒性 • 大鼠急性经皮毒性 • 如果产品含有具毒理学意义的杂质需要提供其毒理学资料 • 残留资料(GLP)	• 经口、经皮、眼刺激、皮肤刺激和皮肤致敏试验报告(GLP) • 对完全相同产品要求 3 地 3～4 种作物的一个季节的药效试验报告 • 附产地国的药效试验报告

七、马达加斯加的农药管理和农药登记

1. 马达加斯加农业概况

马达加斯加共和国位于印度洋地区，系世界第四大岛国，国土面积 587295km²。海岸线总长度约 5000km。马达加斯加地形独特，各地气候差异较大。总体上可分为旱季（4～10 月）和雨季（11 月～次年 3 月）。其中，东部属热带雨林气候，终年湿热；中部为热带高原气候，温和凉

爽；西部为热带草原气候，干旱少雨。2007 年，马达加斯加总人口约1850 万，其中，农村人口占 78%。

马达加斯加是个以农牧业为主的国家，农业在马达加斯加经济中占重要地位，见表 10-3。

表 10-3　马达加斯加 2004～2007 年农业对 GDP 的贡献

年份	2004	2005	2006	2007
农业对 GDP 的贡献/%	35.86	35.22	34.30	24.2

2007 年，马达加斯加 GDP 总量为 74 亿美元，其中农业占 24.2%。主要农作物是水稻、木薯、红薯、大豆和玉米。全国现拥有 3500 万公顷土地可用于农业、牧业及其他经济作物的开发，其中 800 万公顷可直接用于农业开发。主要经济作物有甘蔗、咖啡、可可、香子兰、胡椒、剑麻、烟草、棉花等（表 10-4）。

表 10-4　马达加斯加 2005～2007 年农业及经济作物种植面积统计表　　单位：hm²

作物名称	2005	2006	2007
水稻	1250092	1291000	1302600
玉米	252838	330000	333000
小麦	275	277	280
其他谷物	1542	1555	1570
豆角	74446	83300	84050
豌豆	13842	14350	14480
大豆	3324	3350	3380
其他菜类	79516	80230	80950
木薯	388779	310370	313200
红薯	123913	122400	123500
土豆	36830	37840	38200
花生	54506	54800	55300
甘蔗	40791	41160	41500
咖啡	115020	115100	116140
胡椒	10386	10690	10780
丁香	37231	36670	37000
华尼拉	63764	64000	64500
剑麻	14630	14760	14900
可可	7504	7510	7580
烟草	3265	3295	3320
棉花	9267	9350	9435
茶	338	341	344
总计	2582099	2632348	2656009

2. 农药的使用情况

马达加斯加具有良好的农业种植条件，但种植方式落后，缺乏必要的农业投入，农药的使用程度较低。马达加斯加于 20 世纪 40 年代第一次使用化学农药。其中在 1947 年至 1982 年间共使用约 $3.5×10^4$ t，主要用于水稻、棉花、烟草和甘蔗种植园。虽然政府于 1985 年停止对农药补贴，但进口量仍然很大，在农药上的外汇开支逐年上升。1980 年至 1982 年平均支出为 450 万美元。自 1986 年以来，年度平均进口 540t。其中高达 20％由外国援助，主要来自日本。1992 年蝗灾的防治得到了德国发展机构（GTZ）捐赠的 19000L 杀螟松，美国国际开发署 5000L 二嗪磷和 40000L 的高效氯氟氰菊酯。

(1) 农药使用分类 近年来，虽然生物防治引起重视，并有大量的投入，但是化学保护仍然占主要地位，尤其在灭蝗杀虫方面。目前，使用的杀虫剂大多数属于有机磷（杀螟硫磷、乙基毒死蜱、甲基毒死蜱、二嗪磷、辛硫磷、丙溴磷、哒嗪硫磷），氨基甲酸酯类（残杀威和丁硫克百威），拟除虫菊酯（溴氰菊酯和高效氯氟氰菊酯）等。经济作物使用较多，其中棉花每季高达 12～14 次，约 $10kg/hm^2$ 的杀虫剂。农药占棉花生产成本近 20％。2007 年的数据显示，89％的杀虫剂用在棉花上。蔬菜上使用频率也较高，一般会定期使用杀虫剂、杀菌剂。

(2) 禁止或限制使用的农药 目前，根据 WHO 对农药毒性等级的划分，许多高毒性的农药已禁止使用。马达加斯加签署了相关协议，在本国也对列表中的农药执行了禁止或者限制使用（表 10-5）。

表 10-5　禁止或者严格限制使用的农药

化 学 名 称	接受级别	限 制 详 情
2,4,5-T 敌菌丹 杀虫脒 克氯苯 地乐酚和地乐酚盐 1,2-二溴乙烷 氟乙酰胺 七氯 六氯代苯 林丹 汞类 甲胺磷（有效成分含量 600g/L 以上） 久效磷（有效含量 600g/L 以上） 对硫磷（乙基和甲基） 五氯苯酚 磷胺（有效成分含量 1000g/L）	Ⅰ	2006 年 3 月 23 日颁布的 4196/06 号法令:禁止进口,销售和在农业的使用

化 学 名 称	接受级别	限 制 详 情
艾氏剂	I	1993 年 11 月 30 日颁布的 6225/93 号法令：暂停使用任何艾氏剂产品
氯丹	I	1993 年 11 月 30 日颁发的 6225/93 号法令：暂停使用任何艾氏剂产品
杀虫脒	I	该产品从未在该国使用过，至少没有大规模使用。需要更多的时间降解
乙基杀螨醇	I	需要更多的时间降解
汞化合物	I	需要更多的时间降解，已于 20 世纪 80 年代废弃
狄氏剂	I	1993 年 11 月 30 日颁发的 6225/93 号法令：该产品 1993 年被撤销
地乐酚	I	停止注册：需要更多的时间降解
氟乙酰胺	I	需要更多的时间降解
六六六	I	1993 年 11 月 30 日颁发的 6225/93 号法令：已于 20 世纪 80 年代废弃
六氯苯	I	需要更多的时间降解
五氯苯酚	I	需要更多的时间降解
DDT	SR	对进口条件：为防治疟疾授权，并根据卫生部控制使用 立法或行政措施：1993 年 11 月 30 日颁发的 6225/93 号法令：暂停任何含有 DDT 的产品在农业上的使用
七氯	SR	进口条件：使用该产品限于种子处理 立法或行政措施：1993 年 11 月 30 日颁发的 6225/93 号法令
林丹	SR	进口条件：使用该产品限于种子处理 立法或行政措施：1993 年 11 月 30 日颁发的 6225/93 号法令
毒死蜱	SR	
溴氰菊酯乳油	SR	
残杀威	SR	
爱乐散	SR	
毒杀芬	I	禁止销售和使用
异艾氏剂	I	禁止销售和使用
氨基甲酸盐（或酯）	I	禁止销售和使用

但对于下列化学品，未采取限制：如，久效磷、二氯乙烯（CAS No：107-06-2）；二硝基邻甲基苯酚（DNOC）及其盐类（例如铵盐，钾盐和钠盐）；乙基对硫磷、毒杀芬；甲胺磷（可溶性物质的液体配方，有效成分含量超过 600g/L）；甲基对硫磷（有效成分含量为 19.5% 或以上）；磷胺

（可溶性物质的液体配方，有效成分超过 1000g/L），苯菌灵（有效含量等于或高于 7％），克百威（有效成分含量等于或高于 10％），福美双（有效成分含量等于或高于 15％）等。

（3）农药使用中存在的问题　马达加斯加随着农药使用的广泛，问题也越来越凸现出来。农药进口、销售、使用等每一个环节，都有不足之处。

① 进口　联合国粮农组织（FAO）及环境规划署（UNEP）制定的"PIC 程序"（即出口国在出口已在本国禁止或严格限用的化学品和农药时，应向进口国发出通知，而且必须在得到进口国政府有关部门决定允许进口的回复后才能向其出口），已经上升为国际公约。但马达加斯加并没有严格执行该程序。世界卫生组织规定 Ia 和 Ib 类农药，属极度危险和高度危险类，因其对环境和人类健康的严重影响，大部分国家都停止使用，但马达加斯加该类农药仍在进口。

② 加工　掺假非常常见，1994 年由马达加斯加农药控制实验室的初步研究结果显示，在马达加斯加销售的农药有超过 60％的是部分或完全改变。加工过程没有对工人采取安全防范措施，没有考虑住宅周围的植物，包装不规范，没有标签或者标签不完整。工厂污水处理设施不健全，致使许多污水直接排放，严重影响居民环境。

③ 存储　农药的安全性并没有引起重视，经常会与食品等储存在一起。而且并不考虑储存条件是否合适，导致许多农药在储存过程中质量发生改变。

④ 废弃农药的处置　在马达加斯加，废弃农药的处理没有可执行规范，一般直接按照城市垃圾填埋，缺乏足够的设施。而且农药容器的回收也没有规范。

⑤ 销售　销售过程中农药掺假也很普遍，而且缺乏专业的人员。销售过程中，由于农民用户的需求量较小，往往会重新包装，导致标签的缺乏。销售过程中，非法传播也较普遍，如不通过注册等。

⑥ 使用　由于农民文化水平普遍较低，在使用过程中，经常不按照标签标注的量使用，而是超量使用，安全间隔期也没有引起足够的重视，致使许多作物上农药残留超标，以及害虫抗性的增加、虫害再增猖獗等。当地农民对农药的使用认为比较"时髦"，加之市场上农药品种繁多，有时候并不考虑农药对环境及健康的潜在危险。比如孕妇与儿童与农药的接触等，甚至经常有中毒和致命的事故发生。也有时候不能正确识别病虫害，而滥用农药。

⑦ 残留　和其他许多发展中国家一样，马达加斯加对农药使用的规定，仍处于起步阶段。而且由于过去高残留农药的长时间使用，尤其是在蝗区治理时经常使用，生态环境（如土壤河流等）中的农药残留仍然存在。如 DDT，六六六，艾氏剂和狄氏剂等。

3. 农药的登记管理

针对农药使用中出现的各种问题，马达加斯加已经立法对农药进行登记管理。

1986 年植物检疫法以及 1986 年和 1992 年颁布的两个法律和 7 个独立的法案对农药进口做出规范。

自 1992 年以来，农药的销售和使用已经立法控制。所有产品的销售，必须事先获得批准。农药管理主要在植物保护部门，如设立法律及规范监督和管理农药登记等，还包括农药登记要求的生物毒性试验。

登记一般遵循 FAO 粮农组织条例，例如，存储设施和标签必须符合有关的准则；农药只能由登记过和受过训练的人员出售；所有库存和销售要记录，非注册的农药不能销售，质量控制进行在登记时和登记后不定期进行，分析费用由进口商或分销商承担。农药注册委员会每年举行两次会议，由来自农业，畜牧业、林业、卫生、工业、商业、高等教育等部委各两名代表组成，它分为毒理学，生态毒理学和生物学问题三个小组委员会。主席为植物保护主任。

(1) 农药登记状况　1992 年登记制度执行后，到 1993 年 11 月，已经有 300 个农药获得批准，112 个已延续了两年临时销售期。其中商业登记的有 188 个不同的配方，包括 94 个有效成分。

登记一个产品的成本约为 75 欧元，须由经销商提供以下资料。

① 申请人信息　公司名，法人代表，申请人身份，地址，邮政地址，电话传真电子邮件等联系方式。

② 商品信息　商业名；商标名；商标持有者；商品类型（杀菌剂、杀虫剂、除草剂等）；使用范围（是农业还是卫生用药）；以及适用作物及病害、使用方法、剂量、使用频率等；制剂类型、登记证号、相关国家的登记情况。资料中还要求给出产品在生产国的登记情况，如果没有登记，要写出原因。

③ 原药信息　活性成分、生产厂商名称及地址、原药中最低成分含量、含量范围等。

④ 制剂信息　配方提供者名称，地址；百分百组成，即全组分中的杂质含量。

⑤ 毒性　对大鼠的急性经口、经皮、吸入毒性；对兔的皮肤刺激，眼睛刺激等；皮肤致敏性；WHO 毒性等级（Ia，Ib，II，III）；在哺乳动物上的毒性概括，包括亚慢性毒性、慢性毒性、致癌性、致畸性、致突变性和二代繁殖试验等；对环境的毒性概要，包括对蜜蜂的毒性，对鱼和水生生物的毒性，对鸟的毒性，对蚯蚓的毒性，对非靶标生物的毒性，在环境中的降解途径和持久性以及其他对环境可能造成的影响。

⑥ 包装方面的信息　包装材质；包装规格；对废弃包装的处理方法。

⑦ 紧急处置信息

⑧ 声明及签字

(2) 有关农药的法律　在农业部，2006 年 3 月 23 日颁布的 4196/06 号法令对禁止进口、销售和使用的一些农药作出规定，产品包括：2,4,5-T、敌菌丹、杀虫脒、地乐酚和地乐酚盐，七氯、六氯苯、林丹、甲胺磷（活性成分超过 600g/L 的配方）、久效磷（活性成分超过 600g/L 的配方）、乙基对硫磷和甲基对硫磷、五氯酚、磷胺（有效成分 1000g/L 的配方）等。1993 年 11 月 30 日颁布的 6225 号法令，关于暂停销售和使用的农药包括：氯丹、狄氏剂、异狄氏剂、艾氏剂、六氯环己烷、DDT、毒杀芬等。在商务部 18.08.60 60-084 号条例中，规定所有化学品的进口或出口必须有书面申请，违反该条例的，将处以罚款和产品退出市场。

总之，马达加斯加已有的法律文书已基本涵盖农药使用过程中的各个方面，但仍有部分层面没有做出规范，如表 10-6 所示。

表 10-6　农药有关法律文书归类

项目	进口	产品	贮存	运输	分销	使用处理	消除
农药(农业,公共卫生和消费)	√	√	√	—	√	—	—

注：√表示已经有相关法律，—表示没有。

(3) 农药管理的不足之处　虽然经过多年的修订及增加，农药管理的法律不断完善，但是对农药的管理仍有一些重要的不足之处：

① 对违反法律规定的制裁仍然没有公布；

② 没有对当地生产、再加工、广告、培训、工人安全、禁止或限制使用农药、残留限量和处置等做出具体规定；

③ 一些禁止及限制销售的活性成分仍然继续出售（艾氏剂，DDT）；

④ 执法成本高，需要依靠外部资金的支持；

⑤ 没有充分考虑之前的调查结果和国际组织的报告。

4. 马达加斯加农药的进口情况

近年来，马达加斯加经济保持持续稳定增长。2007 年，马达加斯加经济增速为 6.3％，通货膨胀为 8.2％。马达加斯加于 1995 年 11 月 17 日，正式加入世界贸易组织。主要贸易伙伴有法国、中国、美国、巴林、德国和南非等。马达加斯加与中国贸易往来较频繁，其中 2009 年上半年，马达加斯加与中国进出口总额 2.87 亿美元，其中从中国进口 2.78 亿美元，向中国出口 911 万美元。

(1) 农药进口情况　马达加斯加政府制定了一系列鼓励和保护农业投资开发的优惠政策，例如，对进口农业物资实行免税等，进口农药量逐年增加（表 10-7）。马达加斯加环境水利部在 2008 年 3 月发布的化学品报告中指出：化学品进口中农药排在第四位。进口主要来自欧洲（德国，比利时，丹麦，法国等）、亚洲国家（比如中国，印度，印度尼西亚，阿联酋），美国甚至非洲。

表 10-7　马达加斯加 2001～2006 年进口农药量

进口	2004		2005		2006	
	总量/t	价值/万阿里亚里	总量/t	价值/万阿里亚里	总量/t	价值/万阿里亚里
农药	1145.5	622140	1454.5	858720	2020.7	1486990

注：数据来源于国家统计局和海关；阿里亚里为货币单位，2500 阿里亚里约合 1 欧元。

(2) 农药进口国家　马达加斯加农药的进口主要来自欧洲和亚洲（表 10-8），杀虫剂的进口量最大。

表 10-8　农药进口国家及地区分布

杀虫剂主要进口国家及地区	其他产品进口国家及地区
南非,斐济,芬兰,法国,德国,沙特阿拉伯,澳大利亚,希腊,中国香港,印度,奥地利,比利时,巴西,印度尼西亚,以色列,中国,意大利,日本,肯尼亚,加拿大,塞浦路斯,韩国,越南,哥伦比亚,丹麦,马来西亚,摩洛哥共和国,埃及,毛里求斯,瑞典,瑞士,阿联酋,巴基斯坦,荷兰,菲律宾,斯威士兰,中国台湾,波兰,葡萄牙,泰国,突尼斯,土耳其,俄国,新加坡,美国	南非,科特迪瓦,古巴,阿尔巴尼亚,德国,丹麦,埃及,沙特阿拉伯,阿拉伯联合酋长国,阿根廷,澳大利亚,厄瓜多尔,西班牙,奥地利,白俄罗斯,爱沙尼亚,美国,比利时,福克兰群岛(马尔维纳斯群岛),波斯尼亚和黑塞哥维那,巴西,芬兰,保加利亚,法国,加蓬,喀麦隆,加拿大,希腊,中非共和国,智利共和国,圭亚那,中国香港,匈牙利,中国,塞浦路斯,印度,印度尼西亚,哥伦比亚,科摩罗,伊朗,韩国,刚果民主共和国,朝鲜,哥斯达黎加共和国

八、摩洛哥的农药管理

1. 摩洛哥农业概况

摩洛哥位于非洲的西北端,以山地、高原为主。摩洛哥是阿拉伯世界仅次于埃及的第二大农业国,农业占国民经济的主导地位,直接影响其经济发展的增长趋势。占总劳动力 45% 的人口从事农业生产,但农业只占国内生产总值的 11%～18%。耕地面积 870 万公顷,其中水浇地 120 万公顷。摩洛哥的粮食不能全部自给,每年进口大量小麦。摩洛哥主要农作物是小麦、大麦、玉米等,重要经济作物有柑橘、葡萄、橄榄、椰枣、柠檬、甘蔗、甜菜、棉花和亚麻等。缺水、少雨是农业生产的主要制约因素。

2. 摩洛哥农药市场

(1) 农药市场概况 由于农业在摩洛哥的重要地位,使其成为农药销售的主要市场之一。据统计,摩洛哥每年进口 1 万～1.2 万吨农药,包括虱螨脲、氟喹唑、噁唑禾草灵+碘磺隆、异丙菌胺、吡虫啉等。其中杀虫剂占摩洛哥市场的 45%～50%,杀菌剂为 35%～40%,由于田间劳力成本低,除草剂在摩洛哥的市场非常小,仅为 10%～15%,这也是摩洛哥农药市场的一大特色。

据相关的数据统计,1965～2005 年在摩洛哥登记的农药产品大约为 2000 个左右,远远小于其邻国阿尔及利亚。在 2005 年,摩洛哥的年农药进口数量为 12000t。摩洛哥市场中 87% 的农药为进口,13% 的农药是自制。位于卡萨布兰卡的商会 (Association Marocaine des Negociants Importateurs of Formulateurs de Produits Phytosanitaires,AMIPHY) 代表了摩洛哥 18 家跨国公司和国内农药公司的利益。这些公司占整个摩洛哥植保市场的近 90%,价值 8 千万美元。

摩洛哥 2007 年农药销售额中杀虫剂占 39%,杀菌剂 35%,除草剂 11% 和杀线虫剂 11%,杀螨剂和其他农药产品 4%。

摩洛哥农药登记的要求很高,使得进入该国农药市场变得越来越难。这样也加剧了摩洛哥市场日益被少数跨国公司控制的情况,特别是先正达这个世界农药市场的头号大公司;安万特、巴斯夫以及拜耳都拥有大型子公司；杜邦和陶氏在摩洛哥有自己的直接销售公司，但通过当地的分销商销售。当地公司也占据重要地位，特别是 Amaroc，Marbar，Promagri（陶氏的主要经销商），Aifachimie，CPM 以及 CaliMaroc。

（2）溴甲烷的替代　溴甲烷是世界上公认最有效的土壤消毒剂。可有效杀灭土壤中的真菌、细菌、土传病毒、昆虫、螨类、线虫、寄生性种子植物、啮齿动物等。溴甲烷自 20 世纪 40 年代问世以来，广泛用作土壤熏蒸剂与其许多优良的特性有关。

① 生物活性高，作用迅速，很低浓度可快速杀死绝大多数生物；

② 沸点低，低温下即可气化，使用不受环境温度限制；

③ 化学性质稳定，水溶性小，应用范围广，可熏蒸含水量较高的物品；

④ 穿透能力强，能穿透土壤、农产品、木器等，杀灭位于深层的有害生物；

⑤ 使用多年，有害生物的抗性上升很慢；

⑥ 用于土壤消毒，可减少地上部病虫害的发生，并可减少氮肥的用量，能显著提高农产品的产量及品质。

但是使用溴甲烷可导致大气中的臭氧层破坏而危及人类生存环境。1992 年在哥本哈根召开的《关于消耗臭氧层物质蒙特利尔议定书》第四次缔约国会议上，溴甲烷被列入《议定书》中的又一受控物质。在缔约国第七次会议上，缔约国一致同意溴甲烷的使用量将冻结在 1995～1998 年平均使用水平上。因此，减少溴甲烷的用药量和寻找溴甲烷的替代物是各国科学家研究的课题。中国作为缔约国之一，已被联合国工业化组织（UNIDO）确定为溴甲烷取代物示范国家。2002 年以前溴甲烷在摩洛哥应用广泛，但现在只允许用于检疫处理。几个官方计划已经开始实施以便寻找替代品。对番茄，在 8 月里进行土地覆膜曝晒能够获得较好的效果，经实验对 30～40cm 的土层都有效。一项针对一种对线虫有毒性的当地植物品种的研究正在进行。

在摩洛哥，政府大力倡导害物综合管理和生物防治。由德国支持的机构 GTZ 与摩洛哥的小农场主合作进行害物综合管理计划，他们提供培训和教育课程。另外，在摩洛哥也养殖了许多有益昆虫。

3. 农药登记管理法规和机构

摩洛哥的农药产品登记由植保服务机构 DPVC-TRF 主管，其总部位于摩洛哥首都拉巴特内。除了帮助指导新产品的登记外，DPVC-TRF 参与转基因作物的立法。负责人 Hilali 博士希望在欧美之间寻找到一个平衡点。有学者曾对摩洛哥的转基因作物提出伦理学方面的反对意见，但公众对此并不关心，因为有许多更值得关注的问题，如失业和缺水。

随着科技的发展，人们逐渐意识到农药施用对人类健康和环境的危害。摩洛哥农业部对现有的农药管理立法和法规不断完善。

1978 年 4 月 3 日，农业土地改革部规定了农业雇工的相关条件，以及甲基溴熏烟对土壤的消毒。

1984 年 3 月 19 日，农业土地改革部规定了有机氯农药的管理相关法规。

1999 年 5 月，2-99-105 法令规定农业用药活性成分的生产、进口和销售。

2000 年 6 月，农村发展农业渔业部第 794-00 06 号法令规定农业技师的组织培训。

摩洛哥对农药市场的管理十分严格，其农药法规基本以法国模式为基础，主要管理法规包括农药进口及销售的评级制度；农药和禁止使用有害物质登记程序等。同时摩洛哥还加入了关于危险废物越境转移及处置的《巴塞尔公约》；关于持久性有机污染物的《斯德哥尔摩公约》。

在 2002 年以前，摩洛哥农药产品登记是由农业部植保服务机构 DPVC-TRF 主管，现在除农业部外，还有若干其他部门参与到农药登记管理中来。主要包括环保部、工业管理部、贸易管理部、内政部及海关等部门。这些部门共同对农药的研究、试验、生产、包装和标签、运输、贮存、商品化、广告、使用、进出口、废弃物和包装的处理、登记、分类及检验等进行监督和管理。

农业部负责评估用于生产、贮藏及处理农产品、人工森林和牧场的农药和相关产品的药效，并授予相关产品的登记。

同时，根据摩洛哥农药管理法规，农药销售人员必须接受相关培训，合格以后才能从事农药销售。这些相关培训则由农业部植保服务机构（DPVC-TRE）负责。

环保部负责农药有效成分及其他组分和相关产品的毒理学评估和分级。承担农药在环境中行为方面的研究和检测，规定农药在环境中的最高残留限量。在农药登记审核中，检测申请者提供的残留检测方法是否适用。

工业部主要负责农药质量的认证工作。

4. 摩洛哥农药登记要求

正如上面所说的，摩洛哥对农药管理制度严格，因而对申请者提供的农药登记资料要求也很高。在摩洛哥农药产品临时的登记有效期为4年，正式登记为10年。申请登记的产品必须持有欧洲或美国的有效的正式批准。这些规定使得在摩洛哥进行农药登记更加艰难。根据以前的法规，农药批准没有时间限制。过去，只有农业部参与农药登记事务，现今有若干其他部门参与决策过程。根据新的法规，要求对零售系统的销售人员进行培训，合格者才可以销售农药。并且根据新法规，DPVC-TRF负责培训。

登记要求主要包括如下内容。

(1) 证明文件：包括研发和生产商的名称地址；进口单位的名称和地址；产品名称、活性成分、分类、有效成分生产商的生产经营许可证，分析证明，产品在生产国的登记证号。

(2) 有效成分数据一览表：主要内容包括有效成分的ISO认可通用名称及IUPAC名称，化学物质登记号，实验式、化学类别、分子量，有效成分的纯度及杂质，异构体和添加剂杂质，合成过程等信息。另外还需要申请者提供有效成分的物理化学性质报告。

(3) 产品信息一览表：包括产品的类型，组成，各组分的化学品安全说明书，产品的物化报告及使用过程中的相关信息。

(4) 分析方法：包括有效成分、代谢产物、异构体、杂质和添加剂的分析方法，产品在大田作物、水、土壤、空气和有机物中残留检测方法及其最小检测限。

(5) 毒性报告：主要产品的毒性报告、有效成分及其代谢产物的毒性报告。后者不仅要求申请者提供急性毒性报告，同时还要求提供该产品的亚急性、亚慢性、慢性报告，及三致（致癌、致畸、致突变）、繁殖影响、神经毒性报告。

(6) 在处理农产品上的残留报告：包括在申请登记的农药在大田作物、动物产品、和人类食物上的残留报告，规定的最大残留量。

(7) 对环境的影响评价：主要包括申请登记的农药产品在土壤、水、大气中的降解速率和途径。

(8) 环境毒理学报告：此项内容包括申请登记的农药对蜜蜂经口经皮毒性，对鸟类的经口毒性，短期毒性和生殖毒性，对水生生物的急性和慢性毒性。另外还包括对土壤微生物、蚯蚓和非靶标生物的影响。

在这些报告中，制剂的急性毒性报告和原药的五个批次定性定量分析都要求为 GLP 报告，这也就大大增加了申请人在摩洛哥进行农药登记的成本和难度。总的来说，摩洛哥农药登记难度中等。

九、南非的农药管理

1. 南非农业状况

南非位于非洲大陆最南端，是非洲经济最发达的国家。东、南、西三面濒临印度洋和大西洋，海岸线长 3000km。气候适宜，土地肥沃，很少有暴风雨、龙卷风等恶劣自然灾害天气，适合各种作物的种植和生长。

南非农业较发达，80％的国土面积为农业用地，可耕地约占农业用地总面积的 13％，肥沃土地占可耕地的 22％，灌溉面积 1300 万公顷。农业产值约占国内生产总值的约 3％，农业提供 13％的正式就业机会，将近100 万个就业机会。

南非实行土地私有化政策，大部分土地为白人农场主所有，每个农场的面积从几公顷到几百公顷不等。农场全部采用机械化耕作方式，如机械化播种、施肥、浇水和收割。南非的主要粮食作物是玉米、高粱和小麦，正常年份粮食除自给外还可出口到周边国家。南非的热带水果产量大，主要有橙子、菠萝、木瓜、苹果、葡萄等。由于本地消费量有限，其产量的80％供出口，主要出口市场为欧洲、中东和远东地区。南非农作物的主要品种是谷物、制糖作物和热带水果。南非是世界第 10 大向日葵和蔗糖生产国，是第 7 大葡萄生产国，盛产葡萄酒并主要供出口。农产品及其加工产品出口占非黄金出口收入中的 30％。南非主要农作物耕种面积见表 10-9。

2. 南非农药市场概况

由于南非旧时期实行种族隔离制度，在遭到国际社会制裁期间，南非较多注重发展重工业和基础产业等关系国计民生的行业，农药等精细化工行业发展速度缓慢。南非终止种族隔离政策后，欧美等地区的跨国公司凭借其雄厚的实力和与南非渊源的关系大举进入南非市场，经过 10 年的发展基本已经控制了整个南非的农药生产。

表 10-9　南非主要农作物耕种面积

序号	农作物名称	播种面积/hm²
1	玉米	2654800
2	森林	1800000
3	小麦和啤酒花	937690
4	热带水果	210400
5	大豆	122550
6	葡萄	108564
7	棉花	10000
8	高粱	97800
9	向日葵	472200
10	干豆类	71900
11	马铃薯	53153
12	柑橘	52000
13	甘蔗	440000
14	蔬菜	17570
15	烟叶	12700
16	番茄	12000

　　南非的农药生产企业主要分为两类：一类是农药原药生产商，从最初级的原料开始做起，自己生产原药和制剂产品，再销售给农民。由于南非对环保和环境安全要求非常严格，这样的企业在南非很少，只有 5～6 家。生产的原药仅有 8 种，其他的原药均需要进口。这类企业全部为以研发为基础的跨国公司，如先正达、拜耳和陶氏化学等；另一类是农药制剂和混配加工企业，这些企业直接从中国或印度等进口或向进口商购买农药原药，再加工成制剂产品，销售给分销商或自己直接销售给贸易商，这样的企业大约有 10 家。

　　南非的农药进口税收政策是：对于进口的农药，如果南非可以生产该种农药的原药，则对其征收 10％的进口关税加 14％的增值税。对本国不生产的原药，则不征进口关税，只征收 14％的增值税。

　　南非的农药市场是个不断增长的市场，其农药市场总销售额大约为全球市场的 2％，整个非洲市场销售额为全球的 3％，是一个极具发展潜力的市场。非洲各个国家粮食问题严重，大力发展农业是各国经济发展的基础。但是，受支付能力影响，很多国家不能直接从欧洲、美洲或亚洲购买农药。南非政府和银行等金融机构为南非农药贸易商、农场主提供各种形式的金融支持服务，使他们得以降低生产成本，并不断获得贸易机会和产品销售渠道，现南非已成为南部非洲的贸易中心，其周边国家，如纳米比亚、博茨瓦纳、莱索托、斯威士兰、刚果、津巴布韦、莫桑比克等所需的农药主要从南非进口。随着非洲国家农业的发展，其农药需求将会越来越大。

据了解，由于农药的使用关系到农药生产安全和人们的食品健康，南非对农药的生产、进口、销售（包括批发和零售）采取登记证许可管理，而且销售许可证审批手续十分严格。全南非大约只有 100 余家农药销售商。

(1) 南非市场营销组织 南非的农药市场营销由 3 个主要的非政府组织管理。所有的生产商或批发商，跨国大公司（拥有专利的大公司）和制剂加工企业（非专利公司）均属于 Crop Life South Africa。由于专利大公司和非专利公司之间的冲突，又建立了第二个组织，即南非非专利产品协会（Mature Product Association of South Africa，MPASA）以专门代表非专利公司的利益。

生产商或批发商要将其产品卖给分销商，所有的分销商都隶属于第三个叫 ACDASAD 的非政府组织。ACDASAD 的成员再将产品卖给农户。ACDASAD 与 Crop Life 之间有一个协议，规定 ACDASAD 的成员只能向 Crop Life 的成员购买农药产品，而 Crop Life 的成员也只向 ACDASAD 的成员供货。也就是说，一个企业若想在南非从事农药生意，就必须是 AC-DASAD 或 Crop Life 的成员。在南非约有 35 个经销公司和 770 个代销商（或销售代表）。

(2) 在南非国内生产的主要农药原药 南非生产的原药有莠去津、王铜、特丁津、代森锰锌、西玛津、甲基胂酸钠（MSMA）、敌草隆和莠灭净。

南非进口原药的渠道主要为跨国公司从其全球的其他工厂采购。中国有部分产品通过中国香港特别行政区、新加坡的中间商进入南非。南非客户普遍反映中国产品的价格非常有竞争优势，但由于产品质量不稳定，使用数量很难有大幅提高。

海外生产商或贸易商打入南非农药市场的关键是找一个熟悉当地情况和各种政策，了解农药市场供需变化情况，信誉好，有威信的南非本地企业作为合作伙伴，由他来办理在南非的企业登记注册，进口农药登记注册等手续，并负责部分分销业务。

南非农药的销售主要依靠分销商、独立贸易商。由于南非农场主和农民的消费水平有限，为尽可能地扩大市场份额，各级经销商的利润不很丰厚。一个产品从进口原药到最后买到农民手中，至少经过 4～5 个中间环节，只增值 70%，所以在市场上价格还是竞争的主要手段。

3. 农药管理、法规及登记资料要求

南非农药管理实行农药登记证许可制度。农药登记资料要求包括在
1947 年第 36 号法案中。所有在南非市场销售的农药产品（包括进口原药
产品）必须按此法案在农业部办理产品登记注册，经登记注册成功的产品
会有一个以"L"开头的注册号，该注册号必须出现在所有标签上。该法
案根据形势的发展至今已经修改了无数次。国外的贸易商、生产商和南非
本国的进口商都可以申请办理登记。

(1) 南非的农药管理法规　所有进口农药产品必须在南非农业部办理
产品登记注册手续后，才能在南非国内销售。南非的进口农药登记管理部
门为南非农药部，南非政府规定在南非销售的农药制剂和用于生产制剂的
农药原药进口均需要登记注册，该规定的依据是 1947 年通过的第 36 号法
案，即《肥料、饲料、农药和兽药法》（Fertilizers, Farm Feeds, Agri-
cultural Remedies and Stock Remedies Act, 1947, 即 Act No. 36 of
1947）。该法案至今已经进行了 7 次修改，注册登记的目的是为了加强对
进口农药的管理，检验进口产品的品质，另外还有技术壁垒方面的因素。
国外的贸易商、生产商和南非本国的进口商都可以申请办理登记。

(2) 农药登记要求　以下是通常中国公司为南非客户登记新来源农药
按要求准备的相关资料。

① 供应信原件。既是原药又是制剂的生产供应商，需要分别提供两
份供应信。

② 原药规格。

③ 有资质的实验室出具的报告。原药活性成分，杂质分析的定性图
谱分析，需要分析标样对比。GLP/ISO 17025 资质实验室的全分析报告；
报告不得超过五年；如果全分析报告出资人不是供应商，需要出资人出具
原件说明信，解释与供应商之间的关系。

④ 生产工艺流程，百分百组成，杂质概况报告。

⑤ 质量控制（QC）分析证明，原药分析方法，残留分析方法。

⑥ 制剂的物化性质。如果不能提供完整的技术参数的话，需要提交
制剂样品到南非实验室分析。

⑦ 制剂配方。列出所有物质的功能用途，活性成分，表面活性剂等
等。可以写助剂公司的商品代码，如 MT 445，每种成分都需要提供相关

的 MSDS。

⑧ 化学品安全数据。原药、制剂、其他惰性成分。

⑨ 制剂的六项急性毒性报告。新产品登记需要提供完整报告。老产品登记毒性报告只需要封面、目录、摘要、结果。

⑩ 样品。没有 GLP/ISO 全分析的报告的，需要准备 5 批次原药样品 5×50g（mL）送至南非资质实验室。500g（500mL）制剂样品分析用。1kg（1000mL）制剂样品，用于田间试验（样品需求量的多少还要取决于登记作物的多少）。

(3) 登记所需时间 除草剂 9 个月。杀虫剂，杀菌剂至少需要 18 个月。首次登记成功一般为 2 年有效期。以后每 3 年再登记（更新）。

(4) 颁发登记证 颁发登记证需要遵循的条件如下。每年的 5 月 31 日重审更新。附件（传真）作为唯一批准使用的标签。包装容器需要符合 SABS Code of Practice 0229 要求。如活性成分产地来源更改，需要提交农业部书面文件说明。印刷的标签、容器、小册子、包装插入物在登记两个月内交副本。

4. 总结

总的来说，南非农药登记比较容易，在熟悉登记要求和流程的基础上，不难拿到南非的农药登记证，因为可以不断续展登记证，可以说登记证的有效期是无期限的，前提是农药产品药效、毒理和残留情况表现很好，政府一直没有禁止该农药。

十、尼日利亚的农药管理

1. 尼日利亚的农业现状

石油工业崛起以前，尼日利亚是一个农业国家，棉花、花生等许多农产品在世界上居领先地位。1960 年，农业在国内生产总值中所占的比例为 64%，农产品出口额占出口总额的 85%。但随着石油工业的兴起，农业被忽视，农产品产量逐渐减少。20 世纪 70 年代，农业在国内生产总值中所占的比例降至 44%，20 世纪 80 年代进一步减少到 23%。1970 年农产品出口额占出口总额的比例降至 30%，1980 年仅占 2.4%。农业增长率也呈下降的趋势，1970 年至 1974 年农业年均增长率为 8.8%，但在

1984 年农业增长率一度跌至 4.8%。20 世纪 80 年代末期有所回升，进入 90 年代，农业增长率一直在 2% 左右的水平徘徊。近年来农业生产指数有所增长。

目前，尼日利亚农业作为食品、原材料、外汇收入的来源，并可促进农村发展、就业和增加农民收入，在尼日利亚经济中发挥独特作用。农业在尼日利亚国民生产总值中所占的比重为 40% 左右。其中农作物种植业占农业总产值的 84%，畜牧、林业、渔业则分别占 10%、2% 和 4%。20 世纪 60~70 年代，尼日利亚出口许多的农产品，但是现在则需要大量进口。进口的农产品主要有小麦、大米、植物油、畜产品、鱼、糖，特别是小麦和大米。出口的农产品主要有可可、橡胶、皮革和毛皮。但是尼农业生产方式仍以小农经济为主，耕作粗放，劳动工具简单。全国 65% 的人口务农，70% 的经济活动依赖于农业，90% 的人口活动与农业有关。

(1) 农场的规模分布　分散的微型农场（<10hm^2），约占 85%；小农场约占 10%（10hm^2<面积<100hm^2）；大农场（>100hm^2）约占 5%。

(2) 农业人口　由于尼日利亚 65% 的人口是农民，按 1990 年 8800 万人口计算，农民有 5720 万；按 1997 年 10300 万人口计算，农民约 6695 万。

(3) 主要农作物及产量　尼日利亚的农产品主要由经济作物组成，如可可，咖啡，椰干，棉花，棕榈油和大豆，而主要作物有山药，木薯，玉米，高粱，谷子，水稻，豇豆和花生。主要作物的年均产量见表 10-10。

表 10-10　主要农作物的年均产量

作　物	年均产量/万吨	作　物	年均产量/万吨
可可	18.2	谷子	376
棕榈油	178	甜瓜	46.6
甘蔗	30	玉米	863.4
棉花	140	水稻	276
豇豆	407.4	高粱	651.7
木薯	2029.9	山药	1643.2
cocoyams	229.3	橡胶	250
花生	232.9		

2. 尼日利亚的农药管理

(1) 相关管理机构　参与保护环境，避免农药造成风险的机构包括联邦环境保护局（FEPA）、农业和自然资源部门（牲畜和病虫害控制科）、卫生部（职业健康科）、国家食品药物管理局（NAFDAC）、劳动和生产力部（工厂督察科）、交通运输部（尼日利亚港口管理局）和财政部（尼日利亚海关人员）。各管理机构的职责见表 10-11。

表 10-11　各部委、机构和其他机构的职责

部　　门	进口	生产	贮存	运输	分配	使用/操作	处理	备灾
FMEN	E	E	E	E	E	E	E	E
健康（NAFDAC）	E	E	E		E	E	E	
劳动和生产力部		E	E	E	E	E	E	E
农业和自然资源部	B		B	B	B	B		
贸易/商业	E					C		
财政部	E							
尼日利亚港务局			E	E		E		E
国内事务局	E	E	E	E	E	E	E	
海关	E	E	E					
警察机关	E	E	E	E	E	E		
司法机关	E	E	E	E	E	E	E	

注：A=石油；B=农药；C=消费类化学品；D=工业类化学品；E=A～D。

　　四个管理化学品的主要组织为联邦环境保护局、联邦卫生部、国家食品药物管理局（NAFDAC）、联邦劳工和生产力部的工厂检查科。

(2) 机构职能简介

　　① 联邦环境保护局　联邦环境保护局（FEPA）负责保护尼日利亚环境免受化学品污染。法令赋予其全权控制和监督环境的权利。修订后的法令还确定了一些化学品管理领域中的优先技术方案，可以其为手段来保护环境。该部门还设立了咨询委员会，对国家的化学品/杀虫剂的管制行为提出建议。

　　该机构具体的权力包括：制定行动计划，并在国家环境政策和优先事项上对联邦政府提出建议；空气质量、水质的保护，污染和污水的限制，大气层和臭氧层保护，控制有毒和危险物质，包括制定危险化学品标准和规例；监测和执行环境保护措施；执行与环境保护相关的国际法律，公约，议定书和条约；促进与其他国家的类似机构和国际环境保护机构的合作；就有关的事项与联邦和国家部委、地方政府、法定机构和研究机构等合作。

　　② 国家食品药物管理局　管理和控制食品、药品、化妆品、医疗器械、瓶装水和化学品的进口、出口、制造、广告、发行、销售以及使用；对食品、药品、化妆品、医疗器械、瓶装水和化学品的生产场地和原料进行适时调查，并建立相关的质量保证系统，包括认证的生产基地和产品的监管；对进口食品、药品、化妆品、医疗器械、瓶装水和化学品进行检验，并建

立相关的质量保证体系，包括认证的生产基地和规范的产品；农药登记。

3. 农药登记要求

（1）申请表的提交　完整的登记申请报告需要包括以下内容。

填妥的申请表格须与下列信息及样品一同提交。足够的农药产品样品以供管理局测试用。农药产品的质检分析单原件。如果是进口农药的话，需提供由原产国负责产品安全的法定机构颁发的生产许可证及自由销售证明。管理局要求的放射性测试证明。如果是进口农药，则需厂商出具原产国许可在尼日利亚登记注册农药的授权书或协议书。承诺书一份，承诺所有有关该农药的广告投放之前需获得管理局许可。农药产品的标签样本。标签上需特别标明农药产品的性质、质量和安全性。任何人不得为任何农药产品的登记向机构提交虚假公证。产品性质：产品组成，浓度，物理和化学性质；具毒理学意义的每个活性成分、杂质或惰性成分的实验室分析方法。其他研究报告：环境行为包括降解、动植物中的代谢、稳定性、富集性；对人类或家畜的危害包括经口、经皮、吸入毒性，致畸性或生殖研究，诱变性；对非靶标生物的毒害包括对鸟类和鱼类毒性；还有在尼日利亚进行的田间药效试验结果。残留标准：申请人应说明农药在尼日利亚所有预计用途上的残留水平，这将与管理局确定的残留水平作比较。农药产品的使用：剂量以及使用说明、应用范围、施用方式。储存条件：容器的弃置方法、预防措施包括急救方法、对医师的建议。

国家食品药物管理局所指明的登记要求见表10-12。

（2）登记证的发放　如果管理局对所提交的农药资料认可，应发放产品登记证。否则，将以书面形式告知申请人原因。

表10-12　国家食品药物管理局所指明的登记要求

要　求	备　注
委托书(Power of Attorney)	原籍国的公证人的确认,商品名所有者的详细说明,指定授权注册产品在尼日利亚代表
自由销售和制造证书(Certificate of free sale and Manufacture)	必须经尼日利亚驻中国大使馆的认证。必须来自中国农业部的农药鉴定所。另外,须由国际贸易促进协会的公证。在有些国家,自由销售证明和制造证明可以分开提供
质检单(Certificate of Analysis)	不需要尼日利亚驻中国大使馆的认证 必须来自公司认可的实验室,需盖章和签名,须有国际贸易促进协会的公证章
良好制造规范检查信(GMP Inspection Letter)	这是制造商对 NAFDAC 官员进入工厂检查登记产品的制造过程的邀请函

4. 尼日利亚认证 SONCAP 说明

尼日利亚标准组织合格评定程序（Standards Organization of Nigeria Conformity Assessment Program，SONCAP）是尼日利亚联邦政府实施的检查控制不合格不安全产品出口到该国的一项新政策。

SONCAP 认证包括两个阶段。第一阶段是产品认证（见图 10-1）；第二阶段是 SONCAP 认证（见图 10-2）。

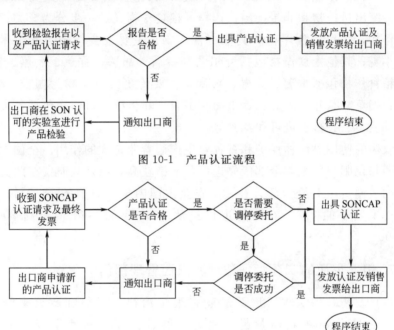

图 10-1　产品认证流程

图 10-2　SONCAP 认证流程

产品认证的有效期自测试报告签发日计算，最多 3 年时间。

产品认证的申请资料包括测试报告和申请表（一般认证机构会提供标准的申请表格式）。

十一、坦桑尼亚的农药管理

1. 坦桑尼亚的农业和农药市场概况

坦桑尼亚是东非最大的国家，国土面积 945087km² （包括桑给巴尔

2461km²）。坦桑尼亚是落后的农业国，但农业是坦桑尼亚国民经济的支柱，农业人口约占总人口的87％。全国可耕地面积约占全国土地面积的8％，草原3500万公顷，森林和灌木4178万公顷。自给、半自给性生产同商品性生产并存。坦桑尼亚的农业经济类型复杂多样，大部分地区还是以传统方式经营的自给、半自给性生产和小商品生产。坦桑尼亚有7个农业生态区，每个生态区都有各自的优势农作物，不过所有生态区都种植主要粮食作物。按照坦桑尼亚种植业分类，农作物主要为3大类：粮食作物，传统出口作物和非传统出口作物。粮食作物又进一步分为3类：主要主食作物，耐旱粮食作物和其他主食作物。主要主食作物包括玉米、水稻、小麦；其他主食作物包括爱尔兰马铃薯、甜薯、香蕉、大蕉、甘蔗；耐旱粮食作物包括木薯、高粱、粟米。主要传统出口作物为咖啡、棉花、腰果、烟草、茶叶、剑麻、除虫菊、丁香。非传统出口作物包括各类油料作物、豆类、香料、可可和花卉等。

农药的使用对作物保护和畜牧业生产起着非常大的作用。全国没有生产农药与化肥的厂家，全部依靠进口，价格较高，但是政府仅在此类农业物资的运输费用上给予部分补贴。农业占国内生产总值的43.2％，而畜牧业占了其中的7％，农药的进口量从2000年的500t增长到2003年的2500t。

2. 坦桑尼亚的农药管理法规和农药管理部门

（1）农药管理法规　坦桑尼亚有很多法律、法规和政策来管理农药贸易，使公司在农药贸易、登记、测试、分销和使用等方面有法可依。

根据法规，生产者、进口商和分销商要求保证登记的农药分配、销售、提供或展销，容器上要标明名称，包括其活性物质的真实描述和含量，使用的注意事项，"热带农药研究所批准"字样，以及生产商的名字和地址。与农药有关的主要法规介绍如下。

① 农药控制法（1984）　该法规定了农药进口的程序，包括进口许可和申请费用，技术资料和用于分析的样品，要求进口商根据热带农药研究所法规和规定登记农药。一旦批准，登记官颁发农药登记证。根据法规，当生产者、分销商、配方师和其他农药相关人员已经从登记官那里申请得到农药证时，颁发贸易许可证。

法规要求每一位登记员对任何一家公司生产、进口、储存、使用和销售的农药数量做好记录并持续 5 年，并保证登记官能随时查阅。这些记录包含农药类别、原产地、进口港、进口数量、销售量和使用目的等。任何处理农药机构必须依法给使用者提供基本的保护措施如面具、护目镜、吸尘器、橡胶手套、橡胶鞋以及帽子等。

法规要求所有农药必须装在干净干燥的容器中以防止农药失效、沉淀、质量改变或其他破坏。容器必须在使用、储存、堆积和卸载过程中不发生任何损坏，同时也不会受到气压、压强、温度和湿度的影响。农药在运输过程中不可与食品、饲料同放，必须储存在有警示语的地方，标签要贴在容易看到的地方，内容上要含有如何安全处理闲置的并可能污染环境的农药的信息。

② 植物保护法（1997） 1997 年植物保护法提供如何预防有害生物的蔓延，保证可持续性生产和环境保护，来控制进口和农药的使用，规范植物和制品的出口和进口，保证达到国际水平。该法规同时总结登记和出版农药的规范和条件，贴标签程序，提交用于分析的样品。它还提供有效防止污染地下水和自然环境的不同专题，自然环境里包括土壤、水、空气、植物种群和动物种群，以及它们之间的相互影响。

③ 工业和消费化学法（2003） 旨在对产品进口、运输、出口、储存、处理和处置化学品提供管理和控制。

(2) 农药管理部门 坦桑尼亚农药主管部门是国家植物保护咨询委员会（NPPAC），由以下成员组成。

① 比较有代表性的政府部门，对农业，健康，环境，自然资源，司法和经济负责的部门；②是政府或半政府机构的官员，对环境管理，农药研究，农业研究，商品本位控制，医药控制负责；③官员来自 Sokoine 大学与农业相关的学院。

委员会可增设没有投票权的其他成员（增选委员）。任何委员会或小组委员会成员，如果从事与农药和农产品相关的进口、生产、分销或销售的贸易，那么不得参与该委员会或小组委员会有关该方面的决策表决，否则表决可能会带有个人偏见。

根据法规第 31 条，国家植物保护咨询委员会（National Plant Protection Advisory Committee，NPPAC）有以下职能：①协调 NPPAC 小组委员会的各项工作；②与其他植物保护的国家或国际机构或个人保持合作；③审议并批准 NPPAC 小组报告；④在必要时，建议部门对植物保护法律进行修改或更新；⑤根据法规或这些条例执行分配职能时进行附带或必要的活动。

NPPAC 小组委员会由以下成员组成：①农药登记核准和技术小组委员会（PARTS）；②生物控制小组委员会（BCAS）；③植物检疫和植物检疫服务小组委员会（PQPS）；④害虫爆发小组委员会（OPS）。

(3) 坦桑尼亚的农药登记要求

为获得农药登记或继续登记的申请人须填写农药登记申请表。

提交相关的资料给农药登记员，包括各种资料和标签样本。标签样本有两个，分别采用斯瓦希里语和英语。

规定缴纳的实验登记费用为 1000～1500 美元。同时要提交 3 份样品（2 份样品做田间试验，1 份样品做实验室分析，用于质量检测）和分析标样，用于定性和定量分析。根据用途不同，田间试验的时间也不一样。用于公共卫生的栽培花卉用农药和杀螨剂时间较短，而农业用农药则需要 3 个雨季（2～3 年）。

样品要求：①提交用于登记而分析的样品必须符合相关标准；②所提交的样品，如果是固体，不得少于 0.5kg，如果是液体，不得少于 0.5L；③每份样品必须带有该样品的理化性质资料以及其他相关信息；④装样品的容器必须要密封良好，标签清楚详尽；⑤用于销售，分装，使用或处置时的容器样品。

申请登记的农药根据植物保护法第 32 条必须提交给研究机构进行分析，而研究机构进行田间测试和实验室分析，以此来决定该农药使用的合理性，完成后要及时将报告提交给登记员。

登记员将报告呈交给农药登记核准和技术小组委员会（PARTS）。

最后由农药登记核准和技术小组委员会（PARTS）将报告递交给国家植物保护咨询委员会（NPPAC）。一旦 NPPAC 批准认可，该登记由实验用登记种类转成临时登记或限制性登记。

(4) 桑尼亚的农药登记证类型

① 正式登记证　登记一经批准，登记员颁发农药登记证，每份农药登记证有效期为 5 年，之后只需更新即可。对于申请更新登记的，必须在农药登记证到期前 6 个月提出申请。

② 临时登记　每份临时农药登记证有效期为 2 年，并不得更新，除非得到 NPPAC 的认可。可以进入市场使用。

③ 限制使用登记　对符合 PIC 程序的农药，高毒、具持久性和能引起生物积累的农药，对人畜造成中毒无有效解毒剂的农药都属于此类。登记官员不能登记此类农药，除非满足以下要求：对 PIC 名单中的农药需要得到指定国家机构的认可；对其他几类农药如果在附加条件限制下，以及其他农药批准和技术登记小组委员会认为必要的条件限制下能安全的进行使用和处置农药，则允许登记。每份农药登记证的有效期为 2 年。拥有该种登记证类型的农药须在专业技术人员指导下使用和处理。

④ 实验用农药登记　以实验为目的，每份农药登记证的有效期为 1 年，不允许进入市场销售。

(5) 登记资料要求　坦桑尼亚农药登记资料包括登记申请表和相关文档。

申请表主要包括以下内容。①申请人详细信息：名称、地址、公司类别（进口商，生产商，分销商等）、农药原生产商/进口商、咨询公司名称和地址。②产品详细信息：通用名、商品名、分子式、分子量、结构式、有效物质含量、分类、剂型、物化性质（如水中和有机溶剂中的溶解性；乳化稳定性和悬浮稳定性；润湿性；兼容性；水分含量；熔点；凝点；沸点；蒸气压；加速储存实验；闪点；有效成分含量；酸度/碱度等）、部分物化性质的容许上下限、前两年和今年产品登记情况。③毒理学和其他影响的概述：WHO 分类、哺乳动物的经口和经皮毒性、哺乳动物两星期累积毒性、大鼠和其他动物的急性经口和经皮毒性、农药的致敏性、对哺乳动物/其他生物和环境的特殊影响、人们使用和处理时可能的危害、相应物质的最大残留量（国际认可）。④安全性：处理农药时的注意事项、安全间隔期（温度和热带气候）、中毒急救措施、暴露处置。⑤分析方法（提供复印件、影印本或正本），定量检测制剂和被污染生物材料中的有效成分。⑥容器。农药储存用容器类别、分装包装类别。⑦生物资料：推荐大田使用（靶标和植物/动物）、使用方法、参考授权机构在坦桑尼亚的推荐使用、产品被成功/失败应用的案例（公制单位）、农药在环境中的持久性（土壤，水，植物和动物产品）、产生抗药性的案例。⑧标签。附六份样本，或已贴在容器上的准确标签，或标签本身。附上其他资料的样本。⑨厂房（附示意图）：实体位址、生产车间、贮存车间（原药/助剂/成品/标样/解毒剂）、空气和其他空调、生产设备、废物处置装置。⑩技术人员声明。

第二节 亚洲国家的农药管理和登记

一、印度的农药管理

1. 印度的农业和农药市场概况

印度共和国位于南亚次大陆的印度半岛上，东北部和西北部与我国接壤。国土面积 297.47 万平方公里，居亚洲第 2 位。联合国人口基金会 11 月 12 日公布 "2008 世界人口状况" 报告指出，2008 年，印度人口估计为 11 亿 8620 万人，居世界第 2 位。印度拥有丰富的土地资源。印度的耕地面积数量居亚洲之首，多达 1.43 亿公顷，人均占有耕地 0.16 公顷，约为我国的两倍。印度也是以农业为主的发展中国家，80% 的人口以农业为生。

印度的主要农作物有：水稻、小麦、高粱、玉米、鹰嘴豆、花生，油菜、大豆、向日葵、棉花、茶叶、黄麻、甘蔗、马铃薯、烟草、椰子等。其中主要粮食作物为水稻和小麦，主要经济作物有黄麻、茶叶，甘蔗、油菜和棉花。

印度的国内农药市场 2008 年统计数据约为 17 亿美元，出口 9.5 亿美元。跨国公司在印度占 50% 以上的农药市场份额，其余由印度当地约 100 个原药生产企业以及 200~500 个加工企业、分装企业和销售企业分享。杀虫剂是印度的主要农药产品，占印度农药工业销售额的 52.9%（2008 年数据）。印度生产的主要原药品种有：顺式氯氰菊酯、乙酰甲胺磷、毒死蜱、氯氰菊酯、乐果、乙硫磷、氰戊菊酯、硫丹、二甲戊乐灵、丙溴磷、代森锰锌、异丙隆、草甘膦、久效磷、溴氰菊酯、2,4-滴、甲拌磷、吡虫啉、三唑磷、茚虫威等。棉花是第一用药作物，占印度农药用量的

40％，水稻占 19％，小麦占 5％，水果和蔬菜占 11％，种植园占 6％，其他占 19％。

目前，印度的作物保护水平处于上升阶段，除草剂和杀虫剂占植保产品销售额的比例正逐年上升。

2. 印度的农药管理法规和农药管理部门

(1) 农药管理法规

① 印度 1968 年的农药法　印度是世界上农药管理立法较早的国家。早在 1968 年 9 月 2 日，印度就颁布了农药法（The Insecticides Act，1968）。该法的主旨就是管理农药进口、生产、销售、运输和使用等。该法于 2000 年得到修订。为了贯彻执行农药法，印度中央政府于 1971 年制定了农药规则（相当于实施细则）。

该法包括 38 个条款，其中 9（3）条款规定了农药登记具体定义与细节。

② 印度的农药规则　农药规则（Insecticides Rules，1971）于 1971 年 10 月 30 日起开始生效，于 1999 年做过部分修订 [Insecticides（Amendment）Rules，1999]，是对 1968 年农药法的具体实施、解释性的法律，对农药产品在印度地区管理做出了细化的规定。此法规包括以下 9 个章节的内容：前言；农药委员会、登记委员会和实验室的职能；农药登记；发放许可证；包装和标签；杀虫剂分析和监察员；农药通过铁路、公路或水上运输和贮存；关于农药生产中工人所需的防护服装、设备和其他设施；其他规定。

(2) 农药管理部门

① 中央农药委员会　印度中央政府依据印度农药法成立中央农药委员会（The Central Insecticides Board，简称 CIB），该委员会对中央政府和各邦政府就该法实施有关的技术问题提供建议并被授权执行该法。该委员会需要向中央及邦政府提供建议的一些问题包括：关于农药使用对人和动物的危害以及避免产生这些危害所需要采取的安全措施；农药生产、销售、贮存、运输和分销过程中的安全保障问题。

该委员会由下列成员组成：健康服务总长，担任委员会主席；印度药品管理员；印度政府植物保护顾问；贮存和监察主管（食品、农业、社区发展和合作部农业处）；工厂总顾问；国家传染病研究所主管；印度农业研究理事会主管；印度医学研究理事会主管；印度动物学勘察总管；印度标准化研究所主管；海运总监或副总监（总监缺位时就任），来自交通和海运部；联合主管，铁路交通（铁路局）部；食品标准中央委员会秘书；由中央政府任命的一位代表石油和化学部的人士；由中央政府任命的一位药理学家；由中央政府任命的一位医学毒理学专家；由中央政府任命的一位来自某邦的负责公共卫生方面的人士；由中央政府任命的2位邦农业主管；由中央政府任命4位专家，其中一位必须是工业卫生和职业危害方面的专家；由中央政府任命的代表印度科学和工业理事会的人员一名；由中央政府任命的生态学家一名。

以上的人员设置反映了印度农药管理对于农药物化特性标准化、生物毒理学安全性、农药药理学属性、环境安全性、运输安全性、公共卫生安全性等全方位的监管。

② 登记委员会　由中央政府成立登记委员会（Registration Committee，简称RC），由一位主席和不超过5位的委员组成。委员必须来自上述中央农药委员会（包括印度药品管理官员、印度政府植物保护顾问）。登记委员会的任务是：经过对进口商或生产商提交的农药登记申请进行审查后予以登记；执行1968年农药法授予它的其他功能。

当主席不是中央农药委员会的成员时，他的任期及其他职务权力由中央政府决定；登记委员会成员的任期决定于他在中央农药委员会内的任期；需要时委员会可以因为某种目的或在某段时期内增补委员，但是这种增补的委员没有选举权；登记委员会要管理自己的工作程序和办事行为。

③ 中央农药实验室　中央农药实验室（Central Insecticide Laboratory，简称CIL），印度的中央农药实验室由印度中央政府根据1968年农药法设立，负责受中央政府或农业部门委托，对印度境内所有农药产品进行性状核查。实验室总监由中央政府直接任命。

(3) 印度的农药登记要求

① 印度的农药登记证类型　印度1968年农药法的第9章是关于农药登记的。在此将农药登记的类型分成三大类：新化合物登记9（3）；新化合物临时登记9（3b）和相同产品（制剂）登记9（4）。新化合物的临时登记一般有效期为2年。在提供完整的登记资料之后，可以获得新化合物的正式登记。在此需要注意的是，即使某个农药产品在印度已有首家登记，第二家供应商在登记是仍然需要按照"新化合物登记"办理，并不存在"相同产品登记"的捷径。

在新化合物的产品获得登记之后，其他申请者可以在获得首家登记的生产商授权的前提下，立即申请"相同产品登记"，在此类登记中，生产商是不变的，登记持有人仅仅获得在印度地区的进口和分销权。这个我们通常理解的相同产品登记是不同的。

② 登记程序　印度的农药登记，首先需要申请样品实验进口许可。样品进入印度后，分别由中央农药实验室进行物化性状分析、产品质量分析、田间药效实验（由印度 CIB 指定的研究所进行）以及常温储存稳定性分析。

在此分析的基础上，结合申请人提供的其他数据资料，可向印度中央农药委员会提交产品登记申请。

一般，9（3）类新产品登记的资料准备和登记审批时间为 30 个月左右。

③ 登记资料要求　印度的农药登记资料包括登记申请表和相关文档。进口原药（或新来源）也分成 9（3）、9（3b）和 9（4）登记。

申请表主要有样品实验许可申请 Form C 和正式登记申请 Form D。

登记要求的相关的技术信息主要包含以下 5 个大类。

a. 法律文件部分　工厂授权印度登记公司的授权书；工厂的生产许可证（产地国登记证/自由销售证明）；第一次货物出运到印度时的法检报告。

b. 化学性状部分　产品技术说明书（在申请样品进口时提供）；物化性质报告；质检分析报告；单批次全分析报告；常温 2 年储存报告。

c. 毒理学部分　急性毒性报告：小鼠经口、大鼠经口、家兔经皮、家兔皮刺激、家兔黏膜刺激、大鼠吸入；大鼠、家犬亚慢性经口毒性实验；大鼠亚慢性经皮毒性实验；大鼠亚慢性吸入实验；三致实验，即 Ames、微核实验、染色体断裂实验；环境毒性实验，即鱼类、蜜蜂、鸟类（鸽子或者鸡）、家畜毒性。

d. 生物学部分　原药的土壤、水体和植物体内代谢报告；原药在土壤、水体和植物体的持久性报告；药效实验（典型剂型），2 季 3 地田间实验；植物毒性实验，2 季 3 地田间实验和药效实验同步进行；残留实验，包括土壤残留和作物残留。2 季 3 地田间实验和药效实验同步进行。

e. 包装和标签部分　根据印度法规制作的标签和小册子，标签包含产品百分组成、产品目的（进口/生产）、解毒剂、毒性标识、注意事项、使用限制。小册子包含产品介绍、毒性和解救措施、储存/废弃注意事项、详细的包装信息。

④ 登记的审批时间　印度 9（4）和 9（3）类登记需要的时间见表 10-13。

表 10-13　印度 9（4）和 9（3）类登记需要的时间

事　项	9(4)——相同产品登记	9(3)和 9(3b)——新产品登记
Form C 的填写	0.5 个月	1 个月
样品邮寄和分析	2～6 个月	6 个月(提交样品实验进口许可需要 3 个月)
官方的实验分析 化学性状分析 药效试验 毒理学试验 包装和储存试验	1～3 个月	6～24 个月,其中储存实验需要 2 年时间
MRL 值的确定	1～2 个月	6～12 个月
登记证的签发	2 个月	2 个月
总计	至少 6 个月	12～36 个月

二、巴基斯坦的农药管理

1. 巴基斯坦的农业和农药市场概况

巴基斯坦全称巴基斯坦伊斯兰共和国，英语为官方语言。全国面积 7961 万公顷，全国可耕地面积 5768 万公顷，其中实际耕作面积 2168 万公顷。全国人口有 13528 万人，农业人口约占全国人口的 66.5%。

农业占国民经济的 25%，2004/2005 年巴农业增长率为 7.5%，创 5 年最高。主要农产品有小麦、大米、棉花、甘蔗等。巴基斯坦 1952 年开始在主要的作物棉花、水稻和甘蔗上使用农药，同时也用于防治蝗虫。从 1981 年 915t 实物（折百 230t）至 2004 年 129000t（折百 28500t），用药量由大到小依次为棉花、水稻、小麦、甘蔗、水果和蔬菜。其中棉花的用量达到总数的 70%。

中国农业部药检所统计数据表明：2001 年我国在巴基斯坦登记的品种达 1538 个，占其总量的 57.84%。登记带来的市场潜力在其后的几年显露出来，在其后的 2002 年、2003 年、2004 年当中，我国农药出口巴基斯坦的金额占其总量的 50% 多。2004 年巴基斯坦成为我国对外出口农药最多的国家，2004 年我国农药对巴基斯坦出口量相较 2003 年增长了

113.5％；出口额增长了 132.59％。

　　巴基斯坦对高毒高残留农药进行了管理。目前，巴基斯坦禁用的农药有：六六六、乐杀螨、乙基溴硫磷、敌菌丹、杀虫脒、乙酯杀螨醇、虫螨磷、三环锡、茅草枯、滴滴涕、二溴氯丙烷＋二溴氯丙烯、百治磷、狄氏剂、乙拌磷、异狄氏剂、二溴乙烷＋四氯化碳、溴苯磷、汞化合物、速灭磷、毒杀芬、代森锌、七氯、甲基对硫磷、久效磷（所有制剂）和甲胺磷（所有制剂）。据 PIC 或 POPs 公约不批准登记的品种有：艾氏剂、灭蚁灵、氯丹、地乐酚、二溴乙烷、对硫磷、氟乙酸钠；另外还要求登记敌敌畏和磷胺制剂的含量大于 500g/L。

2. 巴基斯坦的农药管理法规和农药管理部门

　　(1) 农药管理体系　根据 1971 年《农业农药法》和 1973 年《农业农药条例》，在巴基斯坦进口、生产、加工、销售、零售和使用农药首先要进行登记。农药登记管理工作由联邦食品与农业部下属的植物保护局负责。

　　1971 年，巴基斯坦颁布了《农业农药法》（Agricultural Pesticides Ordinance 1971），开始通过立法来管理巴基斯坦农药的进口、生产、加工、销售、使用和广告。

　　《农业农药法》共 4 章，第 1 章简介，第 2 章进口、生产、加工、销售、零售和使用农药，第 3 章农业农药工业咨询委员会，第 4 章其他。1979.2.24、1991.10.7、1992.9.2 和 1997.12.8 对《农业农药法》进行了补充和修正。

　　为了贯彻执行《农业农药法》，1973 年制定了《农业农药条例》（Agricultural Pesticides Rules 1973），共分 12 部分：前言，登记，进口，生产、加工和销售，包装和标签，贮存和使用，农业农药工业咨询委员会，农药实验室，政府分析和检查，农药及其解毒剂，安全防范，分析方法等。条例在第 2 部分就提出了农药 Form 1 登记。以 Form 1 登记农药需要有商品名，必须经过两年两地国家或省级的试验所进行试验评估，登记产品需建立由农药工业咨询委员会（APTAC）提出最初由省级最终由国家政府批准的标准，总的登记过程需三年。Form 2 至 Form 15 列出了各类登记证明材料的样本格式。1985、1993、1996、2000 年分别对农药法和条例进行了补充、修正，尤其是 1993.3.15 提出了 12 个普通名的产品可采用 Form 16 的通用名登记，要求产品必须无专利问题且通过了 Form1

登记的测试和试验品种，另外还提出了 Form 17 登记，要求是 Form 1 和 Form 16 中没有的新品种，有商品名称，并且需在 OECD 和中国生产登记。

（2）巴基斯坦的农药登记要求

① 巴基斯坦的农药登记种类　巴基斯坦农药登记主要有 Form 1、Form 16、Form 17 和其他类登记等。

a. 商品名登记（Form 1 登记）　商品名登记（Form 1 登记）从 1973 年开始 Form 1 登记，直到 1993 年这是唯一的登记方法。只有农药生产企业允许该类登记，农药加工企业不能申请该类登记。

Form 1 格式在 1984 年根据 FAO 的农药登记资料要求原则进行了修订，要求提交农药的产品化学、毒性、药效、残留、环境影响等资料。

Form 1 登记需花费 2～3 年时间。

b. 普通登记（Form16 登记）　普通登记（非商品名登记，也称 Form 16 登记）1993 年开始 Form 16 登记。农药生产厂家和农药加工企业均可申请该类登记。

Form 16 登记需花费 1～3 个月。普通登记农药的名单在不断修改中。

c. 进口许可（Form 17 登记）　1993 年开始 Form 17 登记。申请者只能是农药生产企业，农药加工企业不允许。根据 APTAC 1998 年 6 月 6 日的决定，Form17 登记只允许对没有 Form 1 和 Form 16 登记的产品。

Form 17 登记需花费 1～2 月的时间。

d. 其他类登记　在巴基斯坦还有农药生产企业和加工企业可进行的 Form 18 登记和农药分装企业进行的 Form 19 登记。

② 登记程序概述

a. 巴基斯坦农药 Form 1、Form 16、Form 17 登记程序如下。

Form 1 登记程序：申请提交给植保局→植保局评审文件→样品提交实验室分析→样品分析合格后寄送 2 个田间试验点（至少一个部属试验点)→至少 2 年（或 2 个作物季节）的田间试验→提交登记材料给农业农药工业咨询专业委员会→专业委员会在大会提交报告→农业农药工业咨询委员会评审通过出具登记证。

Form 16 登记程序：文件提交给植保局→植保局评审文件→样品提交实验室分析→样品分析合格出具证明→植保局对文件再次评审→评审通过出具登记证。

Form 17 登记程序：文件提交给植保局→植保局评审文件→评审通过

出具登记证。

b. 登记证续展　Form 16 和 Form 17 登记证自取得登记证起 3 年后需续展。

Form 1 自取得登记证后第 3 年的 6 月 30 日后需续展。

续展费 5000 卢比，格式见 Form 3，提交登记证首页（原件）；根据需要由生产企业提交相应材料并收取 1000 卢比的费用。

③ 登记资料要求

a. Form 1 登记要求　生产企业提供：授权登记书；原药和制剂产品的组成；产品的规格证明；产品分析方法和其他技术文件如毒性等，提交标样 2～5g、原药 0.5～1kg 和制剂 1L 或 1kg 供分析用。根据实际需要提供 5～10L 或 5～10kg 制剂作为田间试验用。

巴基斯坦登记申请者需提交：登记费 25000 卢比和样品检测费 5000 卢比；提交完整的 Form 1 三份；标签草稿；贮存、分装设备的检验证明复印件；按国家管理进口等的承诺。

Form 1 申请表主要内容如下：申请者名称与地址；生产者名称与地址；产品名称（商品名）；通用名（ISO 推荐）；结构式；化学名称（IUPAC）；分子式和分子量；生产研发代号；有效成分资料；原药资料；制剂资料；药效资料；毒理学资料；残留资料；对环境影响预测；过剩农药和农药容器的处理；标签建议和使用指导；包装；分析方法；样品分析；登记费。

b. Form 16 登记要求　生产企业提供：授权其产品在巴基斯坦的销售代理；授权申请者登记、进口和销售其产品；原药和制剂产品的组成；产品的规格证明；产品分析方法和其他技术文件如毒性、MRLs 等，提交标样 2～5g、原药 0.5～1kg 和制剂 1L 或 1kg 并寄给植物保护部门有关单位作分析用。

巴基斯坦 Format 16 登记申请者需提交：登记费 25000 卢比和样品检测费 5000 卢比；提交完整的 Form 16（3 份）；标签草稿；贮存、分装设备的检验证明复印件；按国家管理进口等的承诺。

Form 16 申请表内容如下：申请者名称与地址；生产者名称与地址；产品名称（普通名）；通用名（ISO 推荐）；结构式；化学名称（IUPAC）；分子式和分子量；生产研发代号；有效成分资料；原药资料；制剂资料；药效资料；毒理学资料；对环境影响预测；过剩农药和农药容器的处理；标签建议和使用指导；贮存稳定性；包装；分析方法；样品分析；登记和

分析费。

c. Form 17 要求登记有商品名的新农药，且在 Form 1 和 Form 16 未登记过的品种。

生产企业需在 OECD 或中国登记，要提供在其本国的登记证明；授权其产品在巴基斯坦的销售代理；授权申请者登记、进口和销售其产品；原药和制剂产品的组成；产品的规格证明；产品分析方法和其他技术文件如毒性、MRLs 等。

巴基斯坦 Form 17 登记申请者需提供：登记费用 25000 卢比，提交完整的 Form 17（2 份），标签草稿；贮存、分装设备的检验证明复印件；按国家管理进口等的承诺；不需要提供样品试验。

三、菲律宾的农药管理

1. 菲律宾的农业概况

菲律宾有 3000 万公顷国土面积，约 47% 是农业用地，主要农业用地集中在城市附近及人口稠密地区。农业用地中，又分为粮食用地、其他食物用地和非食物用地。粮食用地 31%（437 万公顷）、其他食物用地 52%（733 万公顷）、非食物用地 17%（240 万公顷）。粮食用地中，主要种植玉米和水稻。其他食物用地中，椰子 425 万公顷，甘蔗 67.3 万公顷，工业作物 59.1 公顷，果树 14.8 万公顷，蔬菜和块根作物 27 万公顷，牧场 40.4 万公顷。

农业是菲律宾的主要经济部门。其产值占国内生产总值的 22%，粮食作物和经济作物分别占产品产值的 53% 和 47%，农业就业人口占就业总人口的 45.1%。粮食作物主要有水稻和玉米，经济作物主要有椰子和甘蔗。其中，椰子的产量约占世界一半。

2. 菲律宾的农药管理法规和农药管理部门

(1) 农药管理部门　肥料与农药管理局（Fertilizer and Pesticide Authority，FPA）是农业部的附属机构，是农药和化肥等的管理机构，负责制定有关的准则、规则和条例等。在农药管理方面，FPA 负责登记各类农药并就一般使用、限制使用或禁用进行分类。还要求生产商、经销商和进口商从 FPA 申请进口许可。FPA 还监测使用农药产品的所有区域，包括对环境的影响、食品中农药产品残留、农药产品处理和使用、中毒情况、产品质量、销售和分发。

(2) 农药管理法规 菲律宾现行的农药管理法规为"农药管理政策和实施办法"(Pesticide Regulatory Policies and Implementing Guidelines)。此法规根据菲律宾第 1144 号总统令第 9 款 (Section 9, Presidential Decree 1144),以及 FPA 第二号法案第一节 (Article Ⅱ, Sec. 1, FPA Rules and Regulations) 制定,是菲律宾全国农药管理的基本法规。

该法规规定农药进口的程序,包括进口许可和申请费用,技术资料和用于分析的样品,要求进口商根据 FPA 法规和规定登记农药。一旦对申请资料的审核通过,同时 FPA 对申请样品的检验通过,FPA 登记专员将核颁发农药登记证。该法规明确指出菲律宾实行的产品登记原则,具体如下。

① 遵循 FAO,EPA 管理规范原则。即菲律宾 FPA 以 FAO,EPA 的标准作为产品质量检验和登记资料审核的标准。

② 同时保护生产商 (Manufacturer) 和登记持有人原则。

③ "产品登记"的概念以及原药和制剂的独家登记原则。即不得提交孤立的原药登记,只受理制剂的登记申请,原药的登记依附于特定的制剂登记。同时,对于"新产品登记",生产商对于登记申请人的授权必须是独家的。

(3) 菲律宾的农药登记要求

① 菲律宾的农药登记证类型

a. 相同产品登记 (Commodity) 符合如下条件的产品可以作为相同产品:产品以及产品所包含的原药在菲律宾已获得登记;如果产品是独家登记的产品,已过 11 年的专利保护期和 8 年的行政保护期;申请的剂型、用法、作物都与已登记的产品完全一致。

相同产品,新作物或新剂型的登记(补充登记)需要在当地做 2 季 1 地或 1 地 2 季的药效和残留实验。

b. 新产品登记 需要全套的数据资料;需要对每个申请的作物进行 1 地 2 季或 2 地 1 季药效和残留实验;产品享有 11 年的专利保护期和 8 年的行政保护期。

c. 第三方授权登记 已获得产品登记的菲律宾当地登记持有人,可向第三方菲律宾公司提供授权,授权该公司使用该持有人的登记进行采购,并独立使用第三方的标签进行销售。第三方登记的程序非常简单,相对来说是进入菲律宾农化市场的捷径。

② 登记程序概述　为获得农药登记或继续登记的申请人须填写农药登记申请表。

提交相关的产品数据资料给 FPA 的农药登记受理专员，包括产品性状资料和标签样本。标签样本须使用英语和他加禄语标注。在接收登记申请后，FPA 会向申请人出具样品准入许可。若产品登记为新的农药分子，或涉及新的使用方法，FPA 还将向申请人出具田间试验许可。

规定向 FPA 的中心实验室缴纳样品检测费用，同时要提交 3 份制剂样品（2 份样品做田间试验，1 份样品做实验室分析——用于质量检测，每份样品 500g）、原药产品样品 10g 以及分析标样 1g——用于定性和定量分析。根据用途不同，田间试验的时间也不一样。一般农业用农药如果需要田试，需要 2 地 2 季。

样品要求：提交用于登记而分析的样品必须符合 FAO 相关标准；样品须与未来在菲律宾分销的产品性状一致；每份样品必须带有该样品的理化性质资料以及其他相关信息；装样品的容器必须要密封良好，标签标明生产商、含量、批号等信息；用于销售，分装，使用或处置时的容器样品。

申请登记的农药根据 FPA 的要求，由 FPA 提交给研究机构进行分析，或根据需要进行田间测试，以此来决定该农药使用的合理性，完成后 FPA 会及时向申请人反馈实验结果。

FPA 专员将报告呈交给 FPA 的农药登记核准和技术小组委员会（由 FPA 指定的 7 名专家构成）。

最后由农药登记核准和技术小组委员会将报告递交给 FPA。一旦 FPA 批准认可，申请人即获得农药产品登记。

③ 登记资料要求

a. 法律文件类　工厂提供给菲律宾申请者的登记授权书；工厂承诺为菲律宾申请公司供货的声明；原药和制剂的自由销售证明（制剂可选）；原药和制剂的生产批准证书（制剂可选）。这些文件均需要菲律宾领馆认证！

b. 样品　10g 原药样品；500mL/0.5kg 制剂样品；1g 原药标样。

需要附有原始质检单，样品性状须与提交资料一致。但是，在登记成功之后，可以对产品进行改良。

c. 技术资料要求　产品总述（原药、制剂名称，分子式结构式，

CAS 号）。原药组成（五批次全分析报告，国内实验室出具的可以接受，但是需要实验室或第三方提供符合 GLP 标准声明）。原药和制剂的 100％ 组成声明。原药的物化性质实验报告（表观性质、熔点、沸点、蒸气压、密度、$\lg K_{OW}$、pH、可燃性、溶解性、热储稳定性）。制剂的物化性质实验报告（表观性质、储存稳定性、悬浮率/乳化性质、可燃性，须根据 FAO 对于制剂的检验要求，参考 CIPAC 方法做出试验报告，附加 GLP 声明，且至少需要 3 个批次的样品）。分析方法（原药要求提供有效成分的定量方法，以及 FAO 限定杂质的分析方法，需要有方法描述和可靠性验证，如果全分析报告中有，可以直接摘录）。毒性资料（原药和制剂的急性 6 项实验报告，须按照 OECD 标准出具，同时实验室需要出具 GLP 声明）。田间药效试验报告（对于相同作物相同剂量，无需田间试验报告，但在中国的药效实验报告有助于登记审批。对于新作物或新的使用方法，需要在菲律宾做 1 地 2 季或 2 地 1 季实验）。标签信息（此项信息一般由菲律宾客户完成）。该生产商的原药或制剂在东盟或 OECD 国家登记证明。

④ 登记的审批时间　相同产品登记需要 3～6 个月，FPA 在一个月之后会提供中期报告。新产品登记，如果已在其他国家登记需要 12 个月，FPA 提供季度报告。如果根据 FAO 要求登记并销售，6 个月可以获得登记，FPA 在 3 个月提供中期报告。

四、越南的农药管理

1. 越南的农业和农药市场概况

越南社会主义共和国位于亚洲中南半岛东部，国土面积 32.96 万平方公里，越南是一个多山之国，境内三分之二以上是山地和高原。北部和西北部为高山和高原；东部沿海为平原，红河三角洲地势平坦，河网密布，是越南主要产米区之一；但是红河及其支流经常发生严重的洪水。湄公河三角洲土壤肥沃，面积 3 万平方公里，几乎是红河三角洲的 4 倍，是世界上最富庶的水稻产区之一。

越南主要种植水稻、玉米、高粱、豆类、木薯等粮食作物。稻谷是其主要粮食作物，主要分布在红河三角洲、湄公河三角洲及沿海平原地区。2007 年越南农业种植面积为 943.8 万公顷，其中粮食种植面积为 725.3

万公顷，稻谷播种面积占了 596.3 万公顷。

越南的经济作物主要有橡胶、咖啡、茶叶等。橡胶主要分布在西原地区，茶叶主要产地是富寿、河江、宜光和莱州。甘蔗、椰子分布较广，全国各省均有种植。近年来，越南在橡胶、咖啡、腰果和茶叶的生产和出口方面有了长足的发展。越南的热带水果种类繁多，主要有香蕉、菠萝、柠檬、芒果、龙眼、荔枝、槟榔等。

1989 年以来，越南农业发展迅速，农产品出口增长较快。1987 年农产品出口额仅为 5.42 亿美元，1996 年猛增至 32 亿美元，2007 年已高达 54 亿美元。农产品出口额已占越南出口总额的 42%。在越南出口的农产品中，大米、橡胶、咖啡、茶叶的出口增长显著。

目前越南年均使用 12 万～13 万吨植保药剂，总费用约 5 亿美元。越南植物保护局称，2008 年越南进口原料药及农药约 10.67 万吨，4.19 亿美元；今年 1～6 月已进口 2.31 亿美元。越南植保药剂生产原料主要从中国、印度、瑞士、新加坡和德国进口。其中，中国占进口总额的 40% 以上。目前越南有 75 家植保药剂生产包装企业，25000 余家代理营销店。市场前景广阔。

2. 越南的农药管理法规和农药管理部门

（1）农药管理法规　越南《植物保护和检疫法》（以下简称《植保植检法》）是 1993 年颁布的，2001 年 7 月修订后重新发布，并于 2002 年 1 月 1 日开始施行。越南现在施行的新《植保植检法》有以下几个方面较为突出。

① 将植物保护的几个方面工作，包括有害生物的预防和治理、植物检疫、农药管理等，统一在一个特殊法里面进行具体规定。

② 与国际接轨，在法律规定中强调注意环境保护、维护生态平衡和人类健康，保障公共利益，注意长远利益和眼前利益相结合，现代科技和传统经验相结合。

③ 明确规定越南政府主管全国植保植检工作，并由农业部具体负责执行管理。同时规定国家其他部委和政府机构以及各级人民委员会要在其管辖范围内进行植物保护和植物检疫管理工作。同时规定从中央到基层建立各级植保植检机构，并由政府规定这些机构的组成、职责与权限。

④ 明确规定植物保护实行特别检查制度，特别检查系统的组织及工作由政府具体规定，主要负责检查植保植检法律施行情况并建议采取适当

措施阻止违法行为发生。

(2) 农药管理部门 越南的农药登记主管机关为越南农业与农村发展部（The Ministry of Agriculture and Rural Development，MARD）下设的植物保护局（Plant Protection Department，PPD）。PPD主管全国植物保护和植物检疫工作，包括农药进出口和国内销售，以及进出境检疫和国内检疫。管理机构有两个系统。一个是中央管理系统，包括国家植物保护局（PPD）、9个区域植物检疫支局、2个进境邮件植物检疫中心和1个植物检疫中心实验室；另一个是省级管理系统，包括61个省级植物保护支局，每省一个或多个植物检疫站。

同时，越南农业部设立了"北部农药管控中心"（Northern Pesticide Control Centre，NPCC），和"南部农药管控中心"（Southern Pesticide Control Centre，SPCC）主管农药进出口的质量监测。

(3) 越南的农药登记要求

① 越南的农药登记证类型 越南的登记证分为以下几类：试验登记（仅仅适用于新产品）；正式登记（这类登记是我们最常见的）；补充登记（包含变更原药供应商，剂型优化，添加目标作物等）；续展登记（适用于登记持有人变更或登记证到期续展等，不涉及产品来源和性状变更的登记类型）。

② 登记程序概述 越南农药登记程序可参考流程图，见图10-3。

根据目前越南的登记规定，中国企业可以直接申请并持有农药登记。

③ 登记资料要求

a. 登记申请表 填表过程中需要填写物化性质、毒性、残留的数据，可以通过互联网查询获得。

b. 知识产权声明 如果产品涉及专利，需要提供该项文件，否则其他公司可以自由在越南注册相同的产品。

c. 授权书 授权越南当地公司登记该产品并且使用数据资料。

d. ICAMA自由销售证明 至少需要原药的登记。

e. 产地证 不是硬性要求，但是提供可以加快审核。

f. 研究报告 PPD不要求必须提供全分析报告和毒性报告等文件，但是提供报告会大大加快PPD对于登记资料的审核。

g. 标签和原药标样1克。

h. 田间药效实验报告（制剂） 这项报告必须在越南当地进行，要求北方和南方各做2地2季。而且必须是一年中同一季节。

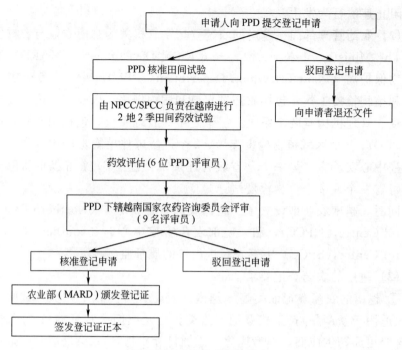

图 10-3　越南农药登记流程

④ 登记的审批时间

a. 田间试验批准　自提交数据后 1 个月，PPD 会做出核准实验批文，可以开始进行田间试验。

b. 田间实验阶段　需要在越南南北部，各选择 2 地 2 季做田间实验，一般耗时 18 个月。

c. PPD 数据审核　PPD 任命的专业委员会将审核数据资料和田间药效实验报告，耗时 6 个月左右。总的登记完成时间为 24 个月。

五、泰国的农药管理

1. 泰国的农业和农药市场概况

泰国位于中南半岛中南部，地处亚热带和热带，国土面积 51.3 万平方公里，农用地面积 2160 万公顷，接近国土面积的一半。人口 6240 万，从事农业人口 2200 万。主要种植水稻、蔬菜、木薯、甘蔗、水果、花卉等作物。2000 年农业产值占国民经济比重为 24.9%，是传统的农业大国。

泰国的农作物病虫草害较为严重，农业生产对农药依赖性较强。据调查，1996 年如不使用农药，会造成当年 30％的农作物减产，甚至绝收。近年来，泰国的农药使用量逐年增加，1991 年为 15029t，2000 年已增至31454t，至 2008 年已达到 45000t 以上。由于劳动力相对缺乏，今后泰国的除草剂使用量仍呈增加趋势。

2. 泰国的农药管理法规和农药管理部门

(1) 农药管理法规　泰国政府非常重视对农药的管理，早在 1967 年就颁布了《泰国控制毒性物质管理法》（The Hazardous Substances Act，以下简称《毒物法》）。但随着社会经济的不断发展和进步，《毒物法》因其管理范围过窄、操作性差等缺陷而日益不能适应社会要求，因此，泰国政府于 1992 年对《毒物法》进行了修改完善。修改后的《毒物法》扩展了管理范围，不但包括原有的国有部门毒性物质的管理，而且将私有部门毒性物质、工业和卫生系统毒性物质都纳入到管理范围。

第二次修改的《毒物法》于 1992 年颁布，1995 年正式开始实施。到2001 年 6 月，共有 472 个标签得到批准，颁发了 12810 个登记证，1993家进口商和 308 个有效成分（包括混配制剂）得到登记，62 个成分被禁止生产和销售，13 种农药被列入监控名单，57 个生产商得到生产许可，4700 个零售店得到销售许可。

2008 年 8 月，《毒物法》进行了第三次修改。目前的毒物法为"The Hazardous Substances Act（No. 3）B. E. 2551"。

在最近两年的修改中，取消了登记年费，同时规定了登记的有效期为6 年。并要求所有登记持有人在 2011 年 8 月之前提交补充资料更新产品登记。2009 年 11 月，泰国农业部颁布最新的农药登记要求，将农药管理的水准提高到一个新的层次。

泰国农药登记的核心原则有两项：本地优先原则，即只有泰国当地注册公司才能够持有登记，同时泰国本地的制剂工厂的登记审核要简单很多；"产品登记"原则，即产品必须以制剂形式登记，而后才能申请原药进口登记，同时在申请制剂登记的过程中需要提交原药的各项数据资料。

(2) 农药管理部门　泰国的农药由农业部农业司毒性物质处具体负责管理，卫生用药由卫生部负责管理。农业司毒性物质处下设四个科：①农药登记科，负责全国农药的登记管理工作；②残留科，负责农药施用后在环境中的残留检测工作；③制剂科，负责流通领域的农药质量监控，农药制剂的开发、研究，私有化检验机构的管理工作；④农药毒性办公科，负责农药施用中对人体的危害研究，指导安全用药。

此外，还成立了毒性物质委员会，负责制定毒性物质管理政策，协调各部门共同合作，执行法规。为了加强对有毒物质的有效控制，毒性管理各部门可根据系统内的具体情况发布管理通知。

（3）泰国的农药登记要求

① 泰国的农药登记证类型　泰国的农药管理法规没有对登记证的种类做出规定，但是在实际的农药业务运营中，农业部颁发的许可证包含以下几个大类。

a. 生产许可　要求厂家提供生产地点、厂址、设备及设施、安全防护以及有毒废弃物的处理等资料，由工业部发给生产许可证书。

b. 进口许可　要求提供有毒物质种类、数量、进口国家、包装、标签、储存地点、含量、杂质、中毒急救措施以及对工人、接触人员及环境的影响等资料，由农业司毒性物质处发给证书。

c. 拥有（包括销售、储藏、运输、服务）许可　要求具有储藏地点、储藏方法、运输、服务及农药的应用管理措施。零售店的销售人员要经过当地农技推广部门培训，取得证书后，向地方农业推广部门提出申请，经地方政府批准，报农业司毒性物质处统一审核发经营许可证，许可证有效期为一年，到期后在地方政府办理续展。

② 登记程序概述　泰国的登记分为 3 个阶段，第一阶段是田间药效和残留实验申请阶段（trials clearance）；第二阶段是临时登记阶段（provisional clearance）；第三阶段是正式登记阶段（full registration）。

如果是在泰国已登记超过 10 年的专利过期产品，申请人在通过第一阶段登记后，在数据齐备的前提下，可直接申请第三阶段的正式登记。

③ 登记资料要求

a. 泰国第一阶段产品登记的文件要求　制剂的自由销售证明（必须是一致的剂型，原药的不需要提供）；原药和制剂的 6 项急性毒性报告（要求 GLP 实验室出具，实验规程符合 OECD 的标准规程，同时需要有实验室出具的 GLP 声明，以及实验室自身的 GLP 资质证书）；原药的物化性质总述；制剂性状总述，包括表观状态、含量、物化性质、可燃性；环境毒性概述，包括水生生物、鸟类、蜜蜂毒性，不需要报告，仅需要提供综述并提供出处；原药和制剂的分析方法等。

b. 泰国第二阶段产品登记的文件要求　本阶段主要的任务是在泰国

当地进行 2 年 2 地的药效和残留实验，一般不需要提供额外的数据资料，但是可能会根据泰国农业部的要求补充下列信息：急性毒性实验数据；慢性毒性实验数据；三致实验数据；神经毒性数据；残留实验数据（在本国的 MRL 或在本国的实验数据）。

以上信息在第三阶段也是需要提供的。

c. 泰国第三阶段产品登记的文件要求　主要需要补充以下材料：田间试验结果和残留实验结果；如果在第二阶段开展了小区示范实验，也可以提交；制剂的完整物化性质；原药和制剂的全套毒性资料；残留分析方法；环境中的 MRL 信息；包装信息；当地文字的标签；MSDS等。

各个阶段登记的申请费用共约 176 美元。2 地 2 季的田间试验约 2 万～3 万美元。

④ 登记的审批时间

第一阶段登记 6～12 个月。如果泰国农业部对于毒性和杂质进行评估，一般如果没有负面的评估结果，在 6 个月会给出反馈，并批准田间药效和残留实验申请。

第二阶段登记 12 个月。2 年 2 地田间药效和残留试验，除非产品在泰国使用超过 10 年，被证明是安全可靠的，可减免残留试验。

第三阶段登记 6～12 个月。如果第二阶段的药效和残留实验没有问题（残留数据不超过 MRL，药效与已登记的相同产品差异不大），一般泰国农业部会在 6～12 月之内核准登记并颁发登记证。

泰国农药产品正式登记完成所需要的时间一般为 2.5 年。

六、印度尼西亚的农药管理

1. 印度尼西亚的农业和农药市场概况

印度尼西亚是东南亚地区面积最广、人口最多的群岛国家，属于热带气候，包括石油、矿藏、木材和农产品在内的自然资源非常丰富。2006 年，全国人口为 2.22 亿，名列世界第四。

农业一直在国内经济结构中占有非常重要的地位，1980 年前曾占国内生产总值的 45%。目前，农业产值约占国内生产总值的 15%，农业劳动力占全国劳动力总量的 45%。由于农场规模较小，农业生产属于劳动力密集型。

印度尼西亚是世界第二大棕榈油生产国和出口国，对世界油籽价格具有举足轻重的影响。主要的农作物和农产品有：水稻、玉米、棕榈油、大豆、干椰子肉、橡胶以及木薯。

2007 年度全国农药需求量（按金额算）约 23600 万美元，其中杀菌剂约 4300 万美元、除草剂约 10800 万美元、杀虫剂约 8000 万美元、植物生长调节剂约 500 万美元。

印度尼西亚农药工业起步于 1955 年，1972 年经拜耳公司推动，在1975 年后得到快速发展。现有 8 家原药合成厂家及 25 家制剂加工厂家。

目前有 8 家跨国公司在印度尼西亚销售农药产品，中国农药产品占印度尼西亚市场约 18% 的份额。由于印度尼西亚农药工业不发达，目前跨国公司农药业务在整个印度尼西亚农药市场中仍然占据主导位置。

2. 印度尼西亚的农药管理法规和农药管理部门

(1) 农药管理法规　印度尼西亚的农药管理于 20 世纪 70 年代实行登记证许可制度，其法律依据是政府法案 1973 第 7 号。

(2) 农药管理部门　印度尼西亚的农药管理机构是农业部下属的农药委员会，全国农药协会协助农业部农药委员会对全国农药从法律及道德规范上进行管理。

印度尼西亚全国农药协会是在全国农药公司论坛的基础上于 2000 年7 月 17 日成立，实行会员资格制度。其成立的目的及任务是联合全国农药群体，挖掘其潜力，以提高农药群体尤其农药用户的利润，联合全国农药生产商、经销商、研究者等团体及使用者，开发全国农药群体制造、加工、销售及使用安全和有效农药的能力，并与其他团体进行合作，以提高全国农药行业群体能力。

(3) 印度尼西亚的农药登记要求

① 印度的农药登记概述，以及登记证的分类　印度尼西亚根据理化性质及其毒性，把农药登记分为允许登记及禁止登记；根据使用条件，分为一般使用登记及限制使用登记；根据阶段，分为田间试验登记、临时登记和永久登记。无论其农药产于印度尼西亚当地或来自海外的，登记申请人必须是印度尼西亚个体公民或合法实体公司，持有相关部委发放的农药经营许可证、税务登记证、印度尼西亚公民身份证，是农药制剂的所有者或是其所有者的代表。对于海外农药制剂，只能批给印度尼西亚公司登

记。海外同一工厂的同一农药产品只能授权一家印度尼西亚公司登记及经销。印度尼西亚农药登记技术标准要求所有农药必须符合国际标准，通过对理化性质、药效、哺乳动物毒性、残留、环境毒性等进行评估，保证所有登记农药符合全球环境管理要求。对于来自中国的农药登记，无论原药或制剂，都必须提供农药原药的我国农业部农药检定所"农药自由销售证明"；农药制剂的"自由销售证明"不是必须的，但其原药厂对制剂加工的《授权书》是必须的。

对非限用、禁用的农药，实行登记制度，颁发三种登记证，即试验登记证、临时登记证和正式登记证。

试验登记证是根据农药委员会的意见，由农业设备司的负责人签发的试验许可证。有效期1年，能延长2次，每次1年。试验登记证是用来检验要登记农药的质量、药效、安全性，不允许商业性销售和使用。

临时登记证是根据农药委员会的意见，由农业部长签发的，有效期1年，能延长3次，每次1年。临时登记证给登记者以机会去完成技术和管理所需要的该农药的数据和信息。临时登记证允许生产、销售和使用一定数量农药。如果该农药对人体健康和环境产生不良影响，其临时登记证会被重新评审或吊销。

正式登记证是当农药通过技术和管理要求后，根据农药委员会的意见，由农业部长颁发的。正式登记证有效期5年，允许农药商业性销售和使用。如果该农药对人体健康和环境产生不利影响，其登记证会被重新评审或吊销。

② 登记资料要求 农药登记资料要求分为产品化学，使用范围和方法，药效与药害，毒理学，残留，环境毒性，生产者信息，其他信息8个部分。框架与我国农药资料要求基本类似。

农药的产品化学有农药制剂的商品名称、农药类别、剂型类别、制剂产品规格和理化性质、制剂产品的组成、制剂与其他农药的相容性、活性成分的名称及化学式、活性成分的物理性质、原药的组成、制剂分析方法、残留分析方法、环境中的持效期等。

使用范围和施用方法有使用范围、推荐剂量或使用浓度、施用时间、施用方法及安全间隔期等。

药效和药害有目标昆虫活动方式、药效试验结果、使用后残余害虫分布情况、敏感作物、药害消去时间等。

毒理学有急性毒性、皮肤和眼睛刺激、致敏性、亚慢（急）性和慢性毒性，医学数据等。

残留数据有残留测定物、使用剂量、间隔时间、安全间隔期、采样时间、分析时间、残留值（mg/kg）及资料来源等。

环境毒性有鱼急性毒性的实验室数据、鱼毒性的田间数据、当地水生生物的 EC_{50} 或 LC_{50} 数据、农药在非生物环境中的转化数据、农药在非生物环境和生物环境中的积累数据、农药对野生生物和环境的毒性信息（如对鸟类、其他脊椎动物、蜜蜂及天敌和其他有益生物的毒性）、农药在动植物体内的代谢、农药在水和土壤中的持久性和淋溶性。

其他信息包括废弃农药的处理方法、包装容器（如材质、形状、尺寸、材料厚度、颜色、内衬材质、瓶塞材质等）、标签、在其他国家的登记和撤销情况。

有关申请者、制剂生产者和原药生产者的信息如公司名称、地址。

③ 登记的审批时间　企业提供登记资料由印度尼西亚合作方呈交印度尼西亚农业部，经评估确认（最多30d），合格者可颁发试验登记证。

实验室样品质量检测合格后，进行药效和毒理试验，试验报告经农药委员会评审通过后，颁发临时登记证或正式登记证，整个过程需时间 1 年左右。如该产品的药效和毒理报告已在中国做过的，整个登记工作可在 9 个月内完成。

| 第三节 | 拉丁美洲国家的农药管理和登记 |

一、阿根廷的农药管理

1. 阿根廷农业和农药市场概况

阿根廷共和国位于南美洲东南部，全国大部分地区土壤肥沃、气候温和，适合于农牧业的发展。阿根廷国土面积 278.04 万平方公里，可耕地和多年生作物用地 2720 万公顷，占国土面积的 9.8%；长期牧场 14210 万公顷，占 51.2%；森林和林地 5910 万公顷，占 21%。灌溉面积为 169 万公顷，占可耕地面积的 6.8%。农业人口占总人口的 10%。

农业生产对阿根廷国民经济具有重要的贡献。阿根廷每年粮食产量（含小麦、玉米、高粱等）4000 多万吨，主要农产品还有油料、果仁、柑橘类的植物以及蜂蜜、葡萄酒、牛肉、猪肉、家禽、牛奶和羊毛等。农畜产品年出口值近 240 亿美元，是世界最大的豆粉、豆油、葵花籽油、蜂蜜、梨和柠檬出口国，是玉米和高粱的第二大出口国，是大豆的第三大出口国，是小麦和牛肉的第五大出口国，年 GDP 达 2131 多亿美元，其中农业 GDP 约占 30%。另外，阿根廷是最早种植转基因作物的国家之一，种植面积世界第二。

过去 5 年的农药消费量每年以约 20% 的速度递增，主要农药年需求为草甘膦约 2.5 万吨原药，约合制剂 7915 万升；莠去津 800 万升；2,4-滴 300 万升；乙草胺 200 万升；异丙甲草胺 100 万升；麦草畏 50 万升；毒死蜱 300 万升；硫丹 100 万升。

草甘膦是阿根廷市场用量最大的除草剂也是用量最大的农药产品。美国孟山都公司控制了阿根廷草甘膦市场约 60% 的份额。

2. 阿根廷的农药管理法规和农药管理部门

(1) 农药管理法规　1999 年颁布的阿根廷动植物卫生检疫局（SE-NASA）第 350 号法令。

(2) 农药管理部门　农药主管部门是阿根廷动植物卫生检疫局，负责农药登记、监督。国家食品检验检疫局负责农药检验、化验。1990 年建立的阿根廷化肥及农业化学工业协会（CIAFA），主要职能是农药化肥种子等产品的商业管理，是农药工业重要的职能部门。

3. 农药登记要求

(1) 登记制度概述　阿根廷农药登记实行一个产品一张登记证许可制度，并实行双重登记，如果登记制剂，则首先必须先登记原药再登记制剂。原药每 5 年更新登记，制剂每 1 年更新登记。阿根廷市场上的农药登记证持有人必须是阿根廷公司或国外企业在阿根廷的办事处或子公司或其在阿根廷当地的代理。

(2) 登记类型及要求 农药产品登记分 4 类：登记新有效成分产品，即登记从未在该国登记过的有效成分产品；登记相同有效成分产品，即登记与该国已经登记过产品相同产品；登记新有效成分制剂；登记相同有效成分产品制剂。

① 新化学农药有效成分的最终登记要求

a. 档案文件　申请批准活性物质最终使用的申请函、申请表、专利情况，研究国、原产国及南美共同市场成员国注册情况和最高允许残留的情况，标样、样品、安全性资料的材料，有关费用的缴款凭证及安全性资料。

b. 安全性资料　包括产品的特性及生产者名称（如产品名称、生产者名称、化学名、CAS 号、分子式、分子量及用途），危险性分类，理化物性（包括外观、颜色、气味、蒸气压、沸点、水中溶解度等），急救措施（包括吸入、皮肤、眼睛等），消防，贮运注意事项，稳定性和反应活性，毒理学资料，（包括急性、亚急性、慢性毒性和致突变性），生态毒理学资料（包括对鸟、蜜蜂毒性，在土壤中的持续性和控制效果等），急救措施和运输。

c. 保密性资料　包括原药的百分组成（有效成分的最低浓度，0.1% 以上的杂质的最高含量，检测得出的特殊杂质的最高含量），对有效成分的定性分析，有效成分和杂质的定量分析方法，杂质的说明和解释，原产地证明及原药生产工艺的简单描述（包括生产厂家名称、地址、生产工艺的总体描述、生产工艺流程图、原材料的鉴定、设备描述及中控措施）。

d. 技术性材料　有关产品的使用情况；残留分析方法；目标产品中的残留；安全性资料；对哺乳动物的毒性；超致敏性，细胞免疫反应，慢性毒性；对非生物环境的影响，包括水、土壤、空气；对其他物种的毒性，对鸟的急性、短期毒性和繁殖毒性，对水生物的毒性，包括对鱼的急性、慢性、对鱼类的生产繁殖的影响，在鱼体内的生物蓄积，对大型蚤的毒性，21d 慢性毒性，繁殖及生产速度的影响，对其他不同生物的影响，包括对蜜蜂的急性毒性，对蚯蚓及土壤微生物的毒性。

e. 样品　登记申请人须向 SENASA 提供标准样品，包括有效成分标样、杂质标样（根据 SENASA 的要求选择提供）。标样要求标有以下几项信息：品名、批号、净含量、纯度、有效期。

另外，提供给 SENASA 的标样必须附有质检单，同时要带有标示含量的 HPLC 图（一般试剂公司都会提供这样的质检单）。

必须向 SENASA 提供 3×500g 原药样品。标签要包含以下信息：品名、批号、净含量、纯度、有效期、生产者英文名称和地址。样品必须按照品名邮寄到阿根廷，同时在呈送 SENASA 之前密封完好。

② 登记相同有效成分产品　1999 年颁布的 SENASA（阿根廷动植物卫生检疫局）第 350 号法令中第 7 章（等同性化学原药和生物化学原药的登记）和第 9 章（基于等同性原药的制剂产品登记）对登记产品的等同性做了规定。

a. 如果是一个在阿根廷未登记过的新产品，需要以下试验报告：药效试验报告（三地两年）；残留实验报告（三地两年）；全套毒理和环境实验报告。

b. 如果是一个在阿根廷已登记的产品，但是未通过 SENASA 的等同性认定，则需要提供如下资料：原药的慢性毒理和环境毒性实验报告；杂质的急性毒性试验报告。

c. 如果是一个在阿根廷已登记的产品，而且已通过 SENASA 的等同性认定，按照 350/99 法令第 7 章、第 9 章要求提供资料即可。主要包括：原药的全分析、物化性质报告，急性 6 项毒性报告；制剂的物化性质报告、急性 6 项毒性报告、环境 3 项毒性报告。

③ 相同产品认定的依据　相同产品认定主要依据如下几点：杂质组成，即原药中的相关杂质，经过评估不能与已登记产品的记录不同或者超过规定的含量；工艺路线，即提供合理的产品生产工艺，相关部门可能要求提供杂质产生或没有产生的原因解释；理化性质，理化性质检测也是相同产品评价的一个重要方面；毒理学检测结果也不应与已登记产品有很大差别；如果主管当局的结论是由于杂质含量的增大或存在新相关杂质，而没有做出相同性判定，会要求申请人提交毒理学和/或生态毒理学资料，或要求对产品资料进行修正，并提交相关文件。主管当局有权决定的原药产品和制剂产品数据的可接受性，适用性和一致性。

当相关杂质的含量相对不增加（超过 50%）或绝对不增加（超过 0.3%），并且没有新相关杂质时，原药产品即被认为是相同产品。如果原药产品被认为是相同的，则其毒理学资料也将被视为相同的。如果产品相同性没有得到确认，必须提供附加相同杂质认定当中采用的同样标准的毒理学资料，以证明检测结果是一样的。在"最大无作用剂量"（NOELS）或"最大无害作用剂量水平"（NOAELs）不应相差超过剂量使用水平。

二、巴西的农药管理

1. 巴西的农业和农药市场概况

巴西是南美第一大国,人口约 1.8 亿,国土面积为 8.55 亿公顷,永久性使用的农业面积约 0.62 亿公顷,约占国土面积的 7%,主要种植大豆、棉花、咖啡、甘蔗和水稻等。巴西农村建立了多种形式的合作社,推动生产、实现供销一体化和提供各种服务,主要是为农民供应包括农药和化肥在内的农业生产资料,同时提供生产技术、市场信息、经营管理咨询、技术培训等服务。2004 年巴西农药消费量约 39 亿美元,与 2003 年相比增长约 29%,其中除草剂约占 48%,杀菌剂约占 28%,杀虫剂约占 20%。巴西农药主要依赖进口。由于登记难度大,农药的进口主要由跨国公司垄断,先正达、拜耳和巴斯夫约占 60% 市场份额。因为贸易顺差和价格因素,巴西政府鼓励进口中国农药。

2. 巴西的农药管理法规和农药管理部门

(1) 农药管理法规

① Lei 7802—1989,Lei 9974—2000　规定了有关研究、试验、生产、包装和标签、运输、储存、销售、广告、使用、进出口、废弃物和包装的处置、登记、分类及农药组成成分和相关产品的管理与检验等各项要求。而新的法规明确地站在保护人类健康和环境的立场上,并与发达国家的管理条例一致。

② Decree No 4074-2002　在此制定了巴西农药登记管理的整体框架结构,登记流程和资料要求。

③ Decree No 5981-2006　明确了"相同产品"登记的概念并规定了登记审查标准。

(2) 农药管理机构

a. 农业部（MAPA）　负责原材料、惰性组分和助剂的登记;对农药及其相关产品在蔬菜中的残留进行监控;评估用于生产、储藏及处理农产品、人工森林和牧场的农药和相关产品的药效;如果符合卫生部和环保部的方针和要求,授予拟用于生产、储藏及处理农产品、人工森林和牧场的农药、原药、预混合物和相关产品的登记（包括特殊临时登记,简称

RET）。

b. 卫生部（ANVISA） 对农药及其相关产品在蔬菜中的残留进行监控；对农药有效成分、其他组分和相关产品的毒理进行评估和分级；评估用于城市、工业、居民区、公共或集体环境、水处理和卫生用农药和相关产品的效果；初步评估试验用和研究用农药、原药、预混合物和相关产品的毒理；确定用农药和相关产品处理后再次进入环境的时间；授予拟用于城市、工业、居民区、公共或集体环境、水处理和卫生用农药、原药、预混合物和相关产品的登记（包括 RET）；监控农药及其相关产品在蔬菜产品中的残留。

c. 环保部（IBAMA） 负责原材料、惰性组分和助剂的登记；评估用于水环境、保护原始森林和其他生态系统的农药及其相关产品的效果；对农药有效成分、其他组分和相关产品进行环境评估，确定其潜在的环境危害的级别；对用于研究和试验的农药、原药、预混合物和相关产品进行初步的环境评估；如果符合农业部和卫生部的方针和要求，授予拟用于水环境、保护原始森林和其他生态系统的农药、原药、预混合物和相关产品的登记（包括 RET）。

另外，国家度量衡、标准化和工业质量研究所（INMETRO）负责认证工作。

(3) 巴西的农药登记要求

① 登记程序概述 申请农药注册的公司必须是在巴西合法设立的公司，在农业部和联邦国会注册，且负有法律和技术责任。农药登记证持有人必须是巴西法人或国外企业在巴西的办事处或子公司或其在当地的代理。巴西农药管理实行同一生产厂商产品多次登记，允许同一个经销商登记不同生产厂商的同一产品，获得登记后也可以在登记证上再增加新的生产厂商，但每增加一个生产厂家的名字就相当于一次重新登记。在巴西登记进口制剂的同时必须进行原药登记。

为了获得登记或重新评估登记，首先必须向农业部、卫生部和环保部提出"试验使用许可（EUP）"申请。"试验使用许可（EUP）"申请获得批准后，申请人将获得 RET，可以进行实验室和大田试验，并用于在联邦机构进行产品登记。

正式的登记程序简述如下。

申请 RET，即特别临时登记，样品进入巴西的时候需要申请此类登记（3~6 个月完成）。

MAPA，IBAMA-MMA，ANVISA 联合审核申请人资料。申请人必须是巴西登记的公司，并且在以上三个部门进行备案（审查时间约 1 年，半年可要求反馈中期结果）。

MAPA 审核标签，说明书和包装（约 1～2 个月可完成）。

MAPA 签发登记证（1～3 个月可完成）。

获得农药进口许可（约 2 个月完成）。

巴西农药登记需要的总时间约为 24～36 个月。巴西登记的有效期为 5 年，到期可续展。

此外，在巴西禁止登记没有降解途径、没有解毒剂和有效的治疗手段、对人和动物有致癌、致畸和致突变作用或对人的毒性比对实验室动物的毒性更高的农药。

② 登记资料要求　巴西农药登记资料包括登记申请表、证明性文件和技术资料。

申请表中需填写申请人、合法代理、生产厂家、制剂商、目的、使用类别、作用方式、活性组分、产品及包装等方面的一些简单信息。

证明性文件包括申请公司在相关州、联邦区或地方机构已注册的确认函，生产商的确认函，制剂商的确认函，申请公司法人的证明文件，产品的分析证，在原产国的生产、登记、授权使用、限用及限用原因（如果有），相同活性组分在其他国家可能受限用或被禁止的信息及原因，产品降解的详细方法描述，并附有技术报告以表明组分可能减少和残留物的特征以及巴西能够进行该试验的单位。

以新活性组分为基础的原药的技术资料包括：每一个生产厂家的 5 批次分析报告，所有生产厂家提供的原药生产工艺描述并标明其合成阶段、副产物和杂质，理化特征包括外观、纯度、熔点、沸点、蒸气压、溶解度、分配系数、水解性、光解、平衡常数、密度、黏度、腐蚀性等，对非靶标生物的毒性试验包括对微生物、藻类、土壤有机物、蜜蜂、大型水蚤类急性和慢性、淡水鱼类急性和慢性毒性、鱼体内的生物富集、鸟单一剂量、鸟口服及药害等，土壤中的行为包括生物降解、迁移性、吸附与解吸等，对高等动物的毒性包括急性经口毒性、亚慢性经口毒性、慢性经口毒性、急性吸入毒性、短期大鼠吸入毒性、急性经皮毒性、皮肤刺激性、眼刺激性、致癌性、致畸性及致突变性等。

以新化学或生物农药为基础的制剂的技术资料包括：注册所有人对产品组分的定性定量声明以表明每一个生产厂家的组分的含量范围及其功

能，每一个生产厂家的实验室报告，原产国产品标签和产品手册上的包装规格（如果原产国有），使用说明（作物和生物靶标），产品作用方式的详细信息，使用模式（芽前、芽后等），推荐使用剂量、浓度和配制模式、使用器械、时间、次数和使用间隔期，使用限制和特殊建议，安全间隔期，再进入时间，使用产品时个人防护用品要求和综合防护措施说明，包装和使用器械的处理程序，包装和残留物的收集和最终处理方法，标签和产品手册的模板，以及确定其有效成分的原药已在巴西登记的文件或接收函。

对于害虫防治的生物农药，其登记资料包括：生物农药供应商的姓名和地址的全称，生物农药的分类级别和通用名，注册所有人对产品组分的定性定量声明以表明生物活性组分的最低含量、其他组分的含量范围及其功能，每一个生产厂家的实验室报告，可能产生微生物毒素及其代谢物、突变品系及过敏物等的信息，使用说明（作物和生物靶标），使用模式，推荐使用剂量、浓度和配制模式、使用器械、使用阶段、时间、次数和使用间隔期，靶标生物的作用方式信息，原产国产品标签和产品手册上的单位（如果原产国有），制剂的标签和产品手册的模板，描述生物农药的形态的、生物化学的、血清的及分子的鉴定实验和过程，生物农药的产生、地理分布、分离地点、有机物的生命循环及其他数据，生物农药对非靶标生物（人类、植物和动物）的致病性，生物农药的遗传稳定性，制剂商提供的产品的生产工艺描述，安全性和再进入间隔期，使用产品时个人和集体防护措施说明，包装和使用器械的处理程序，以及包装和残留物的收集和最终处理方法等。

巴西登记所需的登记资料的试验都必须是按照 EPA、OECD、FAO 或 IBAMA 的测试要求根据良好实验室规范（GLP）的程序进行。

对于新产品登记，所有相关的试验都要完成；而进行相同产品登记时可以减免部分试验，但必须提供理化性状、5 批次全分析和急性毒性 GLP 试验报告，而制剂还必须做全部的环境、药效及残留等试验，且必须在巴西当地进行。不同生产厂家或同一生产厂家根据不同生产工艺生产的原药与已登记原药是否具有等同性需参考 FAO 的等同性标准，并符合农业部、卫生部和环保部相关机构的补充条款，确定该产品在生产工艺、杂质及毒理/生态毒理等方面具有等同性。

在进行原药和制剂的登记申请时，应提交相应的原材料、惰性组分和助剂的登记申请。进口原药可以不注册其原材料。

巴西登记注册的难点是把握产品全分析报告的要求，根据实务操作经验，巴西相关部门对全分析报告的要求包括：GLP声明，说明该实验室按照GLP要求进行本次试验；工厂出具的COA，标明批次号，含量和批次总产量；样品预扫描，对所有的峰做出定性解释和定量估计；对主含量和所有0.1%以上杂质定性定量，同时，对于FAO规定的杂质，无论含量多少都必须定量；对主成分的定性需要至少两种方法（UV，IR，NMR，MS）；每一个杂质都需要提供其IUPAC名称、结构式和CAS编号；详细的分析方法，至少包含5个点的校准曲线，同时提供方法验证；原药和杂质标样需要提供有效的质检单；测定数据必须包含：平均值、标准差、典型图谱、测定条件，计算方法与讨论，缺一不可。

③ 数据来源和费用范围

a. 原药登记费用　农业部不要求申请费用；卫生部要求1000美元；环保部要求提供实验项目清单200美元，原药产品的审核13000美元。每年的登记维持费用1900美元或4300美元（根据不同的环境危害级别）。

还有各项实验费，如果仅需要全分析、6项急性毒性、物化性质，约80000美元。如果需要补充慢性、环境、代谢等资料，约54万美元。

b. 制剂登记费用　农业部，无申请费用；卫生部1000美元；环保部提供实验项目清单200美元。每年的登记维持费用1900美元或4300美元（根据不同的环境危害级别）。

如果仅需要物化性质和六项急性毒性试验，约26000美元。如果需要补充环境毒性等资料，约50000美元。

三、中美洲的农药管理和农药登记

1. 中美洲农业和农药市场概况

中美洲，位于加勒比海和西印度群岛，东濒大西洋，西临太平洋，北与墨西哥交界，南以巴拿马运河与南美洲相望。包括危地马拉、伯利兹、萨尔瓦多、洪都拉斯、尼加拉瓜、多米尼加、哥斯达黎加和巴拿马等国家。面积52.328万平方公里。人口约2537万。地形以高原和山地为主，平原狭窄。16世纪起，先后沦为西班牙殖民地。19世纪20年代起，先后独立。经济以农业为主，尤以供出口的香蕉、咖啡、甘蔗等热带经济作物最重要，此外还产棉花、烟草、可可、剑麻、谷物等。畜牧业和林业也较重要。

2. 中美洲的农药登记特点及要求

区域国际农业卫生组织（OIRSA，Organismo Internacional Regional de Sanidad Agropecuaria），包括加勒比地区8个国家；区域农药管理工作委员会，使得登记数据具有通用性；危地马拉、萨尔瓦多、尼加拉瓜、洪都拉斯、多米尼加、哥斯达黎加、巴拿马、牙买加、伯利兹等国目前都采用类似的"相同产品登记"体系，登记的要求是类似的。

目前登记的关键在于提供核心文件包和核心登记数据包，2008年开始，各国的要求开始有所分化，但是总体的指导原则和数据质量要求没有显著变化。一般审核需要3～6个月，核准申请需要6个月。

目前中美洲农药登记要求在逐步细化，很多国家要求提供产品的亚慢性、慢性毒性的数据；全分析和6项急性毒性的要求也正在逐步向GLP要求靠拢。

3. 农药登记要求

(1) 登记核心文件

① ICAMA自由销售证明：要求登记产品在原产国已获得登记，如果剂型类似则需要出具等同性证明。

② 贸促会出具的产地证。

③ 工厂出具的质检单和产品的100％组分（可以出成一个文件）。

④ 授权书：注明产品名称，商品名称；授权登记申请人使用毒性报告和全分析数据

(2) 所需核心数据

① 原药资料包括：原药的性状描述（包括全分析报告）；原药物化性质；6项急性毒性报告；环境毒性（目前的趋势是需要提供报告，但是目前除危地马拉外仅仅需要提供综述即可）；分析方法（需要提供CIPAC方法）。

② 制剂资料包括：原药的性状描述（包括全分析报告）；剂型说明；制剂的100％组成；制剂使用相关的物化性质；制剂的使用相关信息；6项急性毒性报告；环境毒性；安全信息。

4. 登记审批流程

① 提交申请；② 主管机关审核；③ 反馈审核结果；④ 补充数据；

⑤提交补充数据；⑥主管机关核准申请；⑦发证。

一般审核需要 3～6 个月，核准申请需要 6 个月。

第四节　澳大利亚农药管理及相似产品登记

澳大利亚国土面积 769.2 万平方公里，是世界第六大国。但农药市场并不大，只占世界农药销售的 2％左右。

一、澳大利亚的基本国情

澳大利亚国土面积 769.2 万平方公里，人口 2118 万（2008 年 1 月）。行政区划为 6 州 2 区：西澳大利亚州、南澳大利亚州、昆士兰州、新南威尔士州、维多利亚州、塔斯马尼亚州、北领地和首都地区。

澳大利亚各地的气候很不相同。大陆北部地区是湿润的热带气候，东部中央地区和西部沿海有温暖而不太炎热的气候，而大陆南海岸和塔斯马尼亚州则较凉爽。

澳大利亚的大部分国土，约 70％属于干旱或半干旱地带，中部大部分地区是不适合居住的沙漠。由于降雨量很小，大陆三分之一以上的面积实际上被沙漠覆盖。中部洼地及西部高原均为气候干燥的沙漠，能作畜牧及耕种的土地只有 26 万平方公里。沿海地带，特别是东南沿海地带，适于居住与耕种。这里丘陵起伏，水源丰富，土地肥沃。除南海岸外，整个沿海地带形成一条环绕大陆的"绿带"，正是这条"绿带"养育了这个国家。

我们再将澳大利亚同中国作以对比，就不难理解为什么澳大利亚并不是农药使用大国。实际上，澳大利亚可耕地只有 4876 万公顷，而中国有 1.28 亿公顷，是澳大利亚三倍多。再加上澳大利亚每年有很多农业用地休耕，每年实际种植耕地面积比中国更少。所以，澳大利亚农药年销售额仅占世界的 2% 左右，而中国国内使用的农药要占世界农药年销售额的 10% 左右。而世界上农药销售最多的巴西和美国，各占 20% 左右。

二、澳大利亚的农业生产

全国有三个明显的农业区。①集约农业带。又称高雨量带。其范围从昆士兰州北部海岸延伸到南澳洲的东南角，以及西澳州的西南部和塔斯马尼亚，降水较充沛，适于发展种植业和奶牛业。②小麦、养牛带。其范围从昆士兰州中部向南延伸，经过新南威尔士州坡地至维多利亚北部和南澳洲农业区，是半干旱至湿润气候的过渡区，年降雨量 400～600mm，以旱作农业为主，大多数农场经营小麦、养牛和肉牛业。③牧业带。包括西澳州、南澳州大部分地区以及新南威尔士州西部、昆士兰州南部，年降雨量少于 400mm，大陆中部沙漠地区少于 200mm。该地带面积最大，牧场面积达 3.8 亿公顷，但气候干燥，植被稀少，以养牛业为主。澳大利亚位于南半球，季节与我国刚好相反。春季为 9～11 月，夏季为 12 月～次年 2 月，秋季为 3～5 月，冬季为 6～8 月。

澳大利亚是世界上畜牧业最发达国家之一，主要是养羊业和养牛业，主要产品是羊毛、牛羊肉、奶制品以及猪、禽等。种植业与畜牧业关系密切。1989 年，耕地中有 2850 万公顷是人工草场。20 世纪 50 年代以来的40 多年里，谷物及饲草发展较快，小麦种植面积增加了 1.2 倍，其他作物种植面积增加了 1.4 倍，而饲草种植面积增加了 2.9 倍。

三、澳大利亚农药市场

澳大利亚农用化工企业有 500 家公司，生产大约 4500 种产品。这些产品主要包括用于庄稼的除草剂、杀虫剂、杀菌剂，家庭用除草、杀虫、杀菌剂，游泳池用的水处理剂，处理海藻和土壤等使用的产品，防腐剂，防设施遭海水侵蚀剂和其他产品。该行业涉及面很广。农业化学品只是其中的一部分，其中少有农药原药生产企业，大多是制剂加工或分装企业。同其他国家一样，国内农药市场主要被世界几大巨头控制着。比如先正达、拜耳、陶氏和杜邦等。中间商或制剂加工、分装企业主要有 Farmoz，Nufarm，Markteshim，Cheminova，Genfarm 以及 4Farmers 等。终端市场主要是那些农场主。在澳大利亚，进口商进口了农药，一般再批发给一级经销商，一级经销商再将其批发给零售商或直接卖给农场主，零售商开有多个商店直接经销各种品牌的农药，农场主或个人用户一般都在零售商处直接购买农药。

如前所述，澳大利亚农药销售额仅占世界的2％左右，其中除草剂占80％，杀虫剂与杀菌剂各占10％左右。可见澳大利亚是以除草剂为主，主要用在作物播前除草、牧草清除杂草、果园除草、免耕地除草以及公路除草等方面。其中谷物类用药占42％，牧场用药22％，园艺用药20％，棉花12％，甘蔗4％。

在用药品种方面：除草剂主要有草甘膦、2,4-D、氟乐灵、西玛津、莠去津、敌草隆、百草枯、敌草快等；主要杀菌剂有三唑酮、粉唑醇、丙环唑、戊唑醇；主要杀虫剂有顺式氯氰菊酯、毒死蜱、氯氰菊酯、乐果、联苯菊酯。

澳大利亚市场上的农药包装一般有200L桶装或20L桶装等。其他小包装农药不常见，因为澳大利亚农民一般都是农场主，他们买农药都是直接开车来经销商处论桶买。小包装产品其实用的不是很多，一般只有家庭小范围使用或其他用途。

四、澳大利亚农药登记管理

1. 农药管理法规与管理机构

澳大利亚的农药登记管理的主要依据是《农药、兽药化学品法，1992》（Agriculture and Veterinary Chemical Act，1992）。基于该法律建立了澳大利亚农药和兽药管理局（Australia Pesticides and Veterinary Medicines Authority，APVMA）和1994年的《农药、兽药化学品法》（Agriculture and Veterinary Chemical Act，1994，Agvet Codes），并授予了APVMA相应的权利。Agvet Codes从农药的生产、储运、分销、使用和销毁以及进出口等各个方面对农药和兽药进行规范和管理。各个州和地区也都在Agvet Codes的范围内制定了相应的法律，Agvet Codes就是靠各州和地区的相应法律在全国得以执行。只有APVMA批准了某个产品的登记，各个州和地区才可以依照各自的法律进一步对这些产品的应用进行管理控制。

另外，2003 年出版的《农药、兽药化学品法修改案 2003》（Agriculture and Veterinary Chemical Legislation Amendment Act 2003）对《农药、兽药化学品法》作出了很大的修改。修改后的法律于 2004 年 3 月 1 日起生效。

此外，《农化产品标签法》（Ag Labeling Codes）也是农药管理中的一个很重要的法律。政府公报也及时地补充或调整了某些管理规定。

新的《农药、兽药化学品法》还调整了澳大利亚农药登记种类，从之前的 40 种调整为现在的 25 种（Category）。即新制剂登记（New Product），包括第 1~10 类；变更登记（Variation），包括第 11~14 类；原药登记（Active Constituent），包括第 14~18 类；许可证登记（Permit），包括第 19~23 类；其他登记（Other Application），包括第 24~25 类。

澳大利亚的农药管理部门是澳大利亚农药和兽药的国家注册机构（APVMA）。它的主要职能是依照《农药、兽药化学品法》（Agriculture and Veterinary Chemical Act，1994）行使对农药和兽药的注册和管理权。APVMA 代表国家管理和监督着农药的生产、运输直至零售等各个环节。它的主要职责：①确保农药的安全性，主要指对寄主靶标生物、施用者、农产品的消费者和环境的安全性；②确保农药制剂的药效；③确保农药的剂型合理，标签及使用指导等正确；④鼓励在整个澳大利亚统一管理农药和兽药的使用。

APVMA 有权采取合法的行动终止任何未经登记的农用化学品或未能获准登记的农用化学品的供应、批发或零售；有权取缔任何无照生产农用化学品的生产活动。

2. 澳大利亚农药登记审批程序

每一个化合物或产品要在澳大利亚取得登记，都要经历严格的评估过程。澳大利亚的农药登记程序，分为登记资料预审阶段、正式评估阶段和标签评审阶段。

（1）登记资料预审阶段　登记资料预审阶段又分为两个相对独立的阶段。其一是行政性预审。这阶段主要是看 APVMA 所要求的一般性资料是否齐全。如果发现资料有缺少，APVMA 会在 30d 内通知申请人，要求补齐。二是技术性预审。当申请通过行政性预审，或者所要求的补充的资料补齐后方可进行技术性预审。这阶段主要是看 APVMA 所要求的技术资料是否齐全。技术性预审通常有三种结果：完全通过技术性预审，相应的通知会在 1 个月内寄给申请人或申请人授权的注册师；有可能通过技术性预审，但 APVMA 要求申请人在一定的时间对资料中一些小错误进行修改，过期仍未能修改的，申请将被搁置甚至撤销；没通过技术性预审。APVMA 将就被拒绝的原因，以传真或信件的方式通知申请人或申请人授权的注册师。

(2) 正式评估阶段　通过预审阶段的申请，将被提送到产品评估员进行评价（evaluation）和指派的部门进行评审（assessment）。产品评估员负责评价、检查申请，并回答有关申请的任何咨询。评审部门可以是 APVMA 内部的，也可以是外部其他部门。APVMA 还可以根据需要邀请有关技术专家对登记资料内容进行评审。不同的部门将根据不同的登记资料分别进行评审（见表 10-14）。

一旦所有的评价和评审工作完成，并且 APVMA 认为该申请可以获准登记时，APVMA 将以通知的形式将该产品的获准登记的信息公布出来。如果所申请的是已经在澳大利亚登记了的老产品，APVMA 也将以通知的形式公布新申请被批准的产品标签，或者公布已经获准变更登记。

这一阶段的时间将根据不同的产品从 3 个月到 15 个月不等。这一时间由计算机跟踪系统计时。如果要求增补与安全、药效或其他要求有关的资料，评估则暂停，计时则停止；如果所要增补的资料齐全了，计算机跟踪系统则恢复计时。全国登记当局对每一个登记申请，给予 3 次提供完善登记资料的机会。如果 3 次机会内不能提供完善的登记资料，该登记申请则被取消。

表 10-14　不同登记资料的评审部门

申 请 资 料	评 审 部 门
申请摘要	APVMA/各相关代理评审单位
化学和生产资料	APVMA 化学处/APVMA GMP/各种卫生代理评审单位
毒理	卫生代理评审单位
代谢和毒理动力学	卫生处，残留和环境处
残留资料	APVMA 的残留处
职业病和职业安全	国家职业病和职业安全委员会
环境资料	澳大利亚环保局和 APVMA 残留处
药效和作物安全资料	APVMA 或各州或地区的农业专家或非 APVMA 系统的农业专家
其他贸易方面资料	APVMA
特殊要求的资料	APVMA/其他代理评审单位

(3) 标签审核阶段 当产品获得登记后，APVMA 接下来的工作就是要审核产品的标签。当申请资料都已经通过评审，APVMA 会通知申请人或注册师递交 15 份标签以备审核。否则产品不能获得登记。

农化产品标签法（Ag Labeling Codes）对各种农用化学品的标签作出了具体规定。要求具有便于阅读、耐用，并对标签的颜色对比、标签的大小、图案和各种标示性符号等作了详细的规定。如果需要，大家可以去 APVMA 网站下载农化产品标签法文本。

APVMA 要求递交的标签必须是将来在市场上使用的最终标签，也就是说，将来使用的标签，必须在大小、颜色、字体、排版、文字内容和印刷等各方面与审核的标签完全相同，不得有任何改变。如果需要作出修改，必须重新递交新的标签，重新审核。只有获得批准的标签才能在市场上使用，否则将被视为违法行为而受到严厉的惩罚。

针对不同的包装，要求标签也应不同，这些标签都要一一经过 APVMA 的审核。每个标签样本必须递交 15 份，而且标签上还要盖上"APVMA Notified"字样以表示是要审核的标签。

如果标签通过审核，这 15 份标签，一部分要送到相应的州或者地区农林渔业部备案，一部分要和登记的产品资料一起存档，一部分要随通过审核的通知一起送达申请人或注册师。

对于农药包装桶或编织袋用的标签，可以只递交彩色的复印件。在复印时还可以将标签缩小到 A4 或 A3 纸张那么大。

3. 澳大利亚的相似制剂产品登记

① 相似产品登记的类别 相似产品登记（similar registered product）主要针对农药制剂登记，指的是在澳大利亚登记与目前已获得登记的参考产品相似的制剂登记。

根据与参考产品的相似程度，可分为如下几类。

第 5 类 相似制剂。

第 6 类 非常相似制剂。使用模式相同（作用对象、剂量、持效期、标签等方面完全一致）；有效成分及含量相同；非有效成分及含量相同；产品规格及理化性质相同（接受细微差别）；剂型相同（接受细微差别）；包装材料、包装大小相同。

第 7 类 几乎相同产品。这类登记要求最简单，所要资料最少，一般只需要申请表、标签、费用。实际操作也最困难，因为难以确定参考产品的准确数据。

第8类　分装登记。完全相同产品的分装。

相似程度越高，减免的登记资料越多。也就是说，登记的产品与参考产品越相似，登记就越简单。当然，在相似性鉴定上，相似性越高，鉴定越严格。

② 相似产品的类别的签定　不同类别鉴定的项目不同，越相似的产品，需要鉴定的项目越多。

申请方初步确定要申请的登记类别；并按该类别递交资料；再由APVMA根据一套细致、繁琐的认定程序确定，根据确定的类别要求增补资料或更改登记类别。

如果鉴定结果与申请类别不一致，大致有下面几种处理结果：通知申请人补充相应资料或修改相应资料，继续以该类别登记；通知申请人按别的登记类别进行登记。

③ 第5类相似产品登记要求　最基本的相似产品登记是第5类。第5类登记需要对以下几个方面进行相似性鉴定：有效成分及含量相同；非有效成分性质相似，需要数据说明这种相似性；剂型相同；标签说明不能多于参考产品，但可以比参考产品的少。

以下原因不适用于第6类登记的，可以申请第5类登记：不同的辅助成分，在产品规格和理化性质上与参考产品不一致。

第5类登记需要递交的登记资料大致如下。

a. 最近一年内的连续3批产品的分析报告　主要是分析有效成分的含量以及毒性杂质的含量等。需要对分析方法进行验证，即线性、准确度与精确度测试。所有测试结果都需要原始谱图和原始数据支持。不要求GLP报告，接受工厂化验室做的分析结果。

b. 冷热储稳定性实验报告　要求按照CIPAC测试方法进行，实验结果要符合相应的标准，一般是FAO标准；要求数据齐全，有谱图支持更好。也接受工厂化验室的数据。

c. 产品规格　包括含量、外观、气味、密度、pH、包装等基本数据。不需要实验报告。产品100%组成，即产品配方。除了要求写出产品的100%组成外，还要求给出所用助剂的主要组成，包括主要成分的名称和各自的比例。各组成成分都需要提供CAS号。这部分资料，可以保密形式由工厂或助剂厂家直接递交APVMA。除了产品MSDS外，还需要助剂的MSDS。在前面的产品通过审核后，需要审批产品标签。

有了以上资料，基本可以按照第 5 类获得制剂产品登记了。

4. 澳大利亚的相同原药产品登记

根据《农药、兽药化学品法》，登记制剂产品时，必须申明该制剂产品所用的原药生产厂家。如果该原药厂家已经获得了 APVMA 的登记，那么，只需要该原药生产厂家的授权书即可。授权书上一定要写明这个原药在 APVMA 的登记号。如果拟登记制剂所使用的原药厂家没有获得 APVMA 的登记，那么，必须先进行原药登记。

原药登记分新原药登记和新来源原药登记。新原药登记主要指该原药尚未在澳大利亚登记，第一次登记时需要按这一类来申请，要求的资料很多，这里不作介绍。新来源原药登记是目前中国企业在澳大利亚登记原药或有效成分的主要方式。

首先需要进行相同产品鉴定。针对原药，主要鉴定标准是有效成分含量、毒性杂质（或相关杂质）的种类和含量等等。需要递交五批次分析报告，APVMA 主要是通过递交的五批次报告来鉴定。

鉴定为相同产品后，就可以按要求递交登记资料。主要需要以下登记资料。

① 五批次分析报告　特别要求进行方法验证。原药含量及杂质需要符合 APVMA 的标准。不要求 GLP 实验室报告，但报告质量必须经得起审核。

② 最近一年内的连续 3 批产品的分析报告　同制剂登记一样，主要需要分析有效成分的含量以及毒性杂质的含量等。需要对分析方法进行验证，即线性、准确度与精确度测试。所有测试结果都需要原始谱图和原始数据支持。不要求 GLP 报告，接受工厂化验室做的分析结果。

③ 生产工艺　主要包括化学反应方程式、反应条件、各反应步骤的详细说明、主要生产原料（明确规格、来源与质量控制）、主要生产设备（明确规格与来源）、物料平衡表和质量控制。

④ 材料安全性信息单（MSDS）　原药的 MSDS 以及所用原料的 MSDS。

⑤ 毒理、生态环境等资料　不要求实验报告，接受公开发表的数据。

附录 I 农药剂型名称对照表

AB grain bait 毒谷（谷粒毒饵）

AE aerosol 气雾剂

AS aqueous solution 水溶液

BB block bait 块状毒饵

BR briquette 丸剂

CA coating agent 涂敷剂（包衣剂）

CB bait concentrate 浓毒饵

CG encapsulated granules 微囊颗粒剂

CM cream 乳膏

CR crystals 晶粒

CS capsule suspension 胶囊悬浮剂

DP dustable powder 粉剂

DS dry seed treatment 干种子处理剂

EC emulsifiable concentrate 乳油

EM emulsion 乳剂

EO water-in-oil emulsion 油乳剂

EW oil-in-water emulsion 水乳剂

FC liquid cream 液状乳膏

FD smoke tin 烟剂罐

FG fine granules 细粒剂

FP smoke cartridge 烟剂药筒

FS flowable concentrate for seed treatment 拌种用悬浮剂

FT smoke tablet 发烟片

FU fumigant 熏蒸剂

FW smoke pellets 烟剂球

GA gas 气体

GB granular bait 粒状毒饵

GE gas-generating product 发气剂

GF smoke granules 发烟粒剂

GG macrogranules 粗粒剂

GL gel 凝胶

GP flo-dust 超微粉粒

GR granules 颗粒剂

GS grease 药膏

HN hot fogging concentrate 热雾剂

IC impregnated collar 浸渍脖围

IM impregnated material 浸渍剂

IS impregnated strip 浸渍带

IW impregnated wiping cloth 浸渍抹布

KN cold fogging concentrate 冷雾剂

LA lacquer 药漆

LF liquid fumigant 液体熏蒸剂

LI liquid 液剂

LP liquid paste 流动膏剂

LS liquid seed treatment 拌种液

MC microcapsule suspension 微囊悬浮剂

MG microgranules 微粒剂

MS mist spray 弥雾剂

NB fogging concentrate 浓雾剂

OF oil-miscible flowable concentrate 可混油悬浮剂

OI oil 油剂

OL oil-miscible liquid 可混油液剂

PA paste 膏剂

PB plate bait 片状毒饵

PD poison drink 有毒饮料

PO pour-on （家畜）泼浇剂

R plant rodler 捧剂

PS seed coated with a pesticide 拌药种子

PT pellets 丸剂

PW powder 粉剂

PY pump spray 泵激喷雾剂

RB bait (ready for use) 毒饵（直接使用）

RS ready-to-use suspension 悬浮液（直接使用）

SB scrap bait 小块毒饵

SC suspension concentrate 悬浮剂

SG water-soluble granules 可溶性粒剂

SL soluble concentrate　浓可溶剂

SM solid material　固体原药

SN solution　溶液

SP water-soluble powder　可溶性粉剂

Water-soluble powder for seed
　　treatment　拌种用可溶性粉剂

ST seed treatment　种子处理

SU Ultra Low Volume suspension　超低
　　容量悬浮剂

TB tablet　片剂

TC technical material　原药

TP tracking powder　追踪粉剂

TW twin pack　双分包装

UL Ultra Low Volume liquid　超低容量液剂

VP vapour-releasing product　气化剂

WG water-dispersible granules　水分散粒剂

WP wettable powder　可湿性粉剂

WS slurry for seed treatment　拌种用可湿性
　　粉剂

WT water-soluble tablet　可溶性片剂

附录 Ⅱ　农药急性毒性分级

表 1　WHO 农药毒性分级

毒性类别	大鼠 LD_{50}/(mg/kg bw)			
	口服		经皮	
	固体	液体	固体	液体
Ⅰa 剧毒	≤5	≤20	≤10	≤40
Ⅱb 高毒	5~50	20~200	10~100	40~400
Ⅱ 中等毒	50~500	200~2000	100~1000	400~4000
Ⅲ 微毒	≥501	≥2001	≥1001	≥4001

表 2　EPA 农药毒性分级

毒性级(警示语)	对大鼠急性毒性		
	口服 LD_{50}/(mg/kg)	经皮 LD_{50}/(mg/kg)	呼吸 LD_{50}/(mg/L)
Ⅰ(危险)	≤50	≤200	≤0.2
Ⅱ(警告)	50~500	200~2000	0.2~2.0
Ⅲ(注意)	500~5000	2000~20000	2.0~20
Ⅳ(注意)	≥5000	≥20000	≥20

注：危险—Danger，警告—Warning，注意—Caution。

表 3　日本等国农药急性毒性分级标准（大鼠急性经口 LD_{50}，mg/kg bw）

毒性分级	日　本	埃　及	意大利
剧毒	<30	<50	<50
高毒	50~200	50~1000	50~500
低毒	7500	>1000	>500

表 4　中国农药急性毒性分级暂行标准

毒性指标	剧　毒	高　毒	中等毒	低　毒
经口 LD_{50}/(mg/kg)	<5	50~50	50~500	>500
经皮 LD_{50}/(mg/kg)	<20	20~200	200~2000	>2000
吸入 LC_{50}/(mg/m³)	<20	20~200	200~2000	>2000

附录Ⅲ　常用缩写词

ACS　　　　　American Chemical Society 美国化学会
ADI　　　　　acceptable daily intake 每日允许摄入量
a. i.　　　　　active ingredient 有效成分
ANSI　　　　　American National Standards Institute
　　　　　　　美国国家标准研究所
AOAC　　　　　Association of Official Analytical Chimists 公职分析化学家
　　　　　　　协会
AOAC Methods　Official Methods of Analysis of The Association of Official
　　　　　　　Analytical Chemists　公职分析化学家协会公认分析方法
BBA　　　　　Biologische Bundesanstalt Abteilung　（德国）联邦生物研
　　　　　　　究所
BCPC　　　　　British Crop Protection Council　英国作物保护协会
BS　　　　　　British Standards　英国标准
BSI　　　　　British Standards Institution　英国标准研究所
C. A.　　　　　Chemical Abstracts　化学文摘
CASRN　　　　Chemical Abstracts Services Registry Nummber　化学文
　　　　　　　摘服务登记号
CIPAC　　　　Collaborative International Pesticides Analytical Council
　　　　　　　Limited　国际农药分析作委员会
EC_{50}　　　　median effective concentration　有效中浓度
ECD　　　　　electron-capture detector　电子捕获检测器
E-ISO　　　　ISO name（English spelling）　国际标准化组织名称（用英
　　　　　　　式英语拼写）
EPA　　　　　Environmental Protection Agency（of USA）　美国环保局
EPPO　　　　　European and Mediterranean Plant Protection Organisation
　　　　　　　欧洲和地中海植物保护组织
ESA　　　　　Entomological Society of America　美国昆虫学会
EWRC　　　　　European weed Research Council(pre-1975)　欧洲杂草研
　　　　　　　究会(1975 年前)
EWRS　　　　　European weed Research Society（since 1975）　欧洲杂草
　　　　　　　研究会(1975 年以后)

FAO	Food and Agricutural Organisation (of the United Nations) 联合国粮农组织
FID	flame-ionisation detector 火焰离子化检测器
F-ISO	ISO name (French spelling) 国际标准化组织名称（用法语拼写）
FPD	flame photometric detector 火焰光度检测器
FTD	flame thermionic detector 火焰热离子检测器(氮磷检测器)
GIFAP	Groupement International des Associations Nationales de Fabricants de Products Agrochimiques 国际农药工业协会
GLC	gas-liquid chromatography 气相色谱法(或 GC)
HPLC	high performance liquid chromatography 高效液相色谱法
IARC	International Agency for Research on Cancer 国际癌症研究所
IPCS	Internation Programme of Chemical Safety 化学品安全国际规划署
IPM	integrated pest management 综合治理(综合防治)
IR	infrared 红外
ISO	International Organization for Standardization 国际标准化组织
IUPAC	International Union of Pure and Applied Chemistry 国际纯正化学和应用化学联会
JMAF	Japanese Ministry for Agriculture，Forestry and Fisheries (formerly Japanese Ministry for agriculture and Forestry) 日本农林水产省(原日本农林省)
JMPR	Joint Meeting of the FAO Panel of Experts on Pesticide Residues in Food and the Environment and the WHO Expert Group on Pesticide Residues FAO 和 WHO 农药残留专家联席会议
K_{OW}	distribution coefficient between n-octanol and water 在正辛醇和水之间的分配系数
LC_{50}	concentration required to kill 50％ of test organisms 致死中浓度
LD_{50}	dose required to kill 50％ of test organisms 致死中量
LOEC	lowest observed effect concentration 最低可察觉的有效浓度

MATC	maximum acceptable toxicant concentration 最大允许毒物浓度
MCD	microcoulometric detector 微库仑检测器
NMR	nuclear magnetic resonance 核磁共振
NOAE	no observed adverse effect level 最大无作用剂量
NOEC	no observed effect concentration 最大无作用浓度
NOEL	no observed effect level 最大无作用剂量
NPD	nitrogen-phosphorus detector 氮磷检测器
NPV	nuclear polyhedrosis virus 核多角体病毒
pH	-log10 hydrogen ion concentration 氢离子浓度负对数
pK_a	-log10 acid dissociation constant 酸解离常数负对数
RH	relative humidity 相对湿度
TID	thermionic detector 热离子化检测器
TLC	thin-layer chromatography 薄层色谱
TLm	median tolerance limit 忍受极限中浓度(鱼毒)
USDA	United States Department of Agriculture 美国农业部
UV	ultraviolet 紫外光
V. P.	vapour pressure 蒸气压
WHO	World Health Organization (of the United Nations)＝OMS 世界卫生组织
WIPO	World Intellectual Property Organisation 世界知识产权组织
WSSA	Weed Science Society of America 美国杂草学会

附录Ⅳ 农药登记常用术语英汉对照

Absorption 吸附

Absorption spectrum 吸收光谱

Acceptable daily intake（ADI） 每日允许摄入量

Acidity 酸度

Acute toxicity 急性毒性

Additives（stabilizers） 添加剂（如稳定剂）

Adsorption and desorption 吸附和解吸附

Alage 藻类

Alkalinity 碱度

Allergenicity 过敏性

Appearance 外观

Applicant 申请者

Application rate 使用剂量

Attrition 脱落（摩擦）

Auto-flammability 自燃性

Beneficial arthropods 有益节肢动物

Bioaccumulation（in fish） 生物富集系数（鱼体内）

Biodegradation 生物降解

Boiling point 沸点

Bound residues 结合残留

Breakdown products 降解产物

Carcinogenicity 致癌性

CAS number 化学文摘序号

Chemical name 化学名称

Chronic toxicity 慢性毒性

Color and odour 颜色和气味

Combustion products 燃烧产物

Common name 通用名称

Conjugated residues 轭合残留

Content of dust/fines 粉末含量

Corrosiveness 腐蚀性

Daphynia magna 水蚤

Delayed nurotoxicity　迟发性神经毒性

Dermal absorption　经皮吸收

Diagnosis of poisoning　中毒诊断

Dissociation constant　解离常数

Distribution　分布

Dry sieve test　干筛试验

Dustability　粉末度

Empirical and structural formula　分子式和结构式

Emulsifiability　乳化性

Emulsifiable concentrate（EC）　乳油

Emulsion stability　乳化稳定性

Earthworm　蚯蚓

Excretion　排泄

Explosive properties　爆炸特性

Fate and behaviour　归宿和行为

Field experimentation　田间试验

First-aid　急救

Flammability　可燃性

Flash point　闪点

Flowability　流动性

Friability　脆性

Gas liquid chromatography（GLC）　气相色谱法

Granule　粒剂

Harmful organisms　有害生物

Hazard symbol　毒害标识

High performance liquid chromatography（HPLC）　高效液相色谱法

Hydrolysis　水解

Hydrolysis rate　水解速率

Impurities　杂质

Inhalation toxicity　呼吸毒性

Intraperitoneal toxicity　腹膜内毒性

IR　红外

Isomers　异构体

Limits of determination　检测限

Long-term toxicity　长期毒性（慢性毒性）

Mammalian toxicity　哺乳动物毒性

Manufacturer　制造商

Manufacturer's development code　制造商开发编号

Maximum residue levels（MRLs）　最大允许残留限量

Melting point　熔点

Metabolism　代谢

Metabolites　代谢产物

Method of application　使用方法

Method of manufacture　制造方法

Mobility　移动性

Molecular extinction　摩尔消光系数

Molecular weight　分子量

MS　质谱

Mutagenicity　致突变性

Necessary waiting period　安全等待期（安全间隔期）

NMR　核磁共振

No observable adverse effect level（NOAEL）　无可见有害作用水平

No observable effect level（NOEL）　最大无作用剂量

Non-target macro-organism　非靶标大生物

Non-target micro-organism　非靶标微生物

Number and timing of application　使用次数和时期

Nurotoxicity　神经毒性

Oncogenicity　致肿瘤性

Oral cummulative toxicity　经口蓄积毒性

Oral toxicity　经口毒性

Oxidizing properties　氧化特性

Packaging　包装

Particle size distribution　粒度分布

Partition coefficient　分配系数

Percutaneous toxicity　经皮毒性

Persistant foaming　持久性泡沫

pH value　pH 值

Photochemical degradation　光化学降解

Photolysis　光解

Physical and chemical compatibility　理化相混性

Physical and chemical properties　理化特性

Physical state　物理状态

Phytotoxicity 药害

Potentiation 增毒作用

Pourability 可倾倒性

Pre-harvest intervals (PHIS) 安全间隔期

Preliminary range-finding test 为摸索使用剂量的初步试验

Preparation 制剂

Quantum yield 量子产率

Rate and route of degradation 降解速率和降解途径

Re-emulsifiability 再乳化性

Reactivity (towards container materials) 反应特性（对包装材料）

Recovery rate 回收率（残留分析）

Relative density 相对密度

Reproductive toxicity 生殖毒性

Shelf-life 货架寿命

Short-term toxicity 短期毒性试验

Side -effects 副效应

Skin and eye irritation 皮肤和眼睛刺激性

Skin sensitization 皮肤敏感性

Solubility 溶解度

Stability 稳定性

Storage stability 贮藏稳定性

Surface tension 表面张力

Suspensibility 悬浮性

Suspension stability 悬浮稳定性

Teratogenicity 致畸性

Thermal stability 热稳定性

Tolerance 残留限量（美国）

Use category 使用类型

UV/VIS 紫外可见分光光度法

Vapour pressure 蒸气压

Viscosity 黏度

Volatility (Henry's law constant) 挥发性（亨利常数）

Wet sieve test 湿筛试验

Wettability 润湿性

Wettable powder (WP) 可湿性粉剂